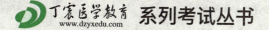

系列考试丛书

2018

丁震

护师单科一次过（第4科）

专业实践能力

HUSHI DANKE YICIGUO（DISIKE）ZHUANYE SHIJIAN NENGLI

丁 震 编著

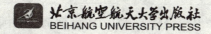

北京航空航天大学出版社
BEIHANG UNIVERSITY PRESS

内 容 简 介

本书是 2018 年全国护师资格考试的复习参考书，专为在上一年度考试中第 4 科（专业实践能力）考试未通过的考生编写。全书分考点和单科试卷两个部分。考点部分根据考试大纲对单科目考核的内容要求和历年考试命题情况编写，除大纲要求专业实践能力考核的基础护理学，还对少数跨科目的内容以附录的形式列出历年考点，确保单科复习的系统性和完整性。在每章考点之后，同步对应若干试题以加强对考点的理解。试卷部分精选 4 套单科试卷，共 400 题，供考生专项实战模拟；400 道题均配有作者的原创解析，对有干扰价值的选项逐项对比解析，帮助考生深刻理解考试重点。图书考点部分采用双色印刷，重点内容用绿色字区分。

图书在版编目（CIP）数据

2018 丁震护师单科一次过．第 4 科，专业实践能力 / 丁震编著．—北京：北京航空航天大学出版社，2017.10

ISBN 978-7-5124-2527-9

Ⅰ．① 2… Ⅱ．①丁… Ⅲ．①护理学 – 资格考试 – 自学参考资料 Ⅳ．① R47

中国版本图书馆 CIP 数据核字（2017）第 246388 号

2018 丁震护师单科一次过（第 4 科）专业实践能力

丁 震 编 著

责任编辑：张小利

*

北京航空航天大学出版社出版发行

北京市海淀区学院路 37 号（邮编 100191） http://www.buaapress.com.cn

发行部电话：（010）82317024 传真：（010）82328026

读者信箱：yxbook@buaacm.com.cn 邮购电话：（010）82316936

涿州市新华印刷有限公司印装 各地书店经销

*

开本：787×1092 1/16 印张：13.5 字数：380 千字

2017 年 11 月第 1 版 2018 年 2 月第 2 次印刷

ISBN 978-7-5124-2527-9 定价：68.00 元

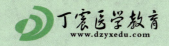

全国卫生专业技术资格（中初级）以考代评工作从2001年开始正式实施，参加并通过考试是单位评聘相应技术职称的必要依据。目前，除原初级护士并轨、独立为全国护士执业资格考试外，全国卫生专业技术资格（中初级）考试涵盖了医、护、药、技、中医等118个专业。考试涉及的知识范围广，有一定难度，考生对应考复习资料的需求较强烈。

2009年由我提出策划方案、组织全国数百名作者参与编写的全国卫生专业技术资格考试及护士执业资格考试丛书在人民军医出版社出版，共50余本，涵盖护士、护师、护理中级、药学、检验、临床医学内外妇儿及其亚专业等上百个考试专业。由于应试指导教材精练、准确；模拟试卷贴近考试方向、命中率高，已连续畅销9年，深受全国考生认可。

在图书畅销的同时，我和编写本套丛书的作者团队却感到深深的无奈，因为我们发现，市场上有相当比例的同类考试书和一些培训机构的网上试题都在抄袭我们的创作成果，有些抄袭的试题顺序都没有变。而市场上盗印、冒用"军医版"图书的情况更加严重，由我策划编著的"护考急救包"、"单科一次过"等经典考试图书目前已有多个冒用版本在销售，使考生难辨李逵和李鬼。这些侵权、盗印、冒用出版物的质量粗劣，欺骗、误导考生，使原创作者和读者两方的利益都受到严重侵害！

因此，请考生一定认清，丁震是原人民军医出版社考试中心主任，原军医版的护士、护师、护理中级及药学、检验、临床等职称考试图书均为丁震独立策划编写。人民军医出版社已从2017年后停止出版护理类及医学职称考试图书，丁震与原班作者队伍继续修订和出版本套考试图书，只有丁震编著的护理类或担任总主编的职称考试图书为原军医版的合法延续，目前市场上其他众多的"军医版"、"护考急救包"及"单科一次过"等考试图书均属冒用、盗印或侵权行为，我和我的作者团队将保留追究其法律责任的权利！

为了使本套考试书已经形成的出版价值得到进一步延续和提升，更好地为全国考生服务，2018年，由我编著的24本护理类考试图书和我担任总主编的31本卫生专业技术资格（中初级）考试图书全部授权北京航空航天大学出版社独家出版。

24本护理类考试图书包括护士考试7本、护师考试10本、护理中级考试7本，延续了原军医版图书精练、准确及命中率高的特点，但较原军医版的质量有了巨大提升，主要体现在以下四个方面：

一是急救包、应试指导、单科一次过等教材，归纳总结了大量表格，帮助考生强化考点对比，加深理解，便于掌握和记忆；教材采用双色印刷，重要内容用绿色字标识，重点突出。

　　二是试卷类图书，严格按照真题重新组卷，做到了对试题的全解析，即每道试题都配有解析；且根据近几年考试情况，删除了部分不常考的老题，增加了部分新题，尤其是护士考试新增了图形题。

　　三是网上学习卡，《护考急救包》和《护师急救包》的视频课程均为2018年度全新录制，重点章节由我承担，并邀请全国经验丰富的护理教师共同讲解；优化了"丁震医学教育"APP，网上做题更加流畅。

　　四是考生答疑，丁震医学教育开通了QQ客服、微信、微博等多种网络媒介，有一支专业的助教团队负责全程回答考生提出的专业问题和上网技术问题。

　　在护理类考试图书编写中，我始终坚持两个基本原则，一是做考试原创内容的理念，所有的考点总结和试题解析思路均为原创；二是年年修订，每本图书每年的修订比例高达30%以上，经过修订，考点总结更准确，试题解析清晰，只有经过不断修订，才能出精品图书。

　　经过十余年的不断积累，我已建成了由数万道试题构成的护理考试题库。为了向考生提供质量更高的的考试用书，我从不同角度对题库作了分析，总结历年考试的规律和变化趋势，从而提前预测考试可能考到的重点。在图书编写过程中，查阅了大量教材等参考资料，以学术研究的态度对待每一个考点、每一道试题，使内容更加权威、准确。

　　由于编写和出版的时间紧、任务重，书中如仍有不足，请考生批评指正。

丁　震

2017年10月于北京

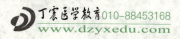

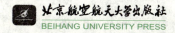

第1章 绪 论

一、现代护理学的诞生、发展与南丁格尔的贡献

1. **现代护理学的诞生** 护理学是医学领域中的独立的综合性应用科学，是人类生存的需要，它的产生和发展与人类的文明及健康密切相关。其主要经历了自我护理（远古时代）、家庭护理（古代）、宗教护理（中世纪）、医院护理（中世纪末）、近代护理（19世纪中叶）、现代护理（20世纪）漫长的历史演变过程。19世纪中叶，南丁格尔首创了科学的护理专业，国际上称为南丁格尔时期，这是护理学发展的一个重要转折点，也是现代护理学的开始。

2. **现代护理学的发展** 现代护理学主要经历了3个发展阶段。

（1）以疾病为中心阶段（1860年~20世纪40年代）：此阶段是现代护理发展的初期阶段，人们对健康的概念是没有疾病就是健康，一切医疗活动都以治疗疾病为目的。护理工作主要是协助医生诊断和治疗疾病，从而忽略了人的整体性，束缚了护理专业的发展。

（2）以患者为中心阶段（20世纪40年代~70年代）：随着科技的发展和人们生活水平的不断提高，人们开始重视社会心理因素及生活方式对健康与疾病的影响，并逐渐确立了人是一个整体的概念。1948年世界卫生组织（WHO）提出新的健康观，为护理研究提供了广阔的领域。1977年，美国医学家恩格尔（Engel GL）提出"生物－心理－社会医学模式"的新模式，这一模式强化了人是一个整体的思想。护理的工作方法与内容是按照护理程序对患者实施整体护理，护理从以"疾病为中心"转向"以患者为中心"。但仍以住院患者为护理的主要对象，护士的工作场所依然是医院。

（3）以人的健康为中心阶段（20世纪70年代至今）：随着社会的快速发展，人民物质生活水平的提高，医疗服务重点局限在医院已满足不了人们的健康需求。1977年WHO提出"2000年人人享有卫生保健"的战略目标，对护理学的发展起到了极其重要的作用。护理的工作任务由患者扩展到了所有人、生命周期的所有阶段的护理，护理工作场所不再局限于医院，而是扩展到社区、家庭及各种机构，并以护理理论指导护理实践。护理工作方法与内容是按照护理程序实施以人为中心的整体护理。

3. **南丁格尔的贡献** 佛罗伦斯·南丁格尔（Florence Nightingale），英国人，1820年5月12日生于意大利佛罗伦萨。

（1）首创了科学的护理专业：使护理学逐步走上了科学的发展轨道及正规的教育渠道。在1854~1856年克里米亚战争中，使伤员的死亡率由42%下降到2.2%，并被士兵们称为"提灯女神"。

（2）创办了第一所护士学校：1860年，南丁格尔在英国圣·托马斯医院创办了世界上第一所正式的护士学校，为护理教育奠定了基础。

（3）著书立说：1858年及1859年分别写了《医院札记》和《护理札记》，后来被视为各国护士必读的经典护理著作，同时发表了上百余篇护理论文。

（4）提出预防医学的科学观念：改进军队的卫生保健工作，使预防医学的科学观念逐渐取代传统的治疗观念。

英国政府于1907年授予南丁格尔最高国民荣誉勋章。南丁格尔于1910年逝世，为了表彰南丁格尔对护理事业的贡献，1912年国际护士会确定将南丁格尔的诞辰日5月12日作为国际护士节。同

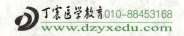
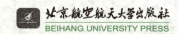

年国际红十字会建立了南丁格尔基金，并于 1912 年在伦敦首次颁发南丁格尔奖，每 2 年颁发 1 次，从 1983 年到 2007 年，我国已有 48 人获此奖章。

二、中国护理学发展

1. 近代护理学发展　中国近代护理事业的发展是在鸦片战争前后，西方医学与护理学借助传教士、医生及护士进入中国。

（1）1820 年，英国医生在澳门开设诊所。

（2）1835 年，英国传教士 P. Parker 在广州开设了第一所西医院，2 年后以短期训练班的方法培养护士。

（3）1884 年美国护士兼传教士 L. Mckechnie 来华，在上海成立妇孺医院推行现代护理，并于 1887 年开设护士训练班。

（4）1888 年，美国护士 E. Johnson 在福州开办了我国第一所护士学校。

（5）1895 年和 1905 年，在北京成立护士训练班及护士职业学校。

（6）1909 年在江西牯岭成立了"中华护士会"，1936 年改为"中华护士学会"，自 1964 年改为中华护理学会沿用至今。

（7）1954 年创刊《护理杂志》，1981 年更名为《中华护理杂志》。

2. 现代护理的发展

（1）护理教育方面：1950 年第一届全国卫生工作会议将护士教育列为中等专业教育，并作为培养护士的唯一途径，由卫生部制定教学计划和编写统一教材。1983 年，天津医学院首先开设护理本科专业。1992 年，北京医科大学开设了护理学硕士研究生教育，并逐渐在全国建立了数个硕士学位授权点。2003 年第二军医大学护理系被批准为护理学博士学位授权点，2004 年首批招收护理博士生。至此，我国已形成多层次、多渠道的护理学历教育体系。

（2）临床实践方面：自 1950 年以来，临床护理工作受传统医学模式影响，一直以疾病为中心，护理技术操作常规多围绕完成医疗任务而制定，医护分工明确，护士为医生的助手，护理工作处于从属地位。1979 年后，由于国内外学术的开放性交流和医学模式的转变，逐渐引入整体护理，护理工作的内容和范围不断扩大。

（3）护理管理方面：1979 年开始，卫生部加强了对护理工作的管理，并完善了护士晋升考试的制度。1982 年，国家卫生部医政司设立了护理处，负责统筹全国护理工作，制定有关政策法规。1993 年 3 月卫生部颁发了《中华人民共和国护士管理条例》，该制度的实施使中国有了完善的护士注册及考试制度。1995 年 6 月首次举行全国范围的护士执业考试，考试合格获执业证书方可申请注册，护理管理工作开始走向标准化、法制化的管理轨道。

（4）学术交流及其他方面：1950 年以后，我国积极组织国内外学术交流，缩短了我国与国外的护理差距，提高了我国的护理教育水平及护理质量。1990 年以后，随着高等护理教育培养的学生进入临床、教育和管理岗位，护理研究有了较快的发展。1954 年中华护士学会创办《护理杂志》，并在全国发行，1981 年改为《中华护理杂志》至今，护理学刊物取得重大突破。1985 年，卫生部护理中心在北京成立，进一步取得了世界卫生组织对我国护理学发展的支持，加强了国际交流。

三、护理学的任务、范畴及护理工作方式

1. 护理学的任务　护理学影响着人类的健康，包括生物、社会心理、文化及精神等各个方面的因素。我国护理事业的基本任务就是保护人民健康、防治重大疾病、控制人口增长、提高国民健康

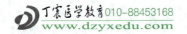
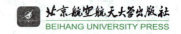

素质，解决经济、社会发展和人民生活中迫切需要解决的卫生保健问题，以保证社会经济的顺利发展。其简单概括为4个相关健康问题：促进健康、预防疾病、恢复健康和减轻痛苦。

2. 护理学的范畴

（1）理论范畴

①护理学研究的对象：从研究单纯的生物人向研究整体的人、社会的人转化。

②护理学与社会发展的关系：研究护理学在社会中的作用、地位和价值，研究社会对护理学发展的促进和制约因素。

③护理专业知识体系与理论框架：20世纪60年代后，护理界将这些理论用于指导临床护理实践，以提高护理质量、改善护理服务。

④护理交叉学科和分支学科：护理学与自然科学、社会科学、人文科学等多学科相互渗透、相互促进。

（2）临床实践范畴：主要包括临床护理、社区护理、护理管理、护理研究和护理教育5个方面。

①临床护理：服务的对象是患者，其包括基础护理和专科护理。基础护理主要应用护理学的基本理论、基本知识和基本技能，结合患者的生理、心理及治疗康复的需要，满足患者的基本需求，如基本护理技能操作、排泄护理、膳食护理、病情观察等；专科护理则应用护理学和相关学科的理论，结合临床专科患者的特点及诊疗要求，为患者提供系统性护理，如各专科护理、急救护理等。

②社区护理：以社区居民的需求为导向，针对整个社区人群实施连续的、动态的健康服务，提高其健康水平。

③护理管理：运用管理学的理论和方法，对护理工作的诸要素，如人、财、物、时间、信息资源等，进行科学的计划、组织、协调和控制，从而使护理系统有效运转，确保护理服务正确、及时、安全、有效。

④护理研究：用科学的方法，促进护理理论、知识、技能的进步，推动护理学的发展，直接或间接地指导护理实践。

⑤护理教育：以护理学和教育学理论为基础，有目的地培养人才，以适应护理事业发展的需要。主要分为基本护理教育、毕业后护理教育和继续护理教育3大类。

3. 护理工作方式

（1）个案护理：指一名护理人员负责一个患者的全部护理工作，实施个体化护理的护理工作模式。常用于危重症、多器官功能衰竭、器官移植及大手术后需要特殊护理的患者。

（2）功能制护理：将工作以岗位分工，以各项护理活动为中心的护理模式，每个护士从事相对固定的护理活动。如处理医嘱的主班护士、治疗护士、药疗护士、生活护理护士等。

（3）小组护理：护理人员和患者各分成若干小组，以小组形式负责一组患者的护理模式。组长制订护理计划和措施，小组成员共同合作完成患者的护理。

（4）责任制护理：是由责任护士和相应辅助护士对患者从入院到出院进行有计划、有目的的整体护理。以患者为中心，以护理计划为内容，根据患者自身特点和个体需要，提供针对性护理，解决存在的健康问题。责任制护理与小组护理相结合，明确分工责任，进行整体护理，是目前倡导的护理工作模式。

（5）综合性护理：是护理学的模式也是一种理念，以护理程序为核心及理论框架，建立一套标准化治疗模式与治疗程序，制订从入院到出院最佳的、时间要求准确、工作顺序严格的整体诊疗计划，并将护理程序系统化，为患者提供一系列全方位的整体性护理。

四、护士素质

1. 含义　素质是指人与生俱来的自然特点与后天获得的一系列稳定社会特点的有机结合，是个体完成工作活动与任务所具有的基本能力与潜在能力。培养护士素质的真正含义是使护士既能顺利

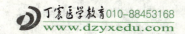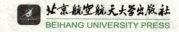

适应护理工作，又能充分体现个人价值和创造力的一种能力与技巧。

2．基本内容 主要包括思想道德、科学文化、专业素质、体态素质及心理素质等5方面的内容。

（1）思想道德素质：热爱祖国和人民，热爱护理事业，有奉献精神，还应具有高尚的道德品质、较高的慎独修养、正确的道德行为，追求崇高理想，忠于职守，救死扶伤，廉洁奉公，实行人道主义。

（2）科学文化素质：随着护理学发展的需要，护士应具有一定的文化修养和自然科学、社会科学、人文科学等多学科知识。养成正确的审美意识，培养具有一定的认识美、欣赏美和创造美的能力

（3）专业素质：具备合理的知识结构和比较系统完整的专业理论知识及临床实践技能。有敏锐的判断力、分析力和洞察力，树立整体观念，解决护理问题，不断创新，促进护理教育的进步与发展。

（4）体态素质：必须身体健康、功能健全；仪表文雅大方，举止端庄稳重，待人热情真诚，并有良好的个人和集体的卫生习惯。

（5）心理素质：护士必须具备良好的心理素质，以满足护理工作中的各种需求。护士应具有较强的进取心，不断丰富、完善自己的理论知识与实践技能。保持心理健康，乐观、开朗、情绪稳定，胸怀宽容豁达。具有高度的责任心和同情心，有较强的适应能力，良好的忍耐力及自我控制力。同时还应具备良好的沟通交流能力，不仅可以减少护患矛盾，还有利于同事之间团结协助。

1．护士的心理素质**不包括**
A．稳定的情绪 B．良好的忍耐力 C．较强的适应能力
D．较强的实践技能 E．高度的同情心

2．全国范围举行首届护士执业考试的时间是
A．1954年6月 B．1980年6月 C．1993年6月
D．1995年6月 E．1998年6月

3．**不属于**心理素质的是
A．自尊、自爱、自律 B．有较强的适应能力 C．有事业心和进取心
D．胸怀宽容豁达 E．乐观、情绪稳定

4．乐观、开朗、稳定的情绪，宽容豁达的胸怀，建立良好的人际关系，属于护士素质中的
A．思想素质 B．文化素质 C．专业素质
D．心理素质 E．体态素质

5．护士的思想道德素质**不包括**
A．热爱护理事业 B．自爱、自尊、自信、自强 C．有较高的慎独修养
D．忠于职守，救死扶伤 E．心理健康，情绪稳定

6．近代护理形成的时间为
A．17世纪中叶 B．18世纪初 C．18世纪中叶
D．19世纪中叶 E．20世纪初

7．患者，男，40岁。车祸伤及双腿，入院后医生立即给予伤口处理，骨折固定。护士给予吸氧，建立静脉通路，测量生命体征，配合医生实施救护，实施系统为整体护理。其特点属于的护理阶段是
A．以疾病为中心阶段 B．以患者为中心阶段 C．以医生为中心阶段
D．以"人"为中心阶段 E．以人的健康为中心阶段

答案：1．D．2．D．3．A．4．D．5．E．6．D．7．B．

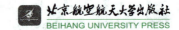

第 2 章　护理学基本概念

一、人

护理学最基本的四个概念是人、健康、环境和护理。人是护理服务的对象,也是护理学研究的对象,对人的本质认识是护理理论、护理实践的核心和基础,影响整个护理概念的发展。

1. 人是一个统一的整体

（1）整体的概念:整体,是指按一定方式、目的,有秩序地排列不同个体（要素）的有机集合体。人是生理、心理、社会、精神、文化的统一整体,它们之间相互影响、相互作用。人体各方面功能的正常运转,能有力地促进人体整体功能的最大发挥,使人获得最佳的健康状态。反之,则会一定程度上影响多方面的功能变化。

（2）人是一个开放系统:根据一般系统论原则,人作为自然系统中的一个次系统,是一个开放系统,并不断地与其周围环境之间进行着物质、能量和信息交换。人的基本目标是维持和保护各系统间机体与内环境之间的平衡,不断适应外环境的变化,促进机体更好的发挥各方面的功能及运转。

（3）护理中人的范围:护理服务对象从患者扩大到整个社会人群。既包括个人、家庭、社区和社会 4 个层面,也包括从婴幼儿到老年人的整个全人类。护理的最终目标不仅是维持和促进个体高水平的健康,而且更重要的是面向家庭、面向社区,最终达到提高整个人类社会的健康水平。

2. 人的基本需要

（1）概念:护理理论家 Orlando（奥兰多）对需要的定义是:"个体需求,一旦得到满足,可消除或减轻其不安与痛苦,维持良好的自我感觉,获得舒适感"。

人的基本需要是个体生存、成长与发展,维持其身心平衡的最基本的需求。它包括生理的、社会的、情绪的、知识的及精神的需要。需要与人的活动密切相关,是人类所共有的,必须满足的基本需要,如果缺乏可导致机体失去平衡而产生疾病。

（2）内容:人是有着复杂需要的机体,其基本需要可大致分为 5 类:生理方面的需要、社会方面的需要、情感方面的需要、认知方面的需要、精神方面的需要。

（3）特征:人的基本需求是人类所共有的,需求都大致相同;受社会背景、个体差异的影响,每种需要的重要性可因人而异;各种需要相互联系、相互作用。

（4）影响需要满足的因素:可分为内在因素和外在因素 2 类。

①内在因素:包括生理因素、情绪因素、知识与智力因素、个人因素等。

②外在因素:包括社会因素、环境因素、文化因素等。

3. 人的成长与发展

（1）概念

①成长:指由于细胞增殖而产生的生理方面的改变,是各器官、系统的长大和形态的变化,是量的改变。可用量化的指标来测量人体生长指标,如身高、体重及年龄等。

②发展:是生命过程中有顺序的、可预测的功能改变。它包括身、心两个主要方面的变化,是质的变化,是一个人学习的结果和成熟的标志。

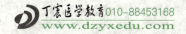

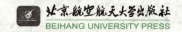

③成熟：狭义的成熟指生理上的生长发育。广义的成熟是心理社会的发展，是相对某一生命阶段中是否完成了相应的成长及发展任务而设置的衡量标准。

（2）内容：成长与发展是一个整体的概念，主要包括6方面的内容。

①生理方面：指体格的生长和改变，以及机体各组织器官的发育和功能的完善。

②认知方面：指对知识的运用和解决问题的能力，包括感觉、知觉、判断、理解、推理、想象力等的发展。

③社会方面：指人与人之间相互影响，促进社会功能的不断发展。

④情感方面：人对客观事物的一种主观的态度体验，包括喜、怒、哀、乐、悲、恐、惊等。

⑤精神方面：指人对生命的意义及生存价值的认识。

⑥道德方面：指人的是非观念和信仰的形成。

（3）基本原则：人的发展是一个非常复杂的过程，受许多因素的影响，有一定的个体差异，但也遵循一定的规律。其具有可预测性、连续性、顺序性、阶段性、不平衡性和个体差异性。

①成长与发展是按持续的、有顺序的、有规律的和可预测的方式进行的。

②每个人都要经过相同的各个发展阶段。

③每个人的发展都有其独特的个性，是由个人特有的遗传基因及与环境的互动所决定的。

④每个发展阶段都具有一定的特点，并都有一定的发展任务。

⑤每个人基本的态度、生活方式和行为等都会受到婴幼儿期发展的影响。

⑥发展是通过逐步的成长和不断地学习获得的。

（4）影响成长与发展的因素：遗传和环境因素是影响成长与发展的2个最基本因素。

①遗传因素：成长与发展受父母双方遗传因素的影响，表现在生理、心理两个方面。

②环境因素：包括家庭、学校及社会文化的影响。家庭成员的生活方式都会对儿童的体格及心理发展产生深远影响。人一生的前段时期大都是在学校度过的，而这段时间又是个体迅速成长的时期，对人的影响具有较大意义。

4．人的自我概念

（1）定义：自我概念是指一个人对自己的看法，即个人对自己的认同感。自我概念不是与生俱来的，它随着个体与环境的相互作用，综合环境中其他人对自己的看法与自身的自我察觉和自我认识而形成的。简单而言，自我概念是基于对自身的工作能力、解决问题的能力、认知功能、自身形象和外在吸引力、是否受人喜欢与尊重、经济状况等方面的感知和评价而产生的。

（2）组成：北美护理诊断协会（NANDA）认为，自我概念由4部分组成。

①身体形象：指个体对自己身体的感觉和看法。

②角色表现：角色是对于一个人在特定的社会体系中所处的位置的行为要求和行为期待。

③自我特征：是个人对自身的个体性与独特性的认识。

④自尊：指个人对自我的评价。

二、健　康

1．健康的概念　1948年WHO将健康定义为"健康不仅是没有疾病和身体缺陷，还要有完整的生理、心理状态和良好的社会适应能力"。1989年WHO又提出了有关健康的新概念：即"健康不仅是没有疾病，且包括躯体健康、心理健康、社会适应良好和道德健康"，进一步扩展了健康研究和实践的领域。健康和疾病是生命连续体中的一对矛盾，没有明显的界限，是相对而言的，在一定条件下可以相互转换。这一定义适应了当代健康的思潮和流向，冲破了传统观念，扩大了健康范围，为

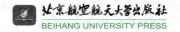

护理模式的转变提供了依据。

2．健康的模式

（1）健康-疾病连续体模式：指人在不断地适应着内、外环境的变化，每个人的健康都维持在一个相对平衡的状态。但每个人的健康状况又都处于这一线性体两端之间的某一位点上，并处于动态变化中；疾病时，则处于失衡状态。

（2）最佳健康模式：1961 年由 Dunn（邓恩）提出。他认为健康仅仅是"一种没有病的相对稳定状态，在这前提下，人和环境协调一致，达到一种恒定状态"。该模式特别强调促进健康与预防疾病。促进健康是帮助个体、家庭和社区获取在维持或增进健康时所需要的知识及资源。预防疾病是人们采取行动积极地控制不良行为和健康危险因素，以预防和对抗疾病的过程。

（3）其他新的健康模式：健康信念模式、健康促进模式、整体健康模式、健康-疾病模式、个体-社区模式、健康恢复/失调模式等。

3．影响健康的因素　人生活在自然和社会环境中，其健康受到多种复杂因素的影响，其主要因素包括生物因素、心理因素和环境因素。

（1）生物因素：是影响人类健康的主要因素，包括生物性致病因素和遗传因素。

（2）心理因素：主要通过情绪和情感发挥作用而影响人的健康。

（3）环境因素：环境是人类赖以生存和发展的基础，但环境中也大量存在着危害人类健康的因素，主要包括物理环境（如空气、水、气候等）和社会环境（如社会文化、生活方式等）。20 世纪 80 年代以来，影响健康的主要因素为行为与生活方式。

三、环　境

环境是人类进行生产和生活的物质场所，是人类生存和发展的基础，是与人类一切生命活动密切相关的各种内、外环境。

1．内环境　是维持机体各器官功能与调节机制的运转状态，包括生理环境和心理环境。

2．外环境　包括自然环境、社会环境和治疗环境。

（1）自然环境：指人类周围的环境，是人类及其他一切生物赖以生存和发展的物质基础，包括物理环境和生物环境。

（2）社会环境：政治、经济和文化的发展都会对社会环境产生直接影响。物理环境也一定程度上影响着社会环境。社会环境中各种不完善的因素在间接或直接地影响着人类的健康。优良的社会环境是人类健康保障的决定因素。

（3）治疗性环境：在以治疗为目的的前提下，创造适合患者身心健康的环境，主要以舒适和安全为主。

①舒适环境护理

ａ．保持病室温度以 18 ～ 22℃为宜；婴儿室、手术室、产房、老年病房等的室温以 22 ～ 24℃为宜，湿度保持在 50% ～ 60%。

ｂ．室温过高，可抑制神经系统，干扰呼吸和消化功能，影响散热，患者易产生烦躁；室温过低，可使患者肌肉紧张，易受凉感冒。

ｃ．湿度过高，机体水分蒸发减少，患者感到闷热，对心、肾疾病患者不利；湿度过低，空气干燥，机体水分蒸发增加，可导致口干舌燥、咽痛烦渴等，对气管切开、呼吸道感染和急性喉炎患者尤其不利。

ｄ．按时通风换气调节室内的温湿度，保持空气清新，每次以 30 分钟为宜。

ｅ．白天病区较理想的噪声强度为 35 ～ 40dB，为患者创造良好的休息环境。

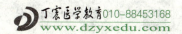
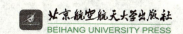

ｆ．保持室内光线充足，可使患者感到舒适、愉快，并有利于观察病情变化，实施治疗和护理，若光线不足可出现眼睛疲劳、头痛等，甚至发生意外，且适量的日光照射能使照射部位温度升高、血管扩张、血流增快，改善皮肤的营养状况，增加舒适感，并促进人体自身合成维生素 D，病室应装有地灯，睡眠时开启，午睡时应用窗帘遮挡光线。

②安全环境护理：防止跌倒，地面应防滑，减少障碍物，走廊、浴室及厕所应设扶手，并设置呼叫系统。对意识不清、偏瘫患者及婴幼儿，应使用约束带或床栏，以防坠床。应用冷、热疗法时，应按操作规程执行，防止冻、烫伤。预防医院内感染，严格执行医院预防、控制感染的各项制度，避免医源性损伤。

人类环境与健康息息相关，并相互依赖、相互影响。人类通过征服自然、改造自然来适应环境，改善生存。但环境质量的优劣又不断的影响着人类的健康。作为护理人员，应理解其中的相互关系，最大程度地创造适宜的生活及良好的修养环境，提高和促进人类健康的发展。

四、护　理

1. **护理的概念**　护理（nursing）一词来源于拉丁文"Nutricius"，原意为哺育小儿，包含保护、养育、照顾等。1859 年南丁格尔提出："护理是让服务对象处于接受自然作用的最佳环境"。1980 年美国护士学会（ANA）将护理定义为："护理是诊断和处理人类对现存的和潜在的健康问题的反应"。

2. **护理的内涵**

（1）照顾是护理的核心和永恒的主题。

（2）护士在护理工作中，是人道主义的忠实执行者。

（3）护理是科学和艺术的结合。南丁格尔指出"护理是一项最精细的艺术，使千差万别的患者都能达到治疗和康复需要的最佳身心状态"。

（4）护理具有帮助性关系。

（5）护理主要依赖于护理程序，帮助人类解决健康问题。

（6）护理是一门独立的专业，并在理论中指导着实践。

3. **整体护理**　是护理学的一种理念，也是基本框架之一。其概念指：以人为中心，以护理程序为基础，以现代护理观为指导，实施系统、计划、全面的护理思想和护理实践活动，使护理对象达到恢复健康、增进健康的目的。整体护理工作不再是单纯地针对患者的生活和疾病的护理，而是延伸到照顾和满足所有群体的生活、心理、社会方面的需要。护理服务的对象从患者扩展至健康人群，护理服务贯穿于人生命的整个过程。

1．对整体护理的正确理解是

A．服务对象是生病的人
B．贯穿于人生命的全过程
C．为患者提供健康促进服务
D．为患者提供全面帮助的照顾
E．把患者看作统一的功能整体

2．护理的描述，<u>不正确</u>的是

A．人是生理、心理、社会、精神、文化的统一整体
B．人是一个开放系统
C．护理的主要功能是帮助个体的人维持机体各系统或各器官功能的协调平衡
D．护理中的人包括个人、家庭、社区和社会四个层面
E．护理的最终目标是提高整个人类社会的健康水平

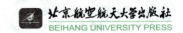

3. 有关成长发展规律的描述，**不正确**的是
A. 成长和发展是一个连续的过程
B. 每个人成长发展的速度基本相同
C. 每个人都要经历相同的发展过程
D. 人的成长和发展遵循一些预期的特定顺序
E. 人格的各部分分别是在发展的各阶段形成的

4. 关于人的成长与发展，正确的是
A. 人基本的态度、气质、生活方式不会受到婴幼儿期心理社会发展的影响
B. 成长与发展中，生理的发展先于心理的发展
C. 遗传和环境因素是影响成长与发展的两个最基本因素
D. 人的成长发展是一个连续、匀速进行的过程
E. 发展是生命中不可预期的改变

5. 须考虑舒适和安全两个主要因素的环境是
A. 人文环境　　　　　　B. 社会环境　　　　　　C. 外环境
D. 治疗性环境　　　　　E. 医院物理环境

6. 护理学的四个基本概念指的是
A. 预防、治疗、护理、环境　　B. 患者、健康、社会、护理　　C. 人、环境、健康、预防
D. 患者、预防、治疗、护理　　E. 人、环境、健康、护理

7. 20 世纪 80 年代以来，影响健康的最主要因素是
A. 环境因素　　　　　　B. 遗传因素　　　　　　C. 生物学因素
D. 生活方式　　　　　　E. 医疗保健服务

8. 人的内环境与护理的叙述，**不正确**的是
A. 人的内环境是指机体各器官功能与调节机制的运转状态
B. 人的内环境相对稳定，一般不会随外界环境的变化而变化
C. 社会环境是人们为了满足物质和精神文化生活的需要而创设的环境
D. 治疗性环境是适合患者恢复身心健康的环境
E. 舒适和安全是创设治疗性环境要考虑的主要因素

9. 医院内工作人员做到"四轻"，是为了给患者
A. 创造良好的社会环境　　B. 创造安静的环境　　　C. 建立良好的护患关系
D. 创造安全的环境　　　　E. 树立良好的职业形象

10. 对人类健康保障起决定作用的因素是优良的
A. 生理环境　　　　　　B. 心理环境　　　　　　C. 自然环境
D. 社会环境　　　　　　E. 治疗性环境

(11 ～ 13 题共用题干)
　　患者，男，70 岁。因患有急性炎症性脱髓鞘性多发性神经病引起呼吸肌麻痹行气管切开。

11. 问题 1：在护理该患者时，病室温度应保持在
A. 12℃ ～ 14℃　　　　　B. 15℃ ～ 17℃　　　　　C. 18℃ ～ 20℃

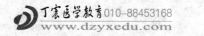
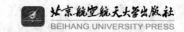

D. 22℃～24℃   E. 25℃～27℃

12. 问题2：病室湿度应保持在

A. 10%～20%   B. 25%～30%   C. 35%～40%

D. 50%～60%   E. 65%～70%

13. 问题3：病室内噪音的控制应低于

A. 120dB   B. 90dB   C. 65dB   D. 50dB   E. 45dB

（14～15题共用备选答案）

A. 食欲减退   B. 肌肉紧张   C. 气闷不适

D. 头痛、失眠   E. 口干、咽痛

14. 病室内湿度过低易引起患者

15. 病室内湿度过高易引起患者

答案：1．B。2．C。3．B。4．C。5．D。6．E。7．D。8．B。9．B。10．D。11．D。12．D。
13．E。14．E。15．C。

第 3 章　护理学相关理论

一、系统论

贝塔朗菲（Bertalanffy），美籍奥地利生物学家，1937 年提出"一般系统论"。1968 年发表了《一般系统论——基础、发展与应用》，为系统学科的发展提供了理论指导。

1. **概念**　系统是指由若干相互联系、相互作用的要素所组成的具有一定结构和功能的有机整体。广泛地存在于自然、社会及人类思维领域中。系统是由许多相互关联、相互作用的要素组成的整体，但存在个性与共性的关系。

2. **系统的基本属性**

（1）整体性：指系统的整体功能大于系统各要素功能的总和。

（2）相关性：指系统各要素之间相互联系、相互制约。

（3）动态性：指系统随时间的变化而变化。

（4）目的性：任何系统都有自身特定的目的。

（5）层次性：任何系统都是有层次的，高层次主导低层次，低层次是系统的基础结构。

3. **系统论在护理中的应用**

（1）用系统理论的观点看人。

（2）为护理管理者提供理论支持。

（3）系统理论促进整体护理理念的形成。

（4）系统理论构成护理程序的理论框架。

二、成长与发展理论

1. **弗洛伊德的性心理学说**　弗洛伊德（Sigmund Freud，1856～1939），奥地利精神病学家，被誉为"现代心理学之父"。其学说主要包含 3 大理论要点。

（1）弗洛伊德的意识层次理论：弗洛伊德认为意识是有层次的，分为意识、前意识和潜意识。

（2）弗洛伊德的人格结构理论：本我处于潜意识深处，是人格最主要的部分；自我大部分存在于意识中，是人格中理智且符合现实的部分；超我大部分存在意识中，是人格中最具理性的部分，属良心和道德范畴。

（3）弗洛伊德的人格发展理论：将性心理发展分为 5 个阶段。1 岁以前为口欲期，此期原欲集中在口部；1～3 岁为肛欲期，此期原欲集中在肛门区；3～6 岁为性蕾期，原欲集中在生殖器；6 岁至青春期为潜伏期，此期孩子把性和攻击的冲动埋在潜意识中，而将精力集中在智力和身体活动上；生殖期，青春期开始后原欲又重新回到生殖器。

2. **艾瑞克森的心理社会发展学说**　艾瑞克森（Erik Erikson，1902～1994）是美国哈佛大学的心理分析学家。艾瑞克森强调文化及社会环境在人格发展中的重要作用，其将人格发展分为 8 个阶段，认为每个阶段都有一个发展的危机或中心任务必须解决。危机处理是否恰当将导致正性或负性的社会心理发展结果。

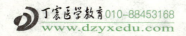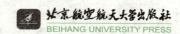

（1）婴儿期（口感期）：指出生至 18 个月，此期发展的危机是信任－不信任。婴儿期的发展任务是与父母建立信任关系。

（2）幼儿期（肛肌期）：指 18 个月～3 岁，此期的发展危机是自主－羞愧。其发展任务是适当学到最低限度的自我照顾及自我控制能力。

（3）学龄前期（生殖运动期）：指 3～5 岁，此期的发展危机是主动－内疚。其发展任务是获得主动感，体验目标的实现。

（4）学龄期（潜在期）：指 6～12 岁，此期发展的危机是勤奋－自卑。其发展任务是获得勤奋感。

（5）青春期：指 12～18 岁，此期发展的危机是自我认同－角色混乱。其发展任务是建立自我认同感。

（6）青年期：指 18～45 岁，此期发展的危机是亲密－孤独。其发展任务是发展与他人亲密关系，承担对他人的责任与义务，建立友谊、爱情和婚姻关系。

（7）中年期：指 45～65 岁，此期发展的危机是创造－停滞，其发展任务是用心培养下一代，热爱家庭，有创造性地努力工作并形成关心他人的品质。

（8）老年期：指 65 岁以上，此期的发展危机是完善－失望，其发展任务是建立完善感。

3．皮亚杰的认知发展学说　皮亚杰（Jean Piaget，1896～1980）是瑞士杰出的心理学家和哲学家。提出儿童认知发展论，认为儿童的思维是通过主动与环境相互作用，主动寻求刺激、主动发现的过程，而不是由老师或父母传授的。他将其认知发展过程分为 4 个阶段。

（1）感觉运动期：指 0～2 岁，思维特点是婴幼儿通过其身体的动作与感觉来认识周围的世界，是儿童思维的萌芽。

（2）运思期：指 2～7 岁，此期儿童的思维发展到了一定水平，开始用言语来表达自己的需求，但以自我为中心，缺乏正确的逻辑判断及推论能力。

（3）具体运思期：指 7～11 岁，此期儿童摆脱了以自我为中心，能进行心理运算，开始获取逻辑思维能力。能同时考虑问题的两个方面或更多方面，想法较具体，开始具有逻辑思维能力。

（4）形式运思期：指 12 岁以后，此期思维能力迅速发展，进入纯粹抽象和假设的领域，个体的智力水平基本趋于成熟。皮亚杰的认知发展阶段学说被护理工作者广泛用在对儿童的教育及与儿童的沟通上。

三、人的基本需要层次论

1．人的基本需要层次

（1）生理的需要：是人类生存最基本的需要，如空气、水、食物、睡眠、排泄、休息、适宜的温度及避免疼痛等。是人最基本、最低层次的需要，也是其他需要的基础。

（2）安全的需要：是指安全感、避免危险、生活稳定有保障。安全需求在婴幼儿期及危重患者表现更为突出。

（3）爱与归属的需要：是指个体对家庭、朋友、伙伴的需要，希望得到他人的爱和给予他人爱的需要。若无法满足，会产生孤独、空虚、被遗忘等痛苦。

（4）尊重的需要：是指对自己的尊严和价值的需求，包括自尊、被尊重和权力欲。若无法满足，可产生自卑、无能的感觉。

（5）自我实现的需要：是指充分发挥个体的能力和潜力，力求实现自身的愿望、理想和抱负，并能从中得到满足。

2．需要层次的相互关系

（1）需要满足的层次性：层次越低的需要越是应该优先满足，只有低层次的需要（如生理需要）

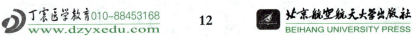

得到满足之后，个体才得以生存，才可以考虑其他的需要。

（2）优势需求决定了个体的行为：在一个时间段内，个体的多种需要中只有一种需要占主导地位，此即优势需要。在此期间，个体的行为都是为了满足优势的需要。

（3）需要相互依赖、彼此重叠：较高层次的需要与较低层次的需要共存，在较低层次的需要得到满足后，就会逐渐出现；而较低层次的需要在被满足后并未消失。

（4）各层次需要间的层次顺序并非固定不变：最明显、最强烈的需要应首先得到满足。

3. 需要层次论在护理中的应用

（1）识别服务对象未满足的需要：患者未满足的需要即为护士应该提供帮助和解决的护理问题。

（2）领悟和理解患者的行为和情感：根据患者的言行，判断患者的需要。如患者特别渴望得到亲人的关怀、理解，是因为爱和归属的需要。

（3）预测患者即将出现的需要：针对患者可能出现的问题，采取积极性的预防性措施。如患者刚入院时，护士介绍医院的环境、负责的医护人员，以满足患者住院的安全需要。

（4）系统收集和评估患者的基本资料：需要层次论可作为护士评估患者资料的理论框架，护士可按照基本需要理论的不同层次，系统收集资料，避免资料的遗漏。

（5）判断患者的优势需要：按照基本需要的层次，识别护理问题的轻重缓急，以便在制定护理计划时合理排列先后次序。

四、压力理论

1. 压力与压力源

（1）压力：又称应激、紧张。不同的侧重点对压力的解释不同，目前塞利的观点得到大家的普遍认同。塞利认为压力是个体对作用于自身的内外环境刺激做出认知评价后引起的一系列非特异性的生理及心理紧张性反应状态的过程。而压力学理论家拉扎勒斯认为压力是人和环境交互作用的结果。

（2）压力源：能够影响机体，使机体产生压力的因素均称为压力源。常见的有生理性压力源（饥饿、疼痛、疲劳、发热等）、心理性压力源（焦虑、恐惧、生气、不祥预感等）、社会性压力源（孤独、学习成绩下降、人际关系紧张、工作表现不好等）、物理性压力源（温度、光线、噪音等）、化学性压力源（空气、水污染等）、文化性压力源（从熟悉的环境到陌生环境表现出的紧张、焦虑等）。

2. 塞利的压力理论

汉斯·塞利（Hans Selye），加拿大著名的生理、心理学家，代表作有《压力》又称《应激》，被称为"压力学之父"。

（1）压力是人体应对环境刺激而产生的非特异性反应。人体面对压力源产生的非特异性反应就是身体对作用于它的压力源所进行的调整。

（2）压力的生理反应包括全身适应综合征（GAS）和局部适应综合征（LAS）。GAS 是指机体面临长期不断的压力而产生的一些共同的症状和体征。LAS 是机体应对局部压力源而产生的局部反应。

（3）压力反应的过程分为警告期、抵抗期和衰竭期 3 个阶段。

①警告期：机体在压力源的刺激下，出现一系列以交感神经兴奋为主的改变，表现为血糖和血压升高、心跳加快、肌肉紧张度增加。

②抵抗期：警告期反应的特征已消失，但机体的抵抗力处于高于正常水平的状态，使机体与压力源形成对峙。其结果可以是机体成功抵御压力，内环境重建稳定或者压力持续存在，进入衰竭期。

③衰竭期：压力源过强或时间过长，使机体的适应性资源被耗尽，最终导致个体抵抗力下降、衰竭、死亡。

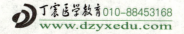 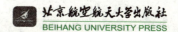

3．压力理论在护理中的应用

（1）明确压力与疾病的关系。

（2）帮助护士识别患者压力，进而缓解和解除其压力。

（3）帮助护士认识自身压力，并减轻工作中的压力。

五、角色理论

1．概念　角色理论是指处于一定社会地位的个体或群体，在实现与这种地位相联系的权利与义务中，所表现出的符合社会期望的行为和态度的总模式。

2．护士角色　护士角色是指护士应具有的与职业相适应的社会行为模式。

（1）护理者：提供照顾是护士的首要职责。护士的任务是提供各种护理服务，满足患者的生理、心理、社会、文化、精神等方面的需要。

（2）计划者：护士运用专业知识和技能，收集护理对象的生理、心理、环境、社会状况的资料，评估患者的健康状况，找出其护理问题，制订切实可行的护理计划，并负责护理计划的实施、评价。

（3）管理者：护士需对日常的护理工作进行合理的组织、协调与控制。护理部主任和护士长还要管理人力资源、物质资源和资金使用，规划医院、科室的整体护理发展方向。

（4）教育者：护士都应按照患者的不同特点进行健康教育，指导保健知识、疾病的预防和康复知识，以改善护理对象的健康态度和不良行为。护士也承担学校教学和医院的带教任务。

（5）协调者：护士应与相关卫生保健机构及相关工作人员维持有效的沟通，以使诊断、治疗、救助和护理工作得以有序、高效地进行。

（6）咨询者：护士应运用治疗性的沟通技巧来解答患者提出的问题，提供有关信息，给予情绪支持和健康指导。

（7）决策者：护士应用护理专业的知识及技能，收集患者的有关资料，找出健康问题，做出护理诊断，并采取护理措施及评价。在整个护理活动过程中，护士始终要做出决策。

（8）维护者：护士有责任帮助患者理解从其他健康服务者那里获得的信息，并维护患者的利益不受侵犯或损害。同时，护士还需评估有碍全民健康的问题和事件，为医院或卫生行政部门决策作参考。

（9）研究者和改革者：护士应积极参与护理研究工作，通过科学研究来解决护理实践、护理管理、护理教育、护理心理、护理伦理等各个领域中的问题，并在临床实践中应用和检验，改进护理服务方式，发展护理新技术。

3．患者角色　是指社会对一个人患病时的权利、义务和行为所做的规范。

（1）患者角色的特征

①患者可酌情免除或部分免除社会角色职责。

②患者对其陷入疾病状态是没有责任的，他们需要受到照顾，有权利获得帮助。

③患者有恢复健康的义务性和主动性。

④患者应主动寻求可靠的技术帮助，配合医护人员积极治疗。

（2）患者角色的适应：常见的问题按其行为改变可分为以下几个方面。

①角色行为缺如：指患者没有进入患者角色，否认自己是患者，自我感觉良好，认为医生诊断有误，或病情尚未严重到需要治疗的程度，不能很好地配合治疗和休息。

②角色行为冲突：指患者在适应患者角色过程中，与其患病前的各种角色发生心理冲突而引起行为的矛盾。患者不能很好接受患者角色，出现烦躁不安、焦虑紧张等情绪改变。

③角色行为强化：指患者安于患者角色，对自我能力表示怀疑，产生退缩和依赖心理，以老年人或慢性患者多见。

④角色行为消退：指患者适应患者角色后，由于某种原因，又重新承担起本应免除的社会角色的责任而放弃患者角色。

4．角色理论在护理中的应用

（1）护士角色的冲突与协调

①通过角色学习，增强角色扮演能力，使护士能较好地承担各种不同角色的任务。

②协调护士角色与其他角色的关系，取得家人、朋友等角色伙伴的理解、支持和帮助。

③协调角色伙伴的期望，以符合护士的实际情况。

（2）患者角色适应不良的护理

①正确评估者角色适应水平：注意患者在角色适应过程中的问题，尽量创造条件帮助患者尽快完成角色转变。

②营造良好舒适的医院环境：保持病室清洁安静，温湿度适宜，定期通风换气，光线适量，病室装饰简洁、美观。

③建立良好人际关系：与患者建立信任的医患关系和护患关系，并促进患者与病友之间良好的感情交流。

④发挥社会支持系统作用：鼓励家属及其他亲友加强心理支持、关怀，共同做好患者的身心护理。

⑤指导患者适应角色：入院时向患者介绍病区环境、规章制度、注意事项、相关医务人员等常规信息。及时发现患者的各种生理心理问题，提供有效的治疗护理信息和技术，引导患者树立正确的角色意识。适当运用倾听、解释、疏导、支持、同情等情感指导方法，根据患者的情感和情绪的变化，及时给予相应的帮助。

1．压力源中心理社会因素的<u>不包括</u>

A．考试　　　　　　　B．火灾　　　　　　　C．结婚

D．发热　　　　　　　E．搬迁

2．有关人的基本需要的描述，<u>不妥</u>的是

A．包含生理、社会、精髓、知识、精神需要

B．人类的各种需要大量相同

C．各种需要相互联系，相互作用

D．各种需要相互联系，相互作用

E．多种因素影响需要的满足

3．系统论的提出者是

A．佩皮劳　　　　　　B．奥伦　　　　　　　C．纽曼

D．马斯洛　　　　　　E．贝塔朗菲

4．患者出于安全的需要最希望的是

A．由负责的护士照顾　　B．了解有关用药方面的知识　　C．家属能够经常来院陪护

D．尽量不要用药物治疗　　E．获得一个安静的休养环境

5．人类基本需要层次，对各层次间关系的理解，<u>不正确</u>的是

A．先满足低层次需要，再考虑较高层次需要

B．不同层次需要不会重叠

C．各需要层次间可相互影响

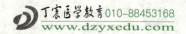
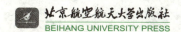

D. 个体的基本需要满足的程度和健康状况成正比

E. 个体满足生理需要的方式类似

6. 在压力理论中"不详的预感"属于

A. 生理性压力源   B. 心理性压力源   C. 社会性压力源

D. 物理性压力源   E. 文化性压力源

7. 被誉为"现代心理学之父"的是

A. 贝塔朗菲   B. 弗洛伊德   C. 艾瑞克森

D. 皮亚杰   E. 马斯洛

8. 皮亚杰的观点，以自我为中心，单方面考虑问题的儿童处于

A. 感觉运动期   B. 前运思期   C. 具体运思期

D. 形式运思期   E. 运思期

9. 患者，女，20岁。优秀舞蹈演员。一次车祸造成下肢骨折入院治疗，经诊治病情稳定，但情绪低落，很少与人交往。护士发现患者常望着自己的腿暗自流泪。她目前未满足的需要是

A. 生理需要   B. 安全需要   C. 自我实现需要

D. 爱与归属需要   E. 自尊需要

10. 患儿，男，7岁。在学校的历次考试中均不及格，常受伙伴的嘲笑和家长的责骂，按照艾瑞克森学说，长此以往患儿将出现的负性社会心理发展结果是

A. 鄙视他人   B. 攻击他人   C. 纵容自己

D. 自卑失望退缩   E. 过于依从别人

11. 患者，女，50岁。面部烧伤，恢复期，面部留有瘢痕，患者常有自卑感，不愿见人。护士应特别注意满足患者需要的层次是

A. 生理的需要   B. 安全的需要   C. 爱与归属的需要

D. 自尊的需要   E. 自我实现的需要

(12～14题共用题干)

患者，男，50岁。2小时前因突感胸闷，胸骨后疼痛就诊，心电图显示有急性前壁心肌缺血，收入院治疗。护理体检：神志清，合作，心率108次/分，律齐。

12. 问题1：在住院过程中，床边摆满了亲朋好友送来的鲜花，使他得到了

A. 生理的需要   B. 安全的需要   C. 爱与归属的需要

D. 尊重的需要   E. 自我实现的需要

13. 问题2：目前满足的需要是

A. 生理的需要   B. 安全的需要   C. 爱与归属的需要

D. 尊重的需要   E. 自我实现的需要

14. 问题3：护士将患者安置在离治疗室距离较近的床位，告诉其生命体征正常，一切都在监测之中，请患者安心休息，这是为了满足患者的

A. 生理的需要   B. 安全的需要   C. 爱与归属的需要

D. 尊重的需要   E. 自我实现的需要

（15～17题共用备选答案）

A．在现实生活中的社会位置及相应的权利、义务和行为规范

B．没有进入患者角色，不承认自己是患者，不能很好地配合医疗和护理

C．患者与其患病前的各种角色发生心理冲突而引起行为的不协调

D．安于患者角色，对自我能力表示怀疑，产生退缩和依赖，心理

E．适应患者角色后，由于某种原因，又重新承担起本应免除的社会角色的责任

15．角色行为冲突指

16．角色行为强化指

17．角色行为缺如指

答案： 1．D。2．E。3．E。4．B。5．B。6．B。7．B。8．B。9．C。10．D。11．D。12．C。
13．A。14．B。15．C。16．D。17．B。

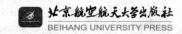

第4章　护理理论

一、纽曼健康系统模式

贝蒂·纽曼（Betty Neuman），美国著名的护理理论家，精神卫生领域的开拓者。20世纪60年代发展并逐步完善了健康系统模式，并于1970年正式提出。1972年在护理研究杂志上发表"纽曼保健系统模式"一文，后被广泛用于社区护理及临床护理实践。

1. **内容**　纽曼模式是围绕压力与系统而组织的，是一个综合的、动态的、以开放系统为基础的护理概论性框架。该模式主要分为人、压力源、人压力源的反应以及压力源的预防。

（1）人：与环境持续互动的开放系统，称为服务对象系统。

①基本结构：位于核心部分，是机体的能量源，由生物体共有的基本要素组成。基本结构和能量源受人的生理、心理、社会文化、精神与发展这5个方面功能状态及相互作用的影响与制约。

②弹性防御线：位于机体正常防御线之外，充当机体的缓冲器和滤过器，常常处在波动之中，可在短期内急速变化，其主要功能是防止压力源入侵，缓冲、保护正常防御线。一般来讲，弹性防御线距正常防御线越远，弹性防御线越宽，其缓冲、保护作用越强。弹性防御线受个体各方面因素的影响。

③正常防御线：位于弹性防御线和抵抗线之间。正常防御线的强弱与个体对环境压力的适应相关正常防御线可伸缩，但变化速度较慢，其功能是不断调整个体自身情况以应对和适应环境中的各种应激源，从而衡量个体的稳定程度和健康水平，当个体的弹性防御线不足以抵抗应激源入侵时，机体就会产生应激反应，表现为健康状态下降或出现疾病状态。

④抵抗线：由支持基本结构和正常防线的一系列已知和未知因素组成，主要功能是保护基本结构。

（2）压力源：可引发紧张和导致个体不稳定的所有刺激。纽曼将压力源分为内在的（如愤怒、悲伤、自我形象改变、失眠等）、人际间的（如护患关系紧张、夫妻间等）和外在的（如经济状况、环境变化、社会制度保障等）3个方面。

（3）反应：纽曼认为，压力反应不局限于生理方面，它是多方面的综合反应，包括生理、心理、社会文化、精神等，反应的结果具有双向性（正性与负性）。

（4）预防：纽曼根据不同护理对象面对不同压力源的反应将其分为3种不同水平的预防措施。

①一级预防：适用于护理对象系统对压力源没有反应时，即怀疑或发现压力源确实存在而压力反应尚未发生时，一级预防便可开始，目的是防止压力源侵入正常防线。

②二级预防：适用于压力源已穿过正常防线后个体表现出压力反应。二级预防开始的干预，目的是减轻和消除反应、恢复个体的稳定性并促使其恢复到原有的健康状态，帮助人获得系统的稳定。

③三级预防：适用于人体的基本结构及能量源遭到破坏之后。护理的重点是恢复及重建机体功能，减少后遗症，目的是进一步维持个体的稳定性、防止复发。

2. **纽曼健康系统模式与护理实践的关系**

（1）护理诊断：首先护士需要对个体的基本结构、各防线的特征及个体内、个体外、人际间存在和潜在的压力源进行评估，收集各方面有关压力源的资料，就其中偏离强健的方面做出诊断并排出优先顺序。

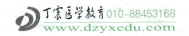
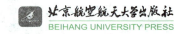

（2）护理目标：护士以保存能量，恢复、维持和促进个体稳定性，与患者及家属一起共同制定护理目标，以及为达到这些目标所采取的干预措施并设计预期护理结果。

（3）护理结果：是护士对干预效果进行评价并验证干预有效性的过程。评价内容包括个体内、外及人际间压力源是否发生变化，压力源本质及优先顺序是否改变，机体防御功能是否有所增强，压力反应症状是否得以缓解等。

二、奥伦自理理论

萝西娅·奥伦（Dorothea.E.Orem）是美国著名的护理理论学家之一。1959 年发表了有关护理是为社会提供自理照顾的职业文章。1971 年出版《护理：实践的概念》一书，其自护理论被广泛应用于指导临床实践。

1. **内容**　其包括自护理论结构、自我护理缺陷理论结构和护理系统理论结构 3 个方面。

（1）自我护理结构：包括自我护理、自护能力、自护主体及自护总需要。其包括其以下几方面特点。

①一般性的自护需要，主要包括空气、水分及食物，排泄功能，活动与休息的平衡，满足社会交往的需要，避免有害因素对机体的刺激，促进人的整体功能与发展的需要，是生命的所有阶段都会出现的需求。

②发展性的自护需要：在生命发展过程中各阶段特定的自护需要以及在某种特殊情况下出现的新的需求（如怀孕期、儿童期、青春期、更年期、丧亲者的适应等）。

③健康偏离性的自护需要：指个体发生疾病、遭受创伤及特殊病理变化，或在诊断治疗过程中产生的需要（如患病后做出相应的生活方式改变）。

④治疗性的自护需要：指个体通过正确的途径满足自身的功能需要及发展。

（2）自我护理缺陷理论结构：奥伦理论的核心部分，阐述了个体什么时候需要护理。

（3）护理系统理论结构：为了说明患者的自理需要如何被满足，奥伦阐述了护理系统理论。并且指出护士应根据患者的自理需要和自理能力的不同而分别采取全补偿系统、部分补偿系统和支持 - 教育系统 3 种不同的护理系统。

①全补偿护理系统：全补偿护理系统服务对象完全没有能力自理，需要护士进行全面帮助，以满足服务对象的所有自护需要（如昏迷患者、全麻患者、植物人、高位截瘫患者、老年痴呆患者和精神障碍患者等）。

②部分补偿护理系统：服务对象有能力来满足自己的一部分需要，但另一部分仍需护士来满足。护士和患者共同承担他的自理活动，在满足自理需要方面都能起主要作用。适用于手术后服务对象，尽管他能满足大部分自理需要，但需护士提供一定的帮助，如协助如厕、帮助更换敷料等。

③支持 - 教育系统：服务对象有能力执行或学习一些必需的自理方法，但必须在护士的帮助下完成（如糖尿病患者的胰岛素注射）。

2. **奥伦自理理论与护理实践的关系**

（1）护理诊断及护理措施的评估：相当于一般护理程序中的评估及诊断，评估家属及患者本身的自理能力，以便他们参与护理活动，尽快达到自理的效果。

（2）设计及计划调节性的护理活动：相当于护理程序中的计划阶段，确定采取适当的系统方式进行护理，以满足患者当前的自理需要。

（3）调整及评价：相当于护理程序的实施及评价部分，根据患者的实际情况调整护理方案，尽快帮助患者恢复其自身功能和提高自理能力。

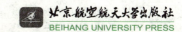

三、罗伊适应模式

卡利斯塔·罗伊（Sister Callista Roy），美国护理理论家，提出了被广泛应用于临床护理实践的适应模式。在 1964～1966 年之间形成了罗伊适应模式，并在此后不断进行完善。主要理论专著有《护理学简介：适应模式》、《护理理论架构：适应模式》以及《罗伊的适应模式》等。

1. 内容 罗伊适应模式是围绕人的适应行为而组织的。内容涉及对 5 个基本要素的描述，包括人、护理目标、护理活动、健康和环境。

（1）人：罗伊认为人作为护理的接受者，可以是个体，家庭、团体、社会或者社会人群。人是具有生物、心理和社会属性的有机整体，是一个适应系统。所谓适应系统，包含适应和系统两个方面。罗伊具体说明了人作为一个适应系统的适应过程（图 1-1）。

①刺激和人的适应水平构成适应系统的输入。刺激包括主要刺激、相关刺激和固有刺激。

②人的行为是适应系统的输出。罗伊将输出分为适应性反应和无效反应。

③罗伊用应对机制来说明人是个适应系统的控制过程，人的内在机体包括生理调节及认知调节。

④效应器即生理调节器与认知调节器共同作用于 4 个适应层面，包括生理功能、自我概念、角色功能及相互依赖。

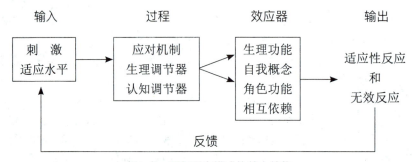

图1-1　罗伊适应模式的基本结构

（2）护理目标：罗伊认为，护理的目标是促进人在 4 个适应层面上的适应性反应。

（3）护理活动：护理是帮助人控制和适应刺激，以达到良好的适应状态。通过扩展人的适应范围，增强个体对机体的耐受能力，达到促进个体适应性反应的目标。

（4）健康：健康是个体"成为一个完整和全面的人的状态和过程"。

（5）环境：环境是"围绕并影响个人或群体发展与行为的所有情况、事件及因素"。环境中包含主要刺激、相关刺激和固有刺激。

2. 罗伊适应模式与护理实践的关系 罗伊适应模式被广泛地应用在临床护理实践中，她认为护士的主要任务是控制影响服务对象的刺激，促进护理对象在各方面的适应。根据适应模式将护理的工作方法分为一级评估、二级评估、护理诊断、制定目标、干预和评价。

（1）一级评估：是指收集与生理功能、自我概念、角色功能和相互依赖 4 个方面有关的输出性行为，又称行为估计。通过一级评估，护士可确定患者的行为反应是适应性反应还是无效反应。

（2）二级评估：是对影响服务对象行为的 3 种刺激因素的评估。通过二级评估，帮助护士明确引发患者无效反应的原因。

（3）护理诊断：是对服务对象适应状态的陈述或诊断。护士通过一级和二级评估，可对护理问题或护理诊断做出相应的判断。

（4）制定目标：是对服务对象经护理干预后应达到的行为结果的陈述。制定目标时以服务对象的

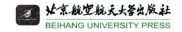

反应为中心。

（5）干预：是护理措施的制定和落实。干预可着重于提高人的应对能力，促进适应反应。

（6）评价：在评价过程中，护士应将干预后服务对象的行为改变与目标行为相比较，确定护理目标是否达到，衡量其中差距，找出未达到的原因，然后根据评价结果修订或调整计划。

四、佩皮劳人际关系模式

赫得嘉·E·佩皮劳（Hildegard E. Peplau）是美国著名的护理学家。1952 年，佩皮劳出版了《护理人际关系》一书，主要讲了人际关系的形成过程与终止过程。

1. 内容　佩皮劳将人际关系（护患关系）主要分为认识期、确认期、开拓期和解决期 4 个连续的阶段。

（1）认识期：是护患双方接触的开始阶段，此期主要是了解问题的时期。

（2）确认期：是根据患者情况确定合理帮助的阶段，此期主要是使患者适当调整自身状态，服从护士的管理，并乐于接受帮助。

（3）开拓期：是患者可以根据其自身需要和利益得到所有可能服务的阶段。此期患者逐渐建立责任感，并开始向独立发展。

（4）解决期：是患者的自身需要得到满足的阶段。此期护患关系相处融洽，治疗关系处于结束期。

2. 佩皮劳人际关系模式与护理实践的关系

（1）佩皮劳人际关系模式为护理实践提供了全新的护理思维和护理方向，以理论为基础指导临床护理实践，促进护患关系的发展，其核心思想是人际间关系。

（2）佩皮劳人际关系模式的重点是护患关系。护患关系贯穿于整个治疗性工作的始终，尊重、理解患者，使双方尽可能达到生理、心理满足的状态。

---

1. 患者自护方面的缺陷属于奥伦护理系统结构的
A. 部分补偿系统中的护士活动
B. 全补偿系统中的护士活动
C. 部分补偿系统中的患者活动
D. 支持 - 教育系统中的患者活动
E. 支持教 - 育系统中的护士活动

2. 佩皮劳护患关系行程过程不包括
A. 认识期　　　　　B. 指导期　　　　　C. 确认期
D. 开拓期　　　　　E. 解决期

3. 人际关系模式的提出人是
A. 纽曼　　　　　　B. 罗伊　　　　　　C. 奥伦
D. 马斯洛　　　　　E. 佩皮劳

4. 罗伊适应模式对四个护理学基本概念的阐述，正确的是
A. 健康是一种完整的适应状态
B. 人在适应环境变化时无需付出能量
C. 护理的目标是促进人在生理功能上的适应
D. 人是一个适应系统，具有生物、心理和社会属性

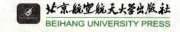

E. 人是通过生理调节维持身体平衡达到适应

5. 罗伊适应模式中对"人"的阐述**不正确**的是

A. 人是一个适应系统

B. 包括个体、家庭、群体、社区人群

C. 人不断调整自己去适应变化的环境

D. 人体的生理调节器和认知调节器构成了适应的过程

E. 人的适应性反应体现在生理功能和角色功能保持平衡状态

6. 奥伦提出的三种护理补偿系统的理解，正确的是

A. 当患者自理能力完全丧失时，应用支持 - 教育系统

B. 部分补偿系统应用于患者自理能力丧失时

C. 三种补偿系统中只有支持教育 - 系统需要患者参与自理活动

D. 全补偿系统要求患者参与自理活动

E. 支持 - 教育系统是患者有能力学习自理方法，但必须在护士帮助下完成

7. 奥伦的自理模式中，对护理学基本概念的阐述，**不正确**的是

A. 护理是一种服务和助人的方式

B. 护理是克服自理缺陷发展的活动

C. 环境是人以外的所有因素，社会希望人能自我管理

D. 人是有能力通过学习行为来达到自我照顾需要的

E. 健康是指人的生理和心理两方面的完好状态

8. 纽曼对"初级预防"阐述的是

A. 采取早期诊断、治疗和护理措施

B. 预防应激源侵犯或减少侵犯的可能，加强机体正常预防

C. 帮助患者预防并发症

D. 帮助患者进行康复锻炼

E. 采取预防措施使其在受到侵犯后恢复平衡

9. 最佳健康模式的提出者是

A. Neuman   B. Dunn   C. Henderson

D. Orlando   E. Oram

10. 患者，男，55 岁。脑血管意外，长期卧床，无自理能力，根据奥伦的自理模式，这时护士提供的护理应属于的补偿系统是

A. 全补偿系统   B. 部分补偿系统   C. 支持系统

D. 教育系统   E. 辅助系统

（11 ～ 12 题共用题干）

患者，男，37 岁。胃大部切除手术后第 7 天有一定的自理能力。

11. 问题 1：按照奥伦的护理理论，护士可给予

A. 基本护理系统   B. 全补偿护理系统   C. 支持 - 教育系统

D. 部分补偿护理系统   E. 健康教育系统

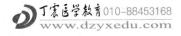
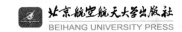

12. 问题2：护士在实施护理过程中，对奥伦的护理理论观点体会，**不妥**的是
A. 其基本精神是研究人的自理需要
B. 自理是人本能的行为
C. 护理是帮助患者克服影响实现自理能力的阻力
D. 护理技术包括人际交往与对机体进行调整的技术
E. 护理活动随着一个人的健康状况而适当改变

（13～14题共用备选答案）
A. 初级预防　　　　　　　　B. 一级预防　　　　　　　　C. 二级预防
D. 三级预防　　　　　　　　E. 四级预防
13. 按纽曼健康系统模式，护士发现护理对象已出现疾病的症状和体征，应采取的预防措施是
14. 按纽曼的健康系统模式，当怀疑或发现压力源确实存在而压力反应尚未发生时，应采取的预防措施是

（15～16题共用备选答案）
A. 全补偿系统　　　　　　　B. 部分补偿系统　　　　　　C. 支持-教育系统
D. 预防系统　　　　　　　　E. 帮助系统
15. 奥伦自理模式理论，对昏迷患者进行护理时应采用
16. 奥伦自理模式理论，对糖尿病患者进行护理时应采用

（17～18题共用备选答案）
A. 熟悉期　　　　　　　　　B. 认识期　　　　　　　　　C. 确认期
D. 开拓期　　　　　　　　　E. 解决期
17. 患者，男，61岁。确诊直肠癌入院治疗。入院后护士热情接待患者，详细介绍病房的环境及注意事项等。根据佩皮劳人际关系模式，这一阶段属于
18. 患者在直肠癌根治术后不接受造瘘口，经过护士的沟通鼓励后，患者积极主动参与到造瘘口的护理中，逐渐建立自我责任感，自信乐观。根据佩皮劳人际关系模式，患者现在这一阶段属于

（19～20题共用备选答案）
A. 摄入空气、水、食物
B. 维持独处和社会交往的平衡
C. 应对失去亲人的情况
D. 患病后做出相应的生活方式改变
E. 预防对健康有危害的因素
19. 奥伦自理模式的内容，属于发展性的自理需求的是
20. 奥伦自理模式的内容，属于健康偏离时的自理需求的是

答案： 1. A。2. B。3. E。4. D。5. E。6. E。7. E。8. B。9. A。10. A。11. D。12. B。
13. C。14. B。15. A。16. C。17. B。18. D。19. C。20. D。

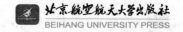

第5章 医疗服务体系

一、医 院

1. 种类

（1）按分级管理划分：可分为三级医院，每级又分为甲、乙、丙等，三级医院增设特等。共分为三级十等。

①一级医院：是直接向具有一定人口（半径人口≤10万）的社区提供医疗、康复、预防、保健服务的基层医疗卫生机构，包括农村乡镇卫生院、城市街道医院、地市级的区医院和某些企事业单位的职工医院等，是我国三级医疗网的底部。

②二级医院：是向多个社区（半径人口在10万以上）提供全面连续的医疗护理、预防保健、康复服务的卫生机构。并能与医疗相结合承担教学科研工作及指导基层卫生机构开展工作。包括一般市、县医院和省辖市的区级医院。

③三级医院：是国家高层次高水平的医疗卫生服务机构，是省（自治区、直辖市）或全国的医疗、预防、教学科研相结合的技术中心。直接提供全面连续的医疗护理、预防保健、康复服务和高水平的专科服务。能指导一、二级医院业务技术和相互合作。包括省、市级大医院和医学院校的附属医院，是三级医疗网的顶部。

（2）按收治范围划分：可分为综合性医院、专科医院。

（3）按所有制划分：可分为全民、集体、个体所有制医院和中外合资及股份制医院。

（4）按特定任务和服务对象划分：可分为军队医院、企业医院等。

（5）按经营目的划分：可分为非营利性医院和营利性医院。

2. 任务 以医疗为中心，在提高医护质量的基础上，保证教学和科研任务的完成，并不断提高教学质量和科研水平。同时做好扩大预防、指导基层和计划生育的技术工作。

3. 组织机构 分为医院行政管理组织机构和医院业务组织机构。

二、社区卫生服务

1. 概念 社区是由家庭、机关和团体组成，是构成社会的基本单位，是与人们的生活和健康息息相关的场所。人口数在10万～30万，面积在5000～50 000km²。社区卫生服务指社区内的卫生机构根据社区存在的内存在的主要卫生问题，为社区居民解决最基本的问题。

2. 原则 坚持为人民服务为宗旨、坚持把社会效益放在首位、坚持因地制宜量力而行原则、坚持以社区人民需求为导向的原则。

3. 服务网络 社区卫生服务主要由全科医生、社区护士和其他社区工作者组成。

4. 工作内容及特点

（1）内容：社区卫生服务以预防、保健和促进健康为主要内容。

（2）特点：社区护理以健康为中心，以人群为主体，多部门合作提供服务，且有较高的自主权和独立性，是广泛性、综合性、实用性及连续性的一系列整体护理，促进和满足社区居民的健康需求。

丁豪医学教育 010-88453168 www.dzyxedu.com　　北京航空航天大学出版社 BEIHANG UNIVERSITY PRESS

三、卫生服务策略

1. **全球战略目标**　1977 年 5 月，世界卫生组织在瑞士日内瓦召开第 30 届世界卫生大会决定，到 2000 年人人享有卫生保健，且卫生保健起始于社会、家庭、学校和工厂等。

2. **初级卫生保健**　1978 年世界卫生组织和联合国儿童基金会在哈萨克召开了阿拉木图会议，明确提出：推行初级卫生保健，是实现 2000 年人人享有卫生保健的基本策略和基本途径。初级卫生保健工作可分为促进健康、预防保健、合理治疗和社区康复 4 个方面。其内容分为健康教育、合理营养、环境卫生、计划生育、预防接种、控制地方病、合理治疗和基本药物等 8 项。其中促进健康的内容包括健康教育、保护环境、合理营养、引用安全卫生水、改善卫生设施、开展体育锻炼、促进心理卫生、养成良好卫生方式等。

3. **健康新视野**　1994 年 WHO 西太平洋地区办事处提出了"健康新视野"的战略框架。1995 年发表《健康新视野》文献，明确指出：未来的工作方向必须将侧重点从疾病本身转向导致疾病的危险因素和促进健康方面；未来的卫生干预必须是以人为中心，以健康状况为中心，健康保护与健康促进是未来年代的两个核心概念。其基本实施内容包括生命的培育、生命的保护以及晚年的生活质量。

---

1. 初级卫生保健的承担者是
A. 基层医院　　　　　　　B. 社区卫生工作者　　　　　C. 卫生行政部门
D. 综合性医院的医生　　　E. 综合性医院的医生和护士

2. 一级医院指的是
A. 农村乡、镇卫生院和城市街道医院
B. 诊治专科疾病而设置的医院
C. 全国、省、市直属的市级大医院
D. 医学院的附属医院
E. 一般市、县医院及省辖市的区级医院

3. 卫生组织决定提出"2000 年人享有卫生保健"的时间是
A. 1977 年　　B. 1978 年　　C. 1981 年　　　D. 1994 年　　　E. 1995 年

4. 不属于社区卫生服务原则的是
A. 量力而行的原则　　　　B. 因地制宜的原则　　　　　C. 为人民服务的原则
D. 经济效益首位的原则　　E. 人群需求为导向的原则

5. 不属于社区卫生服务特点的是
A. 针对性　　B. 综合性　　C. 连续性　　　D. 广泛性　　　E. 实用性

6. 门诊发现传染病患者时，应立即采取的措施是
A. 转急诊室处理　　　　　B. 消毒候诊环境　　　　　　C. 将患者隔离诊治
D. 安排患者提前就诊　　　E. 进行卫生宣教与候诊教育

7. 关于医院的任务，错误的是
A. 指导基层和计划生育的技术工作
B. 保证教学和科研任务的完成
C. 以医疗为中心
D. 做好扩大预防

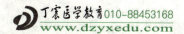
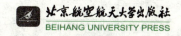

E．卫生科研为主

8．某社区卫生服务站，负责社区内居民的预防、保健、医疗、康复和健康教育及计划生育，这属于社区护理的

A．广泛性　　B．综合性　　　C．连续性　　　　D．实用性　　　　E．整体性

答案：1．B。2．A。3．A。4．A。5．A。6．C。7．E。8．B。

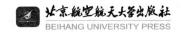

第6章 沟 通

一、护患关系

1. 护患关系的概念 护患关系是指在特定条件下，护理人员通过医疗、护理活动与患者建立起来的一种特殊的人际关系。护患关系是护理关系中最主要的专业性人际关系，其实质是满足患者的需要。

2. 护患关系的性质与特点

（1）护患关系的性质

①护患关系是一种帮助与被帮助的关系。

②护患关系是一种专业性的互动关系。

③护患关系是一种治疗性的工作关系。

④护患关系是一种多方面、多层次的关系。

⑤护理人员是护患关系的主导者。

（2）护患关系的特点

①独特性：是特定时间、特定地点和特定人物之间的独特关系。

②短暂性：仅维持在治疗期间。

③目的性：最终目的是促进患者康复。

3. 护患关系的基本模式

（1）主动-被动型：以疾病为中心的护患关系模式，原型为母亲与婴儿的关系，其特点是"护士为患者做什么"。护士处于主动的、主导的地位，患者处于被动地接受护理的从属地位，是不平等的相互关系，适用于不能表达主观意愿的患者，如休克、昏迷等意识严重障碍患者，婴幼儿、智力严重低下及精神病患者。最大缺陷是忽略患者的主观能动作用，过分强调护士的权威性。

（2）指导-合作型：以患者为中心的护患关系模式，是目前临床护患关系的主要模式。原型为母亲与儿童的关系，其特点是"护士告诉患者应该做什么和怎么做"。护患双方在护理活动中都是主动的，但护士处于护患关系的主要方面，护患关系仍不平等。这种模式适用于病情较重但神志清楚、病程短的急性患者和外科手术后恢复期的患者。

（3）共同参与型：以健康为中心的护患关系模式，属于双向的、新型的、平等合作的护患关系，是一种理想的护患关系模式。原型为成人与成人的关系，其特点是"护士积极协助患者进行自我护理"。护患双方都具有平等的权利，共同参与医疗护理的决策和实施。这种模式适用于受过良好教育的患者和慢性疾病患者，了解自身所患疾病，有强烈的主动参与意识。

4. 护患关系的发展过程

（1）初始期：也称熟悉期，是护士和患者的初识阶段，是护患之间开始建立信任关系的时期。此期工作重点是建立信任关系，确认患者的需要。护士通过询问病史、体格检查、翻阅病历等方式来了解患者，患者通过护士的主动介绍、仪表举止了解护士。

（2）工作期：也称合作期，是护士为患者实施治疗护理的阶段，也是护士完成各项护理任务的最

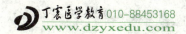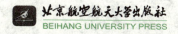

主要时期。此期工作重点是通过护士高尚的医德、熟练的护理技术和良好的服务态度，取得患者的信任，获得患者的配合，满足患者的需要。此阶段护士的知识、能力和态度是保证良好护患关系的基础。

（3）结束期：经过治疗和护理，患者病情好转或康复，可以出院休养，护患关系转入结束期。此期是护患关系最融洽的时期，绝大多数患者均能留下满意的评价。工作重点是与患者共同评价护理目标的完成情况，并根据现存或潜在的问题采取相应的措施。

二、护患沟通

1. **沟通的概念**　沟通是人与人之间信息交流和传递的过程，即信息发送者遵循一系列共同规则，通过一定的渠道将信息发给接受者，并通过反馈以达到理解的过程。

2. **沟通的基本要素**

（1）信息环境：是沟通发生的场所或环境，包括沟通的时间等。

（2）信息发出者：是指发出信息的人，又称信息来源。信息必须采取某种形式才能进行传递，这种形式就是对信息进行编码，如利用语言、文字、符号、表情或动作等来传递信息。

（3）信息：是指沟通时所要传递和交流的内容，即信息发出者希望传达的思想、感情、意见、观点等。包括语言和非语言方式传达的全部内容。

（4）途径：是指信息在人与人之间传递时所通过的渠道，也是传递信息的工具或手段，又称媒介或传播途径。如视觉、听觉、触觉等。

（5）信息接受者：是指接收信息的人，也是信息传递的对象。信息接受过程包括接收、解码和理解3个步骤。有些沟通过程中，接受者同时也是发出者。

（6）反馈：是指信息由信息接受者返回到信息发出者的过程，即信息接受者对信息发出者做出的反应。根据信息接收者对信息的理解、接受状态，可分为正反馈、负反馈和模糊反馈。反馈是确定沟通是否有效的重要环节。

3. **沟通的基本层次**

（1）一般性沟通：是最表浅的沟通，也可以称之为"陈词滥调"式沟通，即双方表达一些表面上的"套话"，如"你好，很高兴见到你""今天天气真好"等。在护患关系建立的初期，可使用一般性沟通帮助建立信任关系，并有助于鼓励患者表达出有意义的信息。但这一层次的沟通无法建立治疗性的人际关系。

（2）事务性沟通：是一种不掺加个人意见、判断，不涉及人与人之间关系的一种客观性沟通。如"我对青霉素过敏"、"我吸烟已经20年了"等。这一层次的沟通有助于护士了解患者的基本情况，护士应鼓励患者采用这样的沟通方式，以表达更多的信息。

（3）分享性沟通：患者对护士表达自己的想法，如患者向护士表达其对治疗的愿望和要求等。分享性沟通相比事务性沟通高了一个层次，表明护患之间已建立起信任感。此时护士应注意理解患者，不应随意提出反对意见。

（4）情感性沟通：只有在双方相互信任的基础上才会发生的沟通。沟通的主要内容是双方的情绪和感受。

（5）共鸣性沟通：是沟通的最高层次，是指沟通双方对语言和非语言性行为已达成默契，一个动作或表情，即可了解到对方的感觉和想要表达的意思。

4. **沟通的形式**

（1）语言性沟通：是指沟通者由于某种需要，运用口头语言或书面语言传递消息、表情达意的社会活动，分为口头语言沟通和书面语言沟通两种类型。

（2）非语言性沟通：是不以语言为载体，而以人的仪表、服饰、行为、表情、空间、时间等非语言信息为载体进行信息传递的沟通方式。具有较强的表现力和吸引力，是语言沟通的自然流露和重要补充。非语言性沟通的形式有体语、空间效应、反应时间、类语言、环境因素等。

①体语：包括躯体的仪表、面部表情、眼神、手势、姿态和触摸等。

②空间效应：沟通时的空间和距离可影响沟通双方的自我暴露程度和舒适感（表1-1）。

表1-1 人际距离

分 类	空间距离（m）	适用对象	适用情况举例
亲密距离	0～0.5	夫妻、情侣、极亲密的朋友或孩子依恋父母	护士给予患者查体、治疗、安慰时
个人距离	0.5～1	熟人、朋友、同学、同事	护患沟通
社交距离	1.1～4	正式社交活动、外交会议	通知患者做检查、吃饭等
公共距离	>4	公共场所	作报告、演讲、上课等

5. 影响有效沟通的因素

（1）个人因素：包括信息发出者的表达能力和接受者的理解能力，双方的情绪状态、生理因素及社会背景等。

①沟通双方的表达能力和理解能力不一致时，会使信息传递不全，直接影响沟通的效果。

②情绪处于不稳定状态，如兴奋、愤怒、忧郁，沟通者可能出现逻辑混乱或词不达义。

③生理因素如沟通者正处于疼痛、疲劳状态，或存在耳聋、失语等生理缺陷，也会影响沟通效果。

④社会背景决定了人的信仰、经历、价值观和世界观等。沟通者本来具有的兴趣及价值观取向可影响其对信息沟通价值的判断。

（2）环境因素：大小合适的沟通场所可给人舒适、亲切、安全的感觉，利于沟通进行。场所保持安静也可减少沟通者神经和心理的不适。此外，合适的座位安排及借助于必要的设备也是沟通的有利因素。

（3）信息因素：信息量过多、信息不完整或缺乏条理均易导致沟通不畅。

（4）不适当的沟通方式：突然改变话题、急于陈述自己的观点、匆忙下结论、引用事实不当、虚假或不当的安慰等。

6. 常用的沟通技巧

（1）倾听：全神贯注地接受和感受交谈对象发出的全部信息（包括语言信息和非语言信息），并做出全面的理解。在倾听过程中要与对方保持适当的距离（1m左右为好），采取稍向对方倾斜的姿势，保持目光的接触。主动倾听应具有以下特点。

①目的明确：注意分析患者传递信息的价值和含义。

②排除干扰：营造一个安静舒适的交谈环境，充分估计交谈所需的时间，尽量降低外界的干扰。

③目光接触：交谈过程中，保持良好的目光接触。用30%～60%的时间注视患者的面部，并面带微笑，避免分散注意力的动作。

④姿势投入：交谈双方相对而坐，保持合适的距离和姿势。身体稍微向患者方向倾斜，避免表情过于丰富、手势过多或动作过大。

⑤适时反馈：使用语言和非语言行为给患者适时、恰当的反馈，如微笑、点头、轻声应答等。

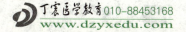 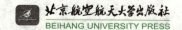

⑥判断慎重：在倾听时，护士不要急于作出判断，应给予患者充分诉说的时间，从而更全面完整地了解情况。

⑦耐心倾听：非必要时，护士避免随意插话或打断患者的话题，随意插话或制止患者说话均为不礼貌的行为。护士应待患者诉说完后再说明自己的观点。

⑧综合信息：通过交谈的全部内容分析患者谈话的主题，注意患者的非语言行为，并听出言外之意，以了解患者的真实想法。

（2）核实：是指交谈者在倾听过程中，为了核对自己对内容的理解是否准确所采用的交谈技巧，是一种反馈机制，体现了高度负责的精神。主要包括重述、改述、澄清和归纳总结4种方式。

①重述：一方面可以将对方所说的话再重复叙说一遍，并不加判断；另一方面也可以要求对方将说过的话再重述一遍。

②改述：又称意译，是把对方的话用不同的说法表达出来，但本质意思不变，或将患者的弦外之音阐述出来。

③澄清：对于一些模棱两可、含糊不清、不够完整的信息提出疑问，以取得更具体、准确的信息。在核实时应注意保留一些停顿的时间，以便患者纠正、修改或明确一些问题。

④归纳总结：用简单、概述的方式将对方交谈的主要意思概况出来，并可使对方的谈话聚焦在关键问题上。

（3）提问：是收集信息和核对信息的手段，是交谈最基本的方法。提问方式包括封闭式与开放式两种方法。提问时应注意选择合适的时机，分次提问，遵循中心性原则（围绕交谈的主要目的提问）和温暖性原则（在提问的过程中关心患者），避免误导。

①封闭式提问：限制性提问或有方向性提问。封闭式提问是将患者的应答限制在特定范围内的提问，患者回答问题的选择性很小，只要求回答"是"或"不是"，"有"或"没有"。封闭式提问的优点是能使护士迅速获得所需要的大量信息，特别适用于收集患者资料。缺点是回答问题的自由空间小，很难获得提问范围以外的其他信息。

②开放式提问：问题范围较广，不限制患者的回答，常以"为什么""能否"等提问词语。开放式提问的优点是可诱导其开阔思路，鼓励其说出自己的观点、意见、想法和感觉。但是不能过多地诱导，否则很难获取真实的资料。虽然是开放式提问，但也要有中心，应围绕主要环节和主导线索进行。缺点是所需要的时间多，容易偏离主题，因此交谈双方都应做好充足的准备。

（4）阐释：阐释是护理人员以患者的陈述为依据，提出一些新的看法和解释，以帮助患者找到更好地面对和处理自己所遇问题的技巧。阐释多用于治疗性交谈，如解答患者的各种疑问，解释护理操作的目的和注意事项，针对患者存在的问题提出意见和指导。阐释的注意事项包括以下几个方面：

①尽可能全面掌握患者的基本情况。

②理解患者所说的信息（语言的和非语言的）和情感。

③尽量为患者提供其可能感兴趣的信息，并用通俗易懂的语言阐释。

④整个阐释过程中，使对方感受到关切、诚恳和尊重。

⑤在阐释观点和看法时，用委婉的口气向对方表明你的观点和想法并非绝对正确，患者可以选择接受或拒绝。

（5）移情：即感情进入的过程，是从他人的角度感受、理解他人的感情，并对他人的感情做出恰当的反应。移情的焦点是从对方的角度观察世界。移情有助于护患沟通的准确性，有助于患者自我价值的保护，有助于护士学会关注环境和他人。护患沟通过程中，护士应学会换位思考，注意倾听，尊重患者。

（6）沉默：沉默是一种超越语言的沟通方式，也是一种特殊的沟通技巧。沉默可以表达接受、关注和同情，也可以表达委婉的否认和拒绝。可以给患者诉说或宣泄的机会，也可以给护士思考、冷静和观察的机会。选择时机、场合及怎样运用是使用沉默技巧的关键。

　　①运用的时机：患者过度悲痛时，默默陪伴给予安慰。患者情绪激动时，给患者宣泄的时间，使其冷静下来。患者一时无法回答问题时，提供充分的时间让其思考和回忆。对患者的意见有异议时，运用沉默表示不赞同。

　　②打破沉默的方法：护患交谈过程中，不能保持长时间的沉默。护士应在适当的时候转移话题，续接话题或引导话题。

　　（7）鼓励：交谈过程中，护士适时给予患者鼓励，帮助患者树立战胜疾病的信心。

　　（8）反应：是指交谈过程中，交谈者接收到对方信息后所引起的态度、行为或意见。交谈双方应集中注意力，做到思维同步、语言明确。

---

1. 护士与昏迷患者间适用的关系模式是
A. 主动 - 被动型模式　　　　　　B. 指导 - 合作型模式　　　　　C. 指导 - 被动型模式
D. 共同参与型模式　　　　　　　E. 被动参与型模式

2. 患者，男，45 岁。患 2 型糖尿病，多食、多饮、多尿、消瘦。护士通过收集资料了解到该患者存在知识缺乏，并为其制订护理计划，此时护士与患者处于护患关系发展时期的
A. 熟悉期　　　　　　　　　　　B. 工作期　　　　　　　　　　C. 初始期
D. 解决期　　　　　　　　　　　E. 结束期

3. 属于沟通基本层次中的最高层次是
A. 一般性沟通　　　　　　　　　B. 事务性沟通　　　　　　　　C. 分享性沟通
D. 共鸣性沟通　　　　　　　　　E. 情感性沟通

4. 在建立护患关系初期，护患关系发展的主要任务是
A. 对患者收集资料　　　　　　　B. 确定患者的健康问题　　　　C. 为患者制定护理计划
D. 与患者建立信任关系　　　　　E. 为患者解决健康问题

5. 患者因患有乳腺癌感到悲伤，护士安慰患者时，所采取的合适距离为
A. 个人距离　　　　　　　　　　B. 亲密距离　　　　　　　　　C. 社会距离
D. 公众距离　　　　　　　　　　E. 社交距离

6. 患者，男，66 岁。糖尿病，不会讲普通话。护士在与其交流时应特别注意使用的沟通技巧是
A. 参与　　　B. 沉默　　　C. 提问　　　D. 倾听　　　E. 核对

(7 ~ 8 题共用备选答案)
A. 分享感觉　　　　　　　　　　B. 一般性沟通　　　　　　　　C. 一致性沟通
D. 陈述事实的沟通　　　　　　　E. 分享个人的想法
7. 基本层次中最高层次的沟通是
8. 基本层次中不掺杂个人意见的客观性沟通属于

(9 ~ 10 题共用备选答案)
A. 谈话环境安静　　　　　　　　B. 谈话主题明确　　　　　　　C. 交谈气氛轻松、自然
D. 语句表达随意、开放　　　　　E. 交流信息可靠、随机
9. 护士和患者非正式交谈的主要特点是
10. 护士和患者正式交谈的主要特点是

答案： 1. A。2. C。3. D。4. D。5. B。6. E。7. C。8. D。9. C。10. B。

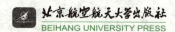

第 7 章　护士工作与法律

一、医疗卫生法规

1. **概念**　医疗卫生法是我国法律体系的重要组成部分，是由国家制定或认可的，并由国家强制力保证实施的医疗卫生方面行为规范的总和。

2. **基本原则**

（1）卫生保护原则：健康是一项基本人权，人人享有获得卫生保护的权利。

（2）预防为主原则：改善公共卫生环境，促进健康，防止疾病的发生和流行。

（3）公平原则：合理分配卫生资源，使人人都享有平等使用卫生资源的权利。

（4）保障社会健康原则：协调个人利益与社会健康利益的关系，个人在行使自己权利的同时，不得做出任何有损社会健康利益的行为。

（5）患者自主原则：患者有自己决定和处理卫生法所赋予的患者权利，如知情权、医治权、同意权、选择权、隐私权、申述权、赔偿请求权等。

二、护理立法

1. **意义**　使护理管理法制化，保障护理安全，提高护理质量；促进护理教育及护理学科的发展；促进护理人员和护理质量的整体发展；保护患者及护理人员的正当利益。

2. **概况**

（1）世界各国护理立法的概况：英国于 1919 年颁布了世界上第一部护理法。1953 年世界卫生组织发表了第一份关于护理立法的研究报告。1968 年国际护士协会成立了护理立法委员会，制定了世界护理法上划时代的纲领性文件《系统制定护理法规的参考性指导大纲》，为各国制定护理法规提供了指导。各国的护理法主要内容包括总纲、护理教育、护士注册、护理服务 4 大部分。

（2）我国护理立法概况：1979 年，卫生部颁发了《卫生技术人员职称及晋升条例（试行）》《关于护理工作的意见》；1981 年，卫生部颁发了《关于在"卫生技术人员职称及晋升条例（试行）"中增设主管护师职称等几个问题的通知》；1982 年，卫生部颁发了《医院工作制度》《医院工作职责》，明确规定了护理工作制度和医院各类护理人员的职责；1993 年，卫生部颁发了《中华人民共和国护士管理办法》；1997 年颁发了《关于进一步加强护理工作的通知》《继续护理学教育实行办法》。2008 年 1 月 23 日国务院颁布《中华人民共和国护士条例》、《护士执业注册管理办法》，并自 2008 年 5 月 12 日起施行。

三、护理工作中的法律问题

1. **法律范围**

（1）护理质量标准：规定了护理人员的职责范围和行为标准，包括护理法规、专业团体的规范要求和工作机构的有关要求、政策和制度等。

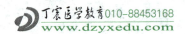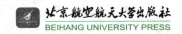

（2）执业考试和执业注册制度：护士执业经执业注册取得《护士执业证书》，方可在注册的执业地点从事护理工作；未经执业注册取得《护士执业证书》者，不得从事诊疗技术规范规定的护理活动。《护士执业证书》是从事护理活动唯一合法的凭证。

2. 法律责任

（1）处理及执行医嘱：正确处理医嘱，对有疑问的医嘱应提出质疑，慎重对待口头医嘱。

（2）完成独立性及合格性护理功能：明确自身的职责范围及工作要求，按照法律规范从事护理活动。

（3）临床护理记录方面的法律责任：及时、准确、完整、客观的书写护理记录。

（4）麻醉物品及其他药品的管理：麻醉药品（吗啡、哌替啶类药物），主要用于术后、晚期癌症及一些危重患者的对症处理，由专人锁于专柜内负责保管，护士只能凭医嘱领取及应用。

（5）实习护生的法律责任：护生应在执业护士的严密监督下，才能对患者实施护理，若在执业护士的监督下发生差错或者造成事故，除本人应负一定责任外，带教老师要负相关法律责任。若实习护生脱离监督，擅自对患者实施护理，造成差错或事故，则负主要的法律责任。

3. 潜在的法律问题 侵权行为、犯罪、疏忽大意与渎职罪、收礼与受贿等。

4. 导致过失的原因

（1）违反有关的规章制度：不认真执行查对制度、不严格执行医嘱、违反交接班制度、违反值班制度。

（2）违反操作的规程：包括注射、输液过程中的常见问题（如无菌操作不严格、违反配伍禁忌、输液速度未能及时调整、操作不当引起空气栓塞等）和常规中的护理问题（如未按照护理要求对患者进行护理、超越权限擅自处理患者、未按照护理规范进行的一系列操作等）。

四、医疗事故与处理

1. 医疗事故的定义

（1）本条例所称医疗事故，是指医疗机构及其医务人员在医疗活动中，违反医疗卫生管理法律、行政法规、部门规章和诊疗护理规范、常规，过失造成患者人身损害的事故。其要素包括：主体是医疗机构及其医务人员，包括护士；行为的违法性；过失造成患者人身损害。

（2）构成医疗事故的条件：主体是医疗机构及其医务人员、行为具有违法性、过失造成了患者人身损害、过失行为与后果之间存在因果关系。

（3）医疗事故的分级：根据对患者人身造成的损害程度，医疗事故分为 4 级。

一级医疗事故：造成患者死亡、重度残疾的。

二级医疗事故：造成患者中度残疾、器官组织损伤导致严重功能障碍的。

三级医疗事故：造成患者轻度残疾、器官组织损伤导致一般功能障碍的。

四级医疗事故：造成患者明显人身损害的其他后果的。

（4）不属于医疗事故的情形

①在紧急情况下为抢救垂危患者生命而采取紧急医疗措施造成不良后果的。

②在医疗活动中由于患者病情异常或者患者体质特殊而发生医疗意外的。

③在现有医学科学技术条件下，发生无法预料或不能防范的不良后果的。

④无过错输血感染致不良后果的。

⑤因患方原因延误诊疗致不良后果的。

⑥因不可抗力致不良后果的。

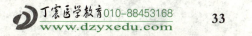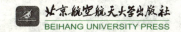

（5）医疗事故的法律责任：包括行政责任、民事责任和刑事责任3方面。

（6）导致医疗事故的因素：人为因素、机械设备因素、医疗药品因素、环境因素、时间因素等。

2．医疗事故的预防和处理

医疗机构及其医务人员在医疗活动中，必须严格遵守医疗卫生管理法律、行政法规、部门规章和诊疗护理规范、常规，恪守医疗服务职业道德。

医疗机构应当对其医务人员进行医疗卫生管理法律、行政法规、部门规章和诊疗护理规范、常规的培训和医疗服务职业道德教育。

（1）医疗事故技术鉴定：卫生行政部门接到医疗机构关于重大医疗过失行为的报告或者医疗事故争议当事人要求处理医疗事故争议的申请后，对需要进行医疗事故技术鉴定的，应当交由负责医疗事故技术鉴定工作的医学会组织鉴定；医患双方协商解决医疗事故争议，需要进行医疗事故技术鉴定的，由双方当事人共同委托负责医疗事故技术鉴定工作的医学会组织鉴定。

（2）医疗事故技术鉴定的意义：分清是非、明确责任，客观公正地对医疗事故做出定性；为医疗事故的处理提供依据；有助于推动医院规章制度的建设，提高管理水平。

（3）医疗事故鉴定组的工作原则：以客观事实为依据的原则、工作独立进行的原则、实行合议制的原。坚持实事求是的科学态度，做到事实清楚、定性准确、责任明确。

（4）医疗事故处理程序：处理程序分为医疗事故报告、保存相关原始资料和封存现场、医疗事故鉴定组进行调查、赔偿与善后等4个相关程序。

发生下列重大医疗过失行为的，医疗机构应当在12小时内向所在地卫生行政部门报告：①导致患者死亡或者可能为二级以上的医疗事故；②导致3人以上人身损害后果；③国务院卫生行政部门和省、自治区、直辖市人民政府卫生行政部门规定的其他情形。医疗机构应当按照国务院卫生行政部门规定的要求，书写并妥善保管病历资料。因抢救急危患者，未能及时书写病历的，有关医务人员应当在抢救结束后6小时内据实补记，并加以注明。严禁涂改、伪造、隐匿、销毁或者抢夺病历资料。患者死亡，医患双方当事人不能确定死因或者对死因有异议的，应当在患者死亡后48小时内进行尸检；具备尸体冻存条件的，可以延长至7日。尸检应经死者近亲属同意并签字。

（5）医疗事故的防范措施：提高医院行政管理水平，提高医务人员专业素质，建立健全医院各项规章制度，强化法制观念，遵守各项规章制度，及时、完善、准确、详细的书写各项护理文件等。

1．护士未与患者及家属沟通，为患者施行了导尿术。该护士的行为被认为是

A．合法行为　　　　　　B．疏忽大意　　　　　　C．渎职行为

D．犯罪行为　　　　　　E．侵权行为

2．医疗卫生法规的基本原则**不包括**

A．卫生保护原则，承认健康是一项基本人权

B．预防为主原则，防止疾病的发生和流行

C．在制定卫生法规时，个人健康利益高于社会健康利益

D．公平原则，合理分配卫生资源

E．患者自主原则，患者有自己决定和处理卫生法所赋予的患者权利

3．对护理工作中护士法律责任的叙述，**错误**的是

A．护士要慎重对待口头医嘱

B．护士要慎重对待"必要时"等形式的医嘱

C．患者对医嘱有质疑时，护士应该核实

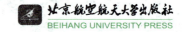

D. 护士如发现医嘱有错误，应马上修改

E. 护士应认真、准确地做好临床护理记录

4. 护士在执行医嘱的过程中，做法<u>错误</u>的是

A. 不可修改医嘱

B. 一般不执行口头医嘱

C. 患者对医嘱提出疑问时，护士应核实医嘱

D. 发现医嘱有明显错误时，护士有权不执行医嘱

E. 护士向医生指出医嘱中的错误后，医生仍执意要求护士执行时，护士应遵医嘱执行

5. 护士给孩子使用热水袋时发生烫伤。根据我国法律，这属于

A. 侵权　　　　　　　　　B. 失职　　　　　　　　　C. 过失犯罪

D. 直接故意犯罪　　　　　E. 间接故意犯罪

答案： 1. E。2. C。3. D。4. E。5. C。

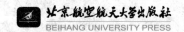

第 8 章 　 护理程序

一、护理程序的概念

护理程序是以促进和恢复护理对象的健康为目标所进行的一系列有目的、有计划的护理活动，是一个综合性、动态性、决策性和反馈性思维及实践过程，通过对护理对象进行主动、全面的整体护理，使其达到最佳健康状态。护理程序是在护理理论及其相关理论的基础上产生的、并在护理实践的过程中得到不断发展和完善的、以人的健康为中心进行工作的一种方式，是一种科学、系统的认识问题、分析问题和解决问题的思维方式和工作方法。

护理程序的理论基础来源为系统论、控制论、压力与适应理论、成长与发展理论、需要层次论、信息交流论、解决问题论等。

二、护理程序的步骤

护理程序由评估、诊断、计划、实施和评价 5 个相互联系、相互影响的阶段组成。

1. **护理评估**　是有目的、有计划、系统地收集健康资料并加以分析和整理的过程，目的是明确患者需要解决的健康问题。护理评估是护理程序的第一步，却贯穿于护理程序的全过程，可分为收集、核实、整理、分析、记录资料 5 个步骤。

（1）收集资料的目的：建立患者健康状况档案，为做出正确的护理诊断、制订合理的护理计划、评价护理效果提供依据，也可为护理科研积累资料。

（2）资料的内容

①一般资料：患者的姓名、年龄、性别、职业、民族、籍贯、婚姻状况、文化程度、宗教信仰、家庭住址、联系人及联系方式等。

②当前健康状况：本次入院的主诉、现病史、入院方式、医疗诊断、目前用药情况等。

③既往健康状况：既往病史、婚育史、过敏史、住院史、家族遗传疾病及传染病史、手术及外伤史等。

④生活状况和自理程度：饮食与营养、睡眠与休息、排泄、健康感知与健康管理水平、自理能力与活动耐力、嗜好、清洁卫生等。

⑤心理社会状况：有无焦虑、恐惧、抑郁等情绪反应；有无负罪、无用、孤独无助、自我否定等心理感受。近期有无重大生活事件及其应对情况。就业状态，配偶、子女、家庭成员情况及支持程度，经济状况。人生观、价值观以及宗教信仰等。

⑥对健康的预期：包括对治疗方案、家庭照顾方案及治疗结果等的预期。

⑦护理体检：生命体征、身高、体重、意识状态、瞳孔、皮肤黏膜、四肢活动度、营养状况、伤口情况等。循环、呼吸、消化等系统的主要症状和体征。

⑧辅助检查：实验室检查、心电图及胸部 X 线检查等。

（3）收集资料的方法：交谈，观察，健康评估，查阅资料。

①交谈：是收集主观资料最主要的方法。通过与患者及其家属的交谈来收集有关健康状况的信息，建立良好的护患关系，反馈治疗和护理的有关信息，取得各种所需资料。分为正式交谈和非正式交谈两种。

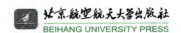
丁震医学教育 010-88453168
www.dzyxedu.com
北京航空航天大学出版社
BEIHANG UNIVERSITY PRESS

②观察：是指护士运用感官或借助简单诊疗器械有目的地收集有关患者的资料。观察是一个连续的过程，通常与交谈或身体评估同时进行，也可单独进行，从而澄清或证实主观资料，补充交谈所没有获取的信息。

③健康评估：是指护士运用视诊、触诊、听诊、嗅诊、叩诊等方法，全面检查患者的身体情况，确立护理诊断，制订护理计划。

④查阅资料：医疗病历、护理病历、辅助检查结果及相关资料等。

（4）资料的类型

①主观资料：是指患者的主诉或主观感觉，是患者对自己健康状况的认知和体验，如头晕、乏力、瘙痒、恶心、疼痛等。护士主要通过交谈而获得，也可由患者亲属的代诉获得，无法被具体地观察或测量。

②客观资料：护士通过观察、体检、仪器检查或实验室检查获得的资料，如体温升高、血压下降、脉搏不规则、心脏杂音、黄疸加重等。

（5）资料的来源

①患者本人：是资料的主要来源。只要患者意识清楚、情绪稳定、沟通无障碍，就应成为资料的主要来源。

②家属及重要关系人：如亲属、朋友、同事等。对于病情危重患者，家属或重要关系人可能成为资料的唯一来源。

③其他医务人员：医师、营养师、康复师、其他护士等。

④患者目前或既往的病历或记录。

⑤文献回顾。

（6）资料的核实、整理、分析和记录

①核实资料：包括核实主观资料和澄清含糊资料。患者提供的主观资料有时会有偏差，或者不够完整、确切，需要护士作进一步核实、取证及补充。

②整理资料：是将患者的健康资料按一定的方法，如马斯洛需要层次、戈登的 11 种功能性健康形态等进行归纳、分类，以便确定患者的护理需求，确定护理问题。

③分析资料：包括检查有无遗漏、找出异常、评估危险因素。

④记录资料：应遵循全面、客观、准确、及时的原则，不可遗漏，不能涂改。主观资料的记录尽量用患者的原话并加用引号；客观资料的记录要避免护士的主观判断和结论，应使用医学术语，描述确切。

2. **护理诊断**　护理诊断是关于个人、家庭或社区现存的或潜在的健康问题及生命过程反应的一种临床判断，是护士为达到预期结果选择护理措施的基础，这些预期结果应能通过护理职能达到。

（1）护理诊断的分类

①现存的护理诊断：是指护理对象目前已经存在的健康问题。如"气体交换受损"。

②潜在的护理诊断：是指护理对象虽尚未发生问题，但由于危险因素存在，若不进行预防处理就可能发生，也称为危险的护理诊断。如"有感染危险"。

③健康的护理诊断：是对个人、家庭、社区从特定的健康水平向更高水平发展的护理诊断。如"母乳喂养有效"。

④综合的护理诊断：是指一组由某种特定的情境或事件所引起的现存的或潜在的护理诊断。如"强暴创伤综合征"。

（2）护理诊断的组成

①名称：是对护理对象健康问题的概括性描述。根据北美护理诊断协会的要求，护理诊断均有其

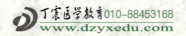
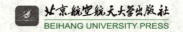

特定的名称。一般用改变、受损、缺陷、无效或有效等特定的描述。

②定义：是对护理诊断名称的一种清晰、精确的描述和解释，并以此与其他护理诊断相鉴别。

③诊断依据：是指做出该护理诊断时的临床判断标准，常为患者所具有的相关症状、体征和相关病史，也可以是危险因素。可分为主要依据和次要依据。

④相关因素：是指影响护理对象健康状况的原因和情境，包括病理生理、心理、治疗、情境、年龄等方面。一个护理诊断可以有很多相关因素。

（3）护理诊断的陈述：包括 3 个要素，即健康问题（problem，P）、相关因素（etiology，E）、症状和体征（signs and symptoms，S）。主要有以下 3 种陈述方式。

①三部分陈述（PES）：多用于现存的护理诊断，即 PES 公式。例如"气体交换受损：呼吸困难，咳粉红色泡沫样痰　与急性肺水肿、肺淤血有关"。目前的趋势是省略 S 部分，简化为 PE 公式。

②二部分陈述（PE）：多用于潜在的护理诊断（"有……危险"），因为危险尚未发生，故无症状和体征。例如"有感染的危险　与高血糖、营养不良、微循环障碍等有关"。也可作为现存护理诊断的简化形式，即 PE 公式，只有护理诊断名称和相关因素，而无临床表现，例如"有体液不足的危险　与呕吐、禁食及胃肠减压或出血有关"。

③一部分陈述（P）：多用于健康的护理诊断，例如"母乳喂养有效"。也可用于综合的护理诊断，例如"有废用综合征的危险"。

（4）合作性问题——潜在并发症

①合作性问题是指由护士与医生通过合作才能共同解决的问题，多指因脏器的病理生理改变所致的潜在并发症。

②在护理临床实践中，某些护理诊断并没有包括在北美护理诊断协会特定的名称中，故护理诊断仅指北美护理诊断协会特定的、能够通过护理措施干预和处理的并发症，而护士不能预防或独立处理的并发症则属于合作性问题，即并非所有的并发症都是合作性问题。

③合作性问题的陈述方式："潜在并发症：××××"。例如"潜在并发症：中毒性巨结肠"。潜在并发症可简写为"PC"。

（5）护理诊断与医疗诊断的主要区别

①护理诊断是对个体、家庭及社区的健康问题或生命过程反应的临床判断，可为现存的，也可为潜在的；而医疗诊断是对个体病理生理变化的临床判断，多为现存的。

②护理诊断的决策者为护士，属于护理职责范围；而医疗诊断的决策者为医疗人员，属于医疗职责范围。

③护理诊断可有多个，并随健康状态变化而改变；而医疗诊断通常只有一个，一旦确认不会改变。

（6）书写护理诊断的注意事项

①陈述应简明、准确、规范，便于交流。

②一个护理诊断只针对一个健康问题，并随病情变化而发展。

③避免用症状或体征代替护理诊断。

④应明确相关因素，因护理措施多是针对相关因素而制订。

⑤确定的健康问题必须是护理措施能够解决或部分解决的。

⑥不应有易引起法律纠纷的描述。

⑦不是反映护理人员遇到的困难，而应是对护理对象健康问题的描述。

3. 护理计划　护理计划是针对护理诊断制订的具体护理过程，是护理行动的指南。

（1）认定优先次序

①先解决对患者生命有威胁、需要立即采取行动解决的问题，如清理呼吸道无效、气体交换受损等。

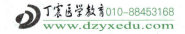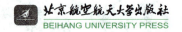

②再解决虽不会威胁患者生命，但能导致身、心不健康的问题，如活动无耐力、便秘等。

③最后解决不是很急迫的问题，如家庭应对无效、知识缺乏等。

（2）确定预期目标

①种类：短期目标一般指 7 天以内可达到的目标。长期目标是指需要较长时间才能实现的目标。

②注意事项：目标陈述应是护理活动的结果，主语应是患者或患者身体的一部分。目标应有明确的针对性，来自一个护理诊断，是具体的、可观察、可测量、可评价的。目标应在护理范畴内，可通过护理措施达到，并应与医嘱保持一致。潜在并发症的目标陈述应为"护士能及时发现并发症的发生并积极配合处理"，而不能写为"住院期间不发生并发症"。

（3）制订护理计划（护理措施）：护理措施是护士协助患者为达到预期目标而制订的具体方法和内容，是确立护理诊断与目标后的具体实施方案。

①护理措施的类型：护士遵照医嘱采取的护理措施，如遵医嘱给药等，称为依赖性护理措施。护士与其他健康保健人员相互合作完成的护理措施，如与营养师共同制订符合病情的饮食计划，称为协作性护理措施。护士不依赖医生的医嘱，可独立完成的护理措施，如定时给患者翻身、叩背，对患者进行健康教育等，称为独立性护理措施。

②制订护理措施的要求：具有针对性，切实可行，明确、具体、全面，确保患者安全，以科学理论为依据，鼓励患者及其家属共同参与。

4. **实施** 是为达到护理目标而将计划中的各项措施付诸行动的过程。可以分为实施前准备、实施和记录 3 个部分。

5. **评价** 是有计划、系统地将患者的健康现状与确定的预期目标进行比较，并作出判断的过程。评价虽然是护理程序的最后一步，但并不意味着护理程序的结束，而是发现新问题、修订护理计划，使护理程序不断进行下去的过程。

（1）将预期目标作为护理效果评价的标准。

（2）评价内容包括护理过程、护理效果和目标实现程度。其中，护理效果的评价是最重要的方面，以确定患者健康状况是否达到预期目标。

（3）评价的步骤：建立评价标准，收集资料，评价预期目标是否实现，分析未实现的原因，重审护理计划。

三、护理病案的书写

护理病案包括以下 5 个方面的内容。

1. **患者入院护理评估单** 对新入院患者进行护理评估，提出护理诊断。

2. **护理计划单** 对患者实行护理的具体方案。

3. **护理记录单** 采用 PIO 格式记录。P（problem）：患者的健康问题。I（intervention）：针对健康问题采取的护理措施。O（outcome）：护理后的效果。

4. **住院患者护理评估单**

5. **患者出院护理评估单**

（1）健康教育

①针对所患疾病制订的标准宣教计划。

②指导患者主动参与寻找现存或潜在的健康问题。

③出院指导，包括休息活动、饮食、用药、功能锻炼、定期复诊等事项。

（2）护理小结：目标是否达到，问题是否解决，措施是否落实，效果是否满意。

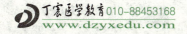 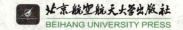

1. 患者主观资料的记录，正确的是
A. 患者希望得到良好的关心和照顾
B. 家属希望能为患者提供良好的治疗药物
C. 家属说："只要有利于康复，所有治疗建议我们都愿考虑"
D. 患者说"记忆力差，阅读书籍常常读了后5行，忘了前5行"
E. 查体后感到：患者精神好，疼痛消失

2. 收集患者资料时，关于客观资料的记录正确的是
A. 每天排尿4～5次，量中等
B. 咳嗽剧烈，咳出大量泡沫痰
C. 每天饮开水5次，每次200ml
D. 每餐主食1碗米饭，1天3餐
E. 发热已经2天，午后发热明显

3. 危险的护理诊断常用的陈述方式是
A. P 公式   B. PS 公式   C. SE 公式
D. PE 公式   E. PSE 公式

4. 程序的理论框架是
A. 基本需要层次论   B. 沟通理论   C. 一般系统论
D. 应激与适应理论   E. Roy 的适应理论

5. 有组织地、系统地收集患者的资料是护理程序五个步骤中的
A. 评价步骤   B. 诊断步骤   C. 实施步骤
D. 计划步骤   E. 评估步骤

6. 资料进行记录时应注意的是
A. 记录应清晰、简洁、生动
B. 记录应准确、全面、简洁
C. 记录必须反映护士的主观判断
D. 主观资料的记录应使用专业术语
E. 记录客观资料应尽量用患者的原话

7. 护理评估时，资料的来源<u>不包括</u>
A. 患者   B. 病历   C. 患者家属
D. 其他医务人员   E. 护士的主观判断

8. 护理程序中计划阶段的内容是
A. 分析资料   B. 确定护理诊断   C. 确定护理目标
D. 实施护理措施   E. 评价患者反映

9. 护理技术操作前解释的内容<u>不包括</u>
A. 操作的目的、方法   B. 患者需做的准备   C. 操作过程
D. 给予心理上的安慰   E. 感谢患者的合作

10. 护理诊断排列顺序的叙述，正确的是
A. 一个患者首优的护理诊断只能有一个
B. 护士可参照马斯洛的需要层次论对护理诊断进行排序

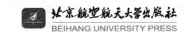

C. 首优的护理诊断解决之后再解决中优问题
D. 现存的护理诊断应排在"有……危险"的护理诊断之前
E. 对于某个患者来说，护理诊断的先后次序常常是固定不变的

11. 护理程序的步骤排列顺序，正确的是
A. 评估—诊断—计划—实施—评价
B. 评价—诊断—计划—实施—评估
C. 评估—实施—计划—诊断—评价
D. 评估—计划—诊断—实施—评价
E. 评估—诊断—计划—评价—实施

12. 护理计划主要的制度依据是
A. 检验报告   B. 既往病史   C. 医疗诊断
D. 护理查体   E. 护理诊断

13. 患者，女，22岁。未婚，宫外孕10周入院，护士在收集资料时刻促进有效沟通的措施是
A. 在大病房内进行提问，不必回避任何人
B. 告诉患者自己对婚前性行为的看法
C. 当患者谈话离题是立即打断患者
D. 选择在没有其他人员的房间内进行交流
E. 用亲密距离进行交流

14. 患者，男，25岁。因发热、咳嗽、呼吸困难而住院，患者神志清楚。在收集资料的过程中属于主要来源的是
A. 文献资料   B. 心理医生   C. 患者家属
D. 患者本人   E. 主治医生

15. 患者，女，60岁。腹胀、腹痛、嗳气近日下蹲或腹部用力时，出现不由自主的排尿。对新出现症状正确的护理诊断是
A. 功能性尿失禁：与膀胱过度充盈有关
B. 功能性尿失禁：与腹压升高有关
C. 有反射性尿失禁：与膀胱收缩有关
D. 完全性尿失禁：与神经传导功能减退有关
E. 压迫性尿失禁：与膀胱括约肌功能减退有关

(16～17题共用题干)
患者，男，60岁。心绞痛史5年，未规律用药。2小时前劳累时出现心前区压榨性疼痛，伴濒死感，舌下含化硝酸甘油，疼痛未缓解，诊断为急性心肌梗死。给予吸氧，重症监护，绝对卧床休息等措施，3小时后病情稳定。

16. 问题1：该护理诊断的主要依据是
A. 有濒死感   B. 心肌缺血缺氧   C. 未规律用药
D. 绝对卧床休息   E. 心前区压榨性疼痛

17. 问题2：首要的护理诊断是
A. 疼痛   B. 恐惧   C. 知识缺乏   D. 自理缺陷   E. 活动无耐力

答案：1. D。2. C。3. D。4. C。5. E。6. B。7. E。8. C。9. E。10. B。11. A。12. E。
13. D。14. D。15. E。16. E。17. A。

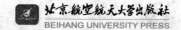

第9章 舒适、休息、睡眠、活动

一、舒 适

（一）舒适的影响因素及促进舒适的护理措施

1. **概念** 舒适的最高水平是一种健康的状态，是一种主观的自我感受，是身心健康、满意、没有疼痛、没有焦虑的轻松自在的感觉。不舒适是指个体身心不健全或有缺陷，周围环境有不良刺激，对生活不满，身心负荷过重的一种感觉。

2. **影响因素** 影响舒适的因素较多，最常见的因素有身体、心理、社会、环境等。

（1）身体因素：包括疾病引起的不适、体位不当、个人活动受限、身体不洁等。

（2）心理因素：对疾病的焦虑、恐惧、自尊受损及面临各种压力等。

（3）社会因素：角色行为紊乱，出现角色行为冲突，同时缺乏支持系统。

（4）环境因素：包括陌生环境和物理环境带来的焦虑、干扰而引起的不适。

3. **促进患者舒适的护理措施**

（1）加强患者心理护理，给予关爱，保持安静的修养环境。

（2）针对具体原因，采取有效措施减轻患者的不适。

（3）建立良好的护患关系进行有效沟通，促进患者恢复健康。

（4）维持患者舒适体位。

（二）卧位的要求及意义

1. **卧位的分类**

（1）主动卧位：患者根据自身意愿随意采取的舒适体位。

（2）被动卧位：患者自身无力变换体位，保持被他人安置的体位。常见于昏迷、瘫痪或极度衰弱的患者。

（3）被迫卧位：患者意识清楚，也有变换体位的能力，但由于疾病或治疗的原因而被迫采取的体位。如急性左心衰竭、支气管哮喘患者因呼吸困难而被迫采取的端坐位。

2. **常用卧位**

（1）去枕仰卧位：去枕仰卧，头偏向一侧，两臂放于身体两侧，两腿伸直，自然放平，枕头横立于床头。

①昏迷或全麻未清醒：防止呕吐物误吸入气管，引起窒息或肺部并发症。

②椎管内麻醉或脊髓穿刺术后：以免颅内压过低，牵张颅内静脉窦和脑膜组织引起头痛。

（2）中凹卧位：抬高头胸 $10° \sim 20°$，抬高下肢 $20° \sim 30°$。适用于休克患者，抬高头胸部有利于保持呼吸道通畅，改善通气功能而缓解缺氧症状；抬高下肢有利于静脉血回流，增加心排血量而使休克症状缓解。

（3）屈膝仰卧位：仰卧，头下垫枕，两膝屈起并稍向外分开，两臂置于身体两侧。

①腹部检查：降低腹肌张力，便于检查。

②导尿及会阴冲洗：暴露操作部位，便于操作。

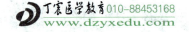
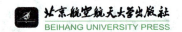

（4）侧卧位：侧卧，臀部稍后移，屈肘，一手放枕旁，一手放胸前，上腿弯曲，下腿伸直（臀部肌内注射侧卧时两腿的姿势恰好相反：上腿伸直，下腿弯曲)；必要时在两膝之间、胸腹背部放置软枕，扩大支撑面。

①胃镜、肠镜、肛门检查及灌肠：暴露检查部位，便于操作。

②臀部肌内注射：使臀部肌肉放松。

③预防压疮：与仰卧位交替使用，避免局部组织长时间受压。

（5）半坐卧位：仰卧，先摇起床头支架 30°～ 50°，再摇起膝下支架，以防患者身体下滑。放平时先放下膝下支架，再放下床头支架。

①心肺疾病引起的呼吸困难

a. 重力作用使血液滞留于盆腔和下肢，减轻肺部淤血，降低心脏负荷。

b. 膈肌下降，胸腔容积扩大，减轻腹腔脏器对心肺的压迫，增加肺活量，利于气体交换。

②腹腔、盆腔手术后或有炎症

a. 使腹腔渗出液流入盆腔，减少炎症扩散和毒素吸收，便于引流（盆腔腹膜的抗感染力强，吸收力弱）。

b. 还可防止感染向上蔓延引起膈下脓肿。

c. 减轻腹部切口缝合处的张力，缓解疼痛，有利于切口愈合。

③面部及颈部手术后：减少局部出血。

④恢复期体质虚弱：向站立过渡的适应过程。

（6）端坐位：扶患者坐起，抬高床头 70°～ 80°，床上放一跨床桌，桌上放软枕，患者身体既可向后靠，也向前伏桌休息，膝下支架抬高 15°～ 20°，防止身体下滑。适用于支气管哮喘发作、急性肺水肿、心包积液的患者，因极度呼吸困难，被迫端坐。端坐位可使回心血量减少，且横膈下降。

（7）俯卧位：俯卧，两臂屈肘放于头两侧，两腿伸直，胸、髋、踝各置软枕，头偏向一侧。

①腰背部手术或检查，或配合胰、胆管造影检查时。

②脊椎手术后或腰、背、臀部有伤口，不能平卧或侧卧的患者。

③俯卧位时使腹腔容积增大，可缓解胃肠胀气所致的腹痛。

（8）头低足高位：仰卧，枕横立于床头，床尾垫高 15～30cm。禁用于颅内压增高患者。

①肺部分泌物引流：有利于痰液咳出。

②妊娠时胎膜早破：防止脐带脱垂。

③十二指肠引流：同时采取右侧卧位，有利于胆汁排出。

④下肢骨折牵引：利用人体重力作为反牵引力。

（9）头高足低位：仰卧，枕横立于床尾，床头垫高 15～30cm。

①减轻颅内压：预防脑水肿，颅脑损伤或手术后。

②颈椎骨折：颅骨牵引时作为反牵引力。

（10）膝胸卧位：跪卧，两小腿平放床上，稍分开，大腿与床面垂直，胸部贴床面，腹部悬空，臀部抬起，头转向一侧，两臂屈肘放于头的两侧。又称为膝肘位。

①肛门、直肠、乙状结肠镜检查和治疗。

②矫正胎位不正或子宫后倾。

③促进产后子宫复原。

④法洛四联症患儿缺氧发作时。

（11）截石位：仰卧于检查台上，两腿分开，放于支腿架上，臀部齐台边，两手放于胸部或身体两侧。

①会阴、肛门部位检查、治疗或手术：如膀胱镜检查、妇科检查、阴道灌洗等。

②产妇分娩。

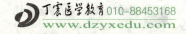 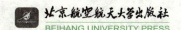

二、疼 痛

1. 概述 疼痛是个体主观的知觉体验，是不舒适的最高表现形，表现出一系列生理和心理变化，疼痛是机体对有害刺激的一种防御性保护。疼痛是临床常见的症状之一，是第5生命体征。

2. 疼痛的原因

（1）温度刺激：过高或过低的温度，均可损伤组织，使组织释放组胺等化学物质，刺激神经末梢引起疼痛。

（2）物理损伤：刀伤、挫伤、针刺伤、碰撞伤、肌肉受压迫、组织受牵拉等。

（3）化学损伤：强碱、强酸等化学物质，既能直接刺激神经末梢，引起疼痛；又可以使被损伤组织细胞释放化学物质，再次作用于痛觉感受器，使疼痛加剧。

（4）病理改变：疾病造成的局部血管腔堵塞，组织缺血、缺氧；平滑肌痉挛或过度收缩；空腔脏器过度扩张和局部炎症等均可以引起疼痛。

（5）心理因素：情绪过度紧张、悲痛、恐惧、愤怒等均可以引起局部血管过度收缩和扩张导致疼痛。

3. 疼痛的分类

（1）根据疼痛发生的原始部位将疼痛分为：皮肤疼痛、躯体疼痛、内脏疼痛、牵涉性疼痛、神经痛、假性疼痛。

（2）根据疼痛的持续时间可分为：急性疼痛（6个月以内可患者的疼痛）、慢性疼痛（持续6个月以上的疼痛）。

（3）根据疼痛的性质可分为：钝痛、绞痛、压痛、胀痛、刺痛、灼痛、剧痛、隐痛等。

4. 影响疼痛的因素 人体能感觉到的最小疼痛称疼痛阈。个体能忍受的疼痛强度和持续时间称疼痛耐受力。影响疼痛的因素包括年龄、经历、注意力、情绪、疲惫、个体差异、社会文化背景、患者的支持系统、治疗和护理等。

5. 护理措施

（1）护理评估

①世界卫生组织（WHO）对疼痛程度分为4级。

0级：无疼痛。

1级（轻度疼痛）：平卧时无疼痛，翻身咳嗽时有疼痛感但不严重，可忍受，睡眠不受影响。

2级（中度疼痛）：静卧时痛，翻身咳嗽时加剧，疼痛明显，不能忍受，睡眠受干扰，要求用镇痛药。

3级（重度疼痛）：静卧时疼痛剧烈，不能忍受，睡眠严重受干扰，需要用镇痛药。

②评分法测量：

a. 数字评分法。数字代替文字表示疼痛程度。"0"代表无痛，"10"代表剧烈疼痛。患者选择一个能代表自己疼痛感受的数字表示疼痛程度。

b. 文字描述评分法。即：无痛、微痛、中度疼痛、重度疼痛、剧痛、不能忍受的疼痛。患者选择一个能代表自己疼痛感受的程度。

c. 视觉模拟评分法。用一条直线，不作任何划分，分别在直线两端分别注明不痛和剧痛。患者根据自己对疼痛的感受在线上标记疼痛程度。

（2）护理措施：减少或消除引起疼痛的原因、合理运用缓解或解除疼痛的办法、提供社会心理支持、运用心理护理的方法来缓解疼痛。对疼痛患者的护理分为非药物性镇痛方法和药物性镇痛方法。

①非药物性镇痛方法：放松疗法、皮肤刺激、心理治疗、适当的活动、针灸治疗、物理镇痛等。

②药物性镇痛方法

a. 第一阶段：适用于轻度疼痛患者。常选用非阿片类、解热镇痛类、抗炎类药物，如布洛芬、阿司匹林、对乙酰氨基酚等。

b. 第二阶段：适用于中度疼痛患者。在使用非阿片类药物镇痛无效时，可选用弱阿片类药物，如可待因、氨酚待因、曲马多等。

c. 第三阶段：适用于重度疼痛和剧烈性癌痛患者。选用强阿片类药物，如吗啡、哌替啶、美沙酮等。

6. **使用镇痛药的注意事项** 在未明确疼痛的情况下，不宜随便给镇痛药，以免延误病情。在应用镇痛药物的过程中应注意观察其疗效及患者的不良反应，麻醉性药物镇痛时要注意药物的成瘾性，给药后 20 ～ 30 分钟记录患者应用镇痛药的效果，以判断镇痛的护理措施是否有效。

三、休息与睡眠

1. **概述**

（1）休息：指在一定时间内相对的减少活动，使人从生理和心理上得到放松，是一种安详的、无焦虑的、宁静的、无束缚的松弛状态。

①休息的意义：利于疾病的恢复，促进健康。

②休息的先决条件：生理上的舒适、减轻焦虑及充足的睡眠。

（2）睡眠：是休息形式中最重要、最自然的方式。是周期发生的知觉状态，是维持人类生命活动所必需的生理现象。

①睡眠生理及分期：睡眠和觉醒具有一定的规律和节奏。睡眠分为正相睡眠（又称慢波睡眠或非快速眼球运动睡眠）和异相睡眠（又称快波睡眠或快速眼球运动睡眠）。按睡眠深度正相睡眠分成4 个时期，主要是大脑皮质的休息。异相睡眠出现在正相睡眠之后，很难唤醒，异相睡眠对促进精力恢复与智力发展是十分有利。见表 1-2。

②睡眠失调：表现为失眠、睡眠过度、发作性睡眠、睡眠性呼吸暂停及梦游等。

2. **促进患者休息与睡眠的护理措施**

（1）促进患者休息的护理措施：解除患者自身的焦虑，教会其自我放松的方法。为患者提供安静、舒适的住院环境，避免各种不必要的护理操作，有计划的帮助患者进行护理，减少对患者的打扰。在病情允许的情况下，给患者适当增加活动量，防止静脉血栓的形成。

（2）促进睡眠的护理措施：创造良好的休息环境，满足患者的睡眠习惯，做好就寝前的工作准备。合理安排护理措施，常规护理治疗应安排在白天，必须在睡眠情况下操作时，应尽量间隔一个正常睡眠周期（90 分钟），避免打扰患者。加强心理护理，必要时遵医嘱使用安眠药物，用药期间，观察其不良反应。

表1-2　睡眠分期及各期的生理表现

分期		特点	生理现象
非快速眼球运动睡眠（NREM）期	第 I 期	睡眠中最浅的一期（入睡期），很容易被唤醒	生理活动、生命体征减慢，全身肌肉松弛
	第 II 期	身体移动减慢（浅睡期），仍容易被唤醒	生命体征继续减慢，血压、体温随之下降，全身肌肉松弛
	第 III 期	身体移动较慢（中度睡眠期），很难被唤醒	心跳缓慢，体温、血压继续下降，全身肌肉较为松弛
	第 IV 期	身体无法移动（深度睡眠期），极难被唤醒	脉搏、体温继续下降，腺垂体分泌生长激素
快速眼球运动睡眠（REM）期		眼球运动转快，出现梦境，很难被唤醒	生命体征波动幅度大，肾上腺素大量分泌，生长分泌激素减少，除眼肌外，全身肌肉松弛

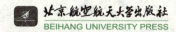

四、活 动

（一）概 述

1. **活动的重要性** 活动是人的基本需要，是维持健康的重要因素，可通过活动来满足基本生理需要，可维持机体正常功能并能减慢老化过程，预防慢性疾病的发生。

2. **活动受限的原因** 疼痛、运动及神经系统功能受损、运动系统结构改变、营养状态改变、损伤、精神心理因素及医疗护理措施的实施。

3. **活动受限对机体的影响**

（1）对皮肤的影响：活动受限或长期卧床患者，对皮肤最大的影响是压疮。

（2）对运动系统的影响：长期活动受限会引起全身肌肉软弱无力、骨质疏松、关节僵硬、病理性骨折、肌肉萎缩、足下垂等关节肌肉变形，严重者会导致运动系统功能失调或丧失。

（3）对消化系统的影响：长期不活动或活动量减少，会引起患者食欲下降出现营养不良，也使胃肠道蠕动减慢，会出现便秘等症状。

（4）对心血管系统的影响：当人体突然直立时，小动脉尚未收缩，造成血压突然下降，发生直立性低血压。长期卧床还会造成静脉回流不畅，血液黏稠度增加，血流减慢，易造成血栓，最危险的是血栓脱落于肺部，导致肺动脉栓塞。

（5）对呼吸系统的影响：长期卧床患者，肺底部出现充血、淤血，有效通气减少，易造成二氧化碳潴留。卧床的大多数患者处于衰竭状态，机体松弛、软弱无力，无法有效进行深呼吸，痰液堆积无法排出，易发生坠积性肺炎。

（6）对泌尿系统的影响：长期卧床患者对泌尿系统的影响是排尿姿势改变后出现排尿困难，若长期存在，可形成尿潴留。易造成使细菌大量繁殖，导致泌尿系统感染。

（7）对社会心理方面的影响：长期卧床患者会出现焦虑、忧郁、愤怒、自卑、失望、失眠等一系列负面情绪，也会因长期治疗给家庭造成经济负担而增加心理压力。

（二）促进活动的护理措施

1. **患者活动的评估** 对患者活动能力进行全面的评估是制定护理计划的需要。

（1）一般资料：年龄是决定机体需要和耐受活动程度的重要因素之一。

（2）心肺功能：活动会增加机体耗氧量，加重心脏负担，不恰当的运动会加重原有的心肺疾病。

（3）关节功能：通过主动运动和被动运动来观察关节活动范围有无受限，有无关节僵硬、变形，活动时有无关节声响或疼痛。

（4）骨骼肌肉状态：可通过评估肌力和肌张力来判断骨骼肌肉状态。临床上一般根据肌力程度一分为6级。

0级：完全瘫痪、肌力完全丧失。

1级：可见肌肉轻微收缩，但无肢体运动。

2级：肢体可移动位置，但不能抬起。

3级：肢体能抬离床面，但不能对抗阻力。

4级：能做对抗阻力的运动，但肌力减弱。

5级：肌力正常。

（5）机体活动能力：可通过对患者的日常活动来判断其活动能力。一般机体的活动能力可分为5度。

0度：完全独立，可自由活动。

1度：需要使用设备或器械（如拐杖、轮椅）。

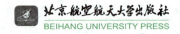

2 度：需要他人的帮助、监护和教育。

3 度：既需要他人的帮助，也需要设备或器械。

4 度：完全不能独立，不能参加活动。

（6）患者目前的患病情况。

（7）心理状况：判断患者的心理状态，对疾病的恢复具有重要意义。

2. 对患者活动的指导

（1）选择合适卧位：根据患者的病情选取合适体位，并尽可能使患者舒适。

（2）预防压疮：预防压疮主要在于祛除病因，做到"七勤"：勤观察、勤翻身、勤擦洗、勤按摩、勤整理、勤更换、勤交班。

①避免局部组织长期受压，经常翻身是预防压疮最有效的方法。卧床者每 2 小时翻身 1 次，必要时每 30 分钟翻身 1 次。保护骨隆突处和支撑身体空隙处，海绵垫褥、气垫褥、水褥、羊皮垫可使身体支撑面积增宽而均匀，降低骨突部位皮肤所受的压强，但不可使用橡胶气圈。避免摩擦力、剪切力的作用，半坐位时防止身体下滑，翻身时要避免拖拉。正确使用矫形器械，石膏、绷带、夹板固定的患者，衬垫应平整、松软、松紧度适度、位置合适，注意观察肢体远端血液循环。

②患者变换体位后，对局部受压部位进行适当按摩。但对因受压已经出现反应性充血的皮肤组织则不主张按摩，因此时皮肤组织已经有损伤，按摩可造成深部组织损伤。

（3）保持脊柱正常生理弯曲和关节的功能位置，随时注意保持各关节功能位置，防止关节畸形和功能丧失。

（4）进行关节活动范围练习，以维持关节活动性：关节活动范围练习，简称 ROM 练习，是指根据每一特定关节可活动的范围来对此关节进行屈曲和伸展的运动。是维持关节可动性、防止关节痉挛和形成粘连，恢复和改善关节功能的有效锻炼方法。ROM 练习可分为主动性 ROM 练习和被动性 ROM 练习。

a. 主动性 ROM 练习是指个体可以独立开始并完成关节活动范围练习。被动性 ROM 练习是指个体需要依靠护士协助完成关节活动范围练习。活动受限患者应尽快开始 ROM 练习，每天进行 2～3 次。

b. 被动性 ROM 练习方法：患者采取自然放松的姿势，面向并尽量向操作者靠近；依次对颈、肩、肘、腕、指、髋、膝、踝、趾等关节做屈曲、伸展、内收、内旋、外展、外旋等关节活动范围练习；活动时要比较两侧关节活动情况，防止过度屈伸；每个关节每次可有节律地做 5～10 次完整的 ROM 练习；操作时关节应予以支托；患者出现疼痛、痉挛、疲劳或抵抗反应时，应停止操作；ROM 练习结束后，测量生命体征，协助患者取舒适卧位，记录操作次数；鼓励患者用健侧肢体协助患侧肢体活动。

（5）进行肌肉等长练习和等张练习

①肌肉等长练习：肌肉收缩时肌纤维不缩短，即可增加肌肉的张力而不改变肌肉的长度。因为其不伴有明显的关节运动，等长运动又称静力练习。等长练习常用于患者受损伤后以加强肌肉力量的锻炼。肌肉等长练习的优点是不引起明显的关节运动，可以在肢体被固定时早期应用，以预防肌肉萎缩。其缺点主要是增加静态肌力，并有关节角度的特异性。

②肌肉等张练习：最常用的练习。肌肉收缩时肌纤维缩短，肌肉长度改变，即对抗一定的负荷做关节的活动锻炼。因为其伴有大幅度关节运动，又称动力练习。大负荷少重复次数的练习有利于增加肌肉力量，并促进关节功能。肌肉等张练习的优点是动态运动比较符合大多数日常活动的肌肉运动方式，同时有利于改善肌肉的神经控制。

1. 影响舒适的社会方面因素是

A. 自尊受损　　　　B. 面对压力　　　　C. 焦虑与恐惧

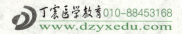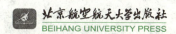

D. 陌生的环境　　　　　　　　E. 角色适应不良

2. 关于 ROM 练习的叙述，正确的是
A. 尽早、频繁地进行 ROM 练习　　B. 每天坚持练习 5 ～ 10 次
C. 患者疼痛时加快操作速度　　　　D. 每个关节每次做 20 ～ 30 下
E. 活动时比较两侧关节活动情况

3. 为慢性细菌性痢疾患者行保留灌肠时患者的体位是
A. 左侧卧位　　B. 右侧卧位　　C. 半坐位　　D. 头低足高位　　E. 膝胸卧位

4. 舒适的身体方面的因素不包括
A. 焦虑　　B. 体位不当　　C. 活动受限　　D. 身体不洁　　E. 机体不适

5. 舒适和不舒适的叙述，不正确的是
A. 舒适是自我满足的主观感受　　　　　　B. 最高水平的舒适是一种健康状态
C. 影响舒适的因素包括身体、心理和社会三方面　　D. 疼痛会给患者带来严重的不舒适
E. 舒适和不舒适没有严格的分界线

6. 自己无能力变换体位，卧于他人安置的体位是
A. 主动卧位　　B. 被动卧位　　C. 被迫卧位　　D. 稳定卧位　　E. 自动卧位

7. 脑外伤开颅术后 1 天应采取的体位是
A. 头高足低位　　B. 去枕仰卧位　　C. 半坐卧位　　D. 倒卧位　　E. 头低足高位

8. 患者，男，72 岁。1 周前早餐起床发现半身肢体瘫痪，现病情稳定准备进行康复功能训练，训练前对患者进行患肢肌力程度检测为 1 级，该肌力程度的表现是
A. 完全瘫痪，肌力完全丧失　　B. 可见肌肉轻微收缩，但无肢体运动
C. 肢体可移动位置，但不能抬起　　D. 肢体能抬离床面，但不能对抗阻力
E. 肢体能作对抗阻力运动，但肌力减弱

9. 患者，男，28 岁。阿米巴痢疾，护士为患者进行保留灌肠，采取右侧卧位的目的是
A. 减轻药物毒副作用　　　　B. 有利于药物保留
C. 可提高治疗效果　　　　　D. 减少对患者的局部刺激
E. 使患者舒适安全

10. 患者，女，28 岁。左下肢膝关节因车祸进行手术治疗，术后 3 个月其左下肢的关节活动需要他人帮助，也需要用器械进行。此时左下肢膝关节的活动能力是
A. 0 度　　B. 1 度　　C. 2 度　　D. 3 度　　E. 4 度

11. 患者，女，58 岁。胃癌中期，疼痛明显，偶尔从睡梦中痛醒，疼痛时见其面色苍白伴轻微呻吟，入院后指导患者疼痛时应反复进行有节奏的用鼻深呼吸。WHO 对疼痛的分级，患者疼痛程度属于
A. 0 级　　B. 1 级　　C. 2 级　　D. 3 级　　E. 4 级

12. 患者，女，67 岁。因脑梗死而致右侧肢体活动障碍，右腿可以在床上移动位置，但不能抬起离开床面，右腿的肌力应是
A. 1 级　　B. 2 级　　C. 3 级　　D. 4 级　　E. 5 级

13. 患者，男，42 岁。近 2 个月持续入睡困难，夜间多梦、易醒，醒后仍觉疲倦，急躁易怒。

正确的做法是

A. 饮酒以促进睡眠   B. 睡前大量剧烈活动

C. 尽早休息，迫使自己入睡   D. 夜间睡眠不够，白天补足

E. 进行短时间阅读或听柔和音乐放松

14. 患者，女，35岁。因丈夫突然出车祸去世后出现活动受限，生活不能自理等。其主要原因是

A. 神经系统功能受损   B. 心理因素   C. 全身乏力

D. 生理因素   E. 严重疾病

（15～16题共用题干）

　　患者，男，28岁。暴饮暴食出现上腹正中刀割样剧痛，不能忍受，并伴有恶心、呕吐。急送至医院，诊断为急性腹腺炎，医嘱：禁食、胃肠减压、肠外营养支持。2周后病情稳定，改为要素饮食，鼻饲提供营养。

15. 问题1：世界卫生组织（WHO）对疼痛程度的分级，该患者的疼痛属于

A. 0级   B. 1级   C. 2级   D. 3级   E. 4级

16. 问题2：患者要素饮食过程中做法正确的是

A. 从高浓度、大剂量开始   B. 溶液温度应保持在35℃

C. 鼻饲过程出现恶心立即停用   D. 若停用应逐渐减量

E. 长期使用时无需补充维生素

（17～18题共用题干）

　　患者，男，70岁。因经常夜间睡眠时离床到院子里活动，醒后对所发生的事情不能回忆，诊断为梦游症。

17. 问题1：该患者夜晚出来活动可能发生于

A. NREM第Ⅰ时相   B. NREM第Ⅱ时相   C. NREM第Ⅲ时相

D. NREM第Ⅳ时相   E. 异相睡眠

18. 问题2：该患者梦游所处睡眠分期的特点是

A. 睡眠最浅   B. 易被唤醒   C. 难以唤醒   D. 很难唤醒   E. 极难唤醒

（19～20题共用题干）

　　患者，女，60岁。左脚踏外翻矫正术后半年。体检：蹲趾关节强直，不能背面屈，跛行。

19. 问题1：该患者运动障碍的主要原因是

A. 疼痛   B. 心理因素   C. 关节骨髓损伤

D. 治疗措施不当   E. 运动神经功能受损

20. 问题2：对患者脚趾关节首先进行的运动形式是

A. 被动运动   B. 主动运动   C. 阻力运动

D. 弹性运动   E. 协助性主动运动

答案：1. E。2. E。3. A。4. A。5. C。6. B。7. A。8. E。9. C。10. D。11. C。12. B。
13. E。14. B。15. D。16. D。17. D。18. E。19. C。20. A。

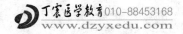 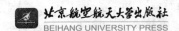

第10章 营养与饮食

一、人体营养的需要

1．**热能** 热能来源于食物中的蛋白质、脂肪、糖类，它们在体内经过酶的催化作用和进行生物氧化将热能释放出来。蛋白质、脂肪、糖类为三大产热营养素，它们在体内氧化时，实际供给热能分别是蛋白质 16.7kJ/g、脂肪 37.6kJ/g、糖类 16.7kJ/g，（1J=0.239cal；1cal=4.184J）。

蛋白质、脂肪、糖类三大营养素所供热能占总热能的百分比：蛋白质占 10% ～ 14%、脂肪占 20% ～ 25%、糖类占 60% ～ 70%。

2．**营养素** 能够在生物体内被利用，具有供给能量、构成机体及调节和维持生理功能的物质。主要包括蛋白质、脂肪、碳水化合物、矿物质及微量元素、维生素、水等。

（1）蛋白质：由多种氨基酸组成，是一切生命的物质基础。其生理功能包括构成和修补人体细胞组织、构成酶和激素、维持血浆胶体渗透压、构成抗体以及供给机体热能。主要来源于肉类、蛋类、豆类及奶制品。其供给量成年男性一般为90g/d，女性为80g/d，生长发育期的儿童、青少年、孕妇及哺乳期妇女因身体耗能较大，均需补较多蛋白。

（2）脂肪：脂肪中的脂肪酸分为饱和脂肪酸和不饱和脂肪酸。不饱和脂肪酸中的亚油酸、亚麻酸、花生四烯酸在体内不能合成，必须由食物供给，故称为必需脂肪酸。其生理功能包括供给和储存热能、构成身体阻止、供给必需脂肪酸、保护脏器、促进脂溶性维生素的吸收。脂肪的供给量成人一般为50g/d。

（3）糖类：根据分子结构可分为单糖（如葡萄糖、果糖）、双糖（如蔗糖、麦芽糖、乳糖等）和多糖（如淀粉、糖原、纤维素、果胶等），其主要来源于谷类及根茎类食物。其生理功能包括供给热能、构成神经和细胞、解毒保肝、抗生酮的作用。糖类的供给量一般为 80 ～ 120g/d。

（4）矿物质及微量元素：矿物质也称无机盐，约占成人体重的4%。它包括除碳、氢、氧、氮以外的体内各种元素。人体矿物质一般分为两类，其中常量元素包括：钙、镁、钾、钠、磷、氯、硫 7 种；微量元素包括：铁、碘、铜、锌、锰、镍、钴、锡、硒、钼、铬、硅、氟、钒等。

①钙是构成骨骼和牙齿的重要成分。其生理功能包括调节心脏和神经的传导和肌肉的收缩，参与凝血过程，多种酶的激活剂及降低毛细血管和细胞膜的通透性。

②铁是合成血红蛋白、肌红蛋白与细胞色素 A 的主要成分。生理功能包括参与氧的运输，促进生物氧化还原反应，构成某些呼吸酶的重要成分及参与组织呼吸。

③磷是构成骨骼、牙齿及软组织的重要成分。生理功能包括参与多种酶和辅酶的合成，调节能量释放，调节酸碱平衡及促进物质活化。

④碘的生理功能包括参与体内热能代谢，促进生长发育，是构成甲状腺素的主要成分。

⑤锌的生理功能包括促进生长发育和组织再生，是许多金属酶的功能成分或活化剂，促进食欲，促进维生素 A 的代谢和生理功能，促进性器官及性功能的正常发育及参与免疫过程。

（5）维生素

①脂溶性维生素：维生素 A、维生素 D、维生素 E、维生素 K。

②水溶性维生素：维生素 B_1、维生素 B_2、维生素 PP、维生素 B_6、维生素 B_{12}、维生素 C 及叶酸。

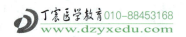
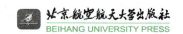

（6）水：构成人体组织的重要成分，维持人体细胞生理活动。具有运输营养物质及代谢产物、调节体温、维持消化吸收功能。

二、医院饮食

医院饮食分为 3 类：基本饮食、治疗饮食、试验饮食。

1. **基本饮食**　分为 4 类：普通饮食、软质饮食、半流质饮食、流质饮食（表 1-3）。

2. **治疗饮食**　见表 1-4。

常见疾病的低盐饮食要求见表 1-5。

3. **试验饮食**　见表 1-6。

表1-3　基本饮食

类　别	适用情况	饮食要求	每日餐数	总热量(MJ/d)	蛋白质(g/d)
普通饮食	病情较轻或疾病恢复期、消化功能正常的患者	营养均衡、易消化、无刺激性	3	9.5～11	70～90
软质饮食	消化功能差，口腔疾病，低热，老、幼患者及术后恢复期的患者	营养均衡，以软、烂、碎为原则，如软饭、面条	3～4	8.5～9.5	70
半流质饮食	消化道疾病、发热、口腔疾病、吞咽咀嚼不便、手术后等患者	食物呈半流质状，无刺激性，纤维素少，营养丰富，如粥、蒸鸡蛋、豆腐等	5～6	6.5～8.5	50～70
流质饮食	病情危重、高热、口腔疾病、大手术后、急性消化道疾病等患者	食物呈液体状，如奶类、豆浆、米汤等。因所含热量及营养素不足，只能短期使用。每次200～300ml	6～7	3.5～5.0	40～50

表1-4　治疗饮食

类　别	适用情况	饮食要求
高热量饮食	热能消耗较高的患者，如甲状腺功能亢进症、高热、烧伤、结核病等患者，产妇	在基本饮食的基础上加餐两次。加餐食物可为牛奶、豆浆、鸡蛋、巧克力等，总热量3000kcal/d（12.5MJ/d）
高蛋白饮食	长期消耗性疾病的患者，如结核病、营养不良、严重贫血、烧伤、甲状腺功能亢进症、癌症晚期等的患者，大手术后者	增加富含蛋白质的食物，按体重计算1.5～2g/（kg·d），但总量不超过120g/d，总热量2500～3000kcal/d（10.5～12.5MJ/d）

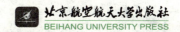

（续　表）

类　别	适用情况	饮食要求
低蛋白饮食	需要限制蛋白质摄入的患者，如急性肾炎、尿毒症、肝昏迷等患者	成人蛋白质总量<40g/d，病情需要时可低至20～30g/d。肾功能不全者应给予优质蛋白（动物蛋白），忌食豆制品；肝昏迷患者以植物蛋白为主
低脂肪饮食	肝、胆、胰疾病，高脂血症，动脉硬化，冠心病，肥胖症及腹泻、发热等患者	脂肪摄入<50g/d，肝、胆、胰疾病患者<40g/d。禁用肥肉、动物内脏
低胆固醇饮食	高胆固醇血症、动脉硬化、高血压、冠心病等患者	胆固醇摄入<300mg/d，禁用或少用动物内脏、鱼子、蛋黄、肥肉、饱和脂肪酸等
低盐饮食	急慢性肾炎、心脏病伴水肿、肝硬化腹水、重度高血压等患者，水肿较轻者	成人盐摄入<2g/d（含钠0.8g），但不包括食物内自然存在的氯化钠。禁食一切腌制食品，如咸菜、咸肉、香肠、皮蛋等
无盐低钠饮食	基本同低盐饮食，但水肿较重者	无盐饮食是指除食物中自然含钠外，烹调时不放盐，钠摄入<0.7g/d。低钠饮食是指除无盐外，还应控制食物中的自然含钠量，钠摄入<0.5g/d。禁用腌制食物、含钠多的食物及药物，如油条、挂面、汽水和碳酸氢钠等
高膳食纤维饮食	便秘、肥胖症、高脂血症、糖尿病等的患者	含纤维素高的食物，如韭菜、芹菜、卷心菜、粗粮、豆类等
少渣饮食	伤寒、腹泻、肠炎、痢疾、食管-胃底静脉曲张及消化道手术的患者	食物中纤维素含量少且少油，禁忌刺激性调味品及坚硬、碎骨食物
要素饮食	低蛋白血症、严重烧伤、大手术后胃肠功能紊乱、营养不良、急性胰腺炎、肿瘤晚期等的患者	是一种化学精制食物，含有全部人体所需要的易于吸收的营养成分，无须经过消化过程，可直接被肠道吸收，是营养全面的无渣饮食。在无菌环境下配制，4℃以下冰箱内冷藏暂存，24小时内用完

表1-5　常见疾病的低盐饮食要求

常见疾病或情况	食盐摄入量	合并严重水肿时摄入量
一般的低盐饮食	≤2g/d	—
一般的低钠饮食	<0.5g/d	—
心力衰竭	<5g/d	<2g/d
原发性高血压	<6g/d	—

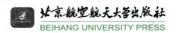

（续　表）

常见疾病或情况	食盐摄入量	合并严重水肿时摄入量
肝硬化腹水	1.2～2g/d	无盐低钠饮食
肾源性水肿/原发性肾病综合征	—	<3g/d
急性肾小球肾炎	—	<60mg/（kg·d）
慢性肾小球肾炎	伴高血压时<6g/d	<3g/d

表1-6　试验饮食

类　别	适用情况	饮食要求	试验期
隐血试验饮食	大便隐血试验前的准备，协助诊断消化道有无出血	禁食肉类、动物肝脏、血、含铁丰富的食物或药物、绿色蔬菜，以免造成假阳性。可食豆制品，土豆、冬瓜等非绿色蔬菜，米饭，馒头等	3天
吸碘试验饮食	甲状腺功能检查，放射性[131]I检查时排除外源性摄入碘对检查结果的干扰	禁食含碘食物，如海带、海蜇、紫菜、卷心菜、鱼、虾、干贝、蛏子、加碘盐等，禁用含碘消毒剂作局部消毒	2周
肌酐试验饮食	协助检查测定肾小球的滤过功能，以排除外源肌酐的影响	禁食肉类、禽类、鱼类等高蛋白食物，禁饮茶与咖啡；主食摄入<300g/d，蛋白质总摄入量<40g/d，不限制蔬菜、水果和植物油的摄入	3天
胆囊造影饮食	需要进行造影检查有无胆囊、胆管疾病的患者	检查前一天，午餐进高脂肪饮食，以刺激胆囊收缩和排空，有助于造影剂进入胆囊；晚餐进无脂肪、低蛋白、高糖类的清淡饮食，晚餐后口服造影剂，禁食水、禁烟至次日上午。检查日晨禁食，第一次摄片后如胆囊显影良好，进食脂肪餐，脂肪量25～50g，30分钟后再次摄片观察	1天

三、饮食护理

1. 营养的评估

（1）理想体重

①男性理想体重（kg）＝身高（cm）－ 105

②女性理想体重（kg）＝身高（cm）－ 105 － 2.5

（2）实测体重占理想体重的百分比：实测体重／理想体重×100%。评价标准见表1-7。

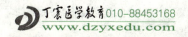 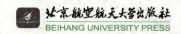

表1-7　实测体重占理想体重营养评价标准

实测体重占理想体重（%）	评价标准
＜80%	明显消瘦
80%～90%	消瘦
90%～110%	正常
110%～120%	超重
120%～130%	轻度肥胖
130%～150%	中度肥胖
＞150%	重度肥胖

（3）体质指数（BMI）及营养评价标准：BMI＝体重（kg）/〔身高（m）〕^{2}。BMI在18.5～23.9为正常，＜18.5为消瘦，24～27.9为超重，≥28为肥胖。

2. 饮食护理措施

（1）进食前护理

①环境的准备：创造干净、整洁的就餐环境。暂停非紧急治疗、检查和护理工作。餐前半小时开窗通风，移除便器。同病房有危重、痛苦呻吟患者应以屏风遮挡。有条件者可安排在餐厅进餐，集体进餐可以增进食欲。

②患者的准备：疼痛患者给予适当镇痛，高热患者给予降温。协助患者洗手及清洁口腔，更换卧位，采取舒适的进餐姿势。给予饮食营养卫生的健康教育。

（2）进食时护理

①巡视、观察患者进食情况，检查是否按医嘱要求进食，检查、督促治疗饮食、试验饮食及禁食的实施情况，讲解原因，取得患者配合。询问患者对饮食的意见和建议。

②对能自行就餐的患者，护士给予必要的协助，将食物、餐具等放在方便取放的位置。需要喂食的患者，护士应根据患者的习惯耐心喂食。每次喂食量合适，用汤匙盛1/3满的食物，速度适中，避免过冷、过热。饭与菜、固体与液体食物应交替喂食。流质饮食可使用吸管呷吸。

③对双目失明或双眼被遮盖的患者，应告知其食物的具体名称，以增加进食兴趣，刺激食欲。患者要求自行进食时，可按照时钟平面图放置食物，并告知摆放食物名称及方向，如6点钟处放饭，12点钟处放汤、3点钟和9点钟处放菜，便于患者自行取食。

（3）进食后护理：及时撤去餐具，整理床单位，协助患者洗手、漱口。记录食物的种类、量及患者的反应。对禁食、延缓进食的患者应做好交班。

四、特殊饮食护理

（一）鼻饲法

鼻饲法是指将导管经鼻腔插入胃内，从管内输注食物、水分和药物，以维持患者营养、治疗需要的技术。

1. 适应证　昏迷，口腔疾病及术后，破伤风，早产儿，病情危重，消化道肿瘤及拒绝进食的患者。

2. 禁忌证　食管-胃底静脉曲张、食管癌和食管梗阻等患者。

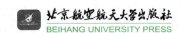

3. 操作要点

（1）插胃管要点

①核对、确认患者，向其解释插管操作的目的和配合要点，消除焦虑、紧张情绪，以取得合作。

②确认取下义齿，患者取半坐卧位或坐位。病情较重者取右侧卧位，昏迷患者取去枕仰卧位，头后仰。头后仰可防止胃管误入气管。

③测量插管长度，并做标记。成人插管长度一般为前额发际至胸骨剑突的距离或从耳垂到鼻尖再到胸骨剑突处的距离，约 45～55cm。小儿为从眉间到剑突与脐中点的距离。

④润滑胃管前段。胃管用一手持纱布托住，用另一手持镊子夹持，轻轻插入一侧鼻孔。插入 10～15cm（咽喉部）时，嘱患者吞咽，顺势将胃管插至预测长度。

⑤昏迷患者当胃管插入 15cm（会厌部）时，将患者的头部托起，使下颌靠近胸骨柄，以增大咽喉部通道弧度，便于胃管通过会厌后壁进入食管。

（2）插胃管注意事项

①咽分为鼻咽、口咽和喉咽 3 部分。鼻咽是咽的上部，位于鼻腔后方；口咽上续鼻咽部，下通喉咽部，前壁是舌根后部；喉咽上起会厌上缘平面，下与食管相续。为昏迷患者插管至会厌部时，抬起患者头部，以增大咽喉部通道弧度，此处所说的咽喉部指的是喉咽，而非鼻咽或口咽。

②插管时动作应轻稳，防止损伤食管黏膜。

③插管过程患者若出现恶心、呕吐症状，可暂停插入，嘱患者深呼吸或吞咽动作；若出现呛咳、呼吸困难、发绀，表明误入气管，应立即拔出胃管，休息后重新插入。

④确认胃管是否在胃内的方法：有以下 3 种。抽液法是最常用、最准确的一种方法，接注射器抽吸，有胃液抽出。将听诊器置剑突下，向胃管内注入空气 10ml，能听到气过水声。将胃管末端置于盛水的碗内，观察无气泡逸出。

（3）供食要点

①注食前首先检查胃管是否通畅，必须先确认胃管在胃内后方可注食。

②注食前先缓慢注入少量温开水，润滑胃管，防止鼻饲液附着。

③注食完毕，再注入少量温开水，避免食物在管腔积存变质。

④食物温度 38～40℃，每次鼻饲量≤200ml，间隔时间≥2 小时。

⑤缓慢注射鼻饲液，询问患者感受，避免注入空气造成腹胀。

⑥若通过鼻饲给药，药片应先研碎溶解后再注入，果汁和牛奶分别注入，防止产生凝块。

⑦注食后，嘱患者保持原卧位 20～30 分钟。

（4）拔胃管要点

①反折、夹闭胃管末端，以免胃管内液体反流。

②嘱患者深呼吸，在深呼气时拔管，拔至咽喉处时快速拔出，以免胃管内残留液体在拔管过程中流入气管。

③协助清洁口腔、鼻腔，用松节油擦去胶布痕迹，安置舒适体位，整理床单位。

④长期鼻饲患者应每天进行口腔护理，并定期更换胃管，普通胃管每周换 1 次，硅胶胃管每月换 1 次。

⑤更换胃管时应在晚间末次灌食物后拔管，次日晨从另一侧鼻孔插管。

（二）要素饮食

1. 要素饮食　又称元素饮食，是一种化学精制食物，含有人体所需、易于吸收的营养成分。其

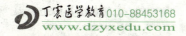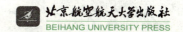

主要特点是不需经过消化过程,可直接被肠道吸收、利用。适用于烧伤、胃肠道瘘、大手术后功能紊乱、营养不良、短肠综合征、晚期癌症等患者。

2.**实施** 可通过口服、鼻饲、经胃或空肠造瘘口滴入等方法给予。护士配制要素饮食前应严格执行无菌操作,配制器需灭菌后才能使用,配制液需要保存在4℃以下冰箱内冷藏,24小时配制1次,放置时间过长容易变质。要素饮食一般给予原则是由低浓度、少剂量、速度慢开始,待患者耐受未出现不良反应后,逐渐增加浓度、剂量和注入速度。长期使用要素饮食者,需要补充维生素、矿物质及微量元素。

（1）口服法:温度是37℃。开始剂量每次50ml,逐渐增加至每次100ml,依据病情每天6～10次,可添加柑橘汁、菜汤等。

（2）鼻饲、胃造口或空肠造口法:温度41～42℃为宜,滴速40～60滴/分,不宜超过150ml/h。

3.**护理** 鼻饲时,如果患者出现恶心、呕吐、腹胀、腹泻等症状时应查找原因,轻度反应者可适当调整浓度、剂量、温度和注入速度。重度反应者应暂停。停用要素饮食时,需要逐渐减量,不可突然停用,否则会出现心慌、脉速、出汗、乏力等低血糖症状。

4.**定期评价** 定期检查血糖和尿糖、检查出凝血时间、凝血酶原及粪便隐血、检查氮排出量、定期测量体重、检查肝功能及电解质。

---

1. 患者进餐时,<u>不妥</u>的是
A. 将食物、餐具放在方便取放的位置　　　　B. 鼓励卧床的患者自行进食
C. 对视力障碍者事先告知食物的内容　　　　D. 喂食的力量及速度适中,温度适宜
E. 要先喂液体食物,后喂固体食物

2. 护理长期鼻饲患者时,<u>不正确</u>的操作是
A. 每天进行2次口腔护理　　　　　　　　　　B. 两次喂食间隔时间不少于2小时
C. 注入流质饮食或药物的前后应注入少量温开水　D. 新鲜果汁鱼牛奶应分别灌入
E. 胃管应每天更换,晚上拔出,次晨再由另一鼻孔插入

3. 优质蛋白质的食物是
A. 馒头　　　B. 豆腐　　　C. 土豆　　　D. 苹果　　　E. 南瓜

4. 隐血试验前3天禁忌的饮食是
A. 豆制品　　B. 马铃薯　　C. 大白菜　　D. 白萝卜　　E. 绿叶菜

5. 鼻饲患者灌注食物时,鼻饲液的适宜温度是
A. 34～36℃　　　　　　　B. 36～38℃　　　　　　　C. 38～40℃
D. 40～42℃　　　　　　　E. 42～44℃

6. 对要素饮食的叙述,<u>不正确</u>的是
A. 是一种化学精制食物　　B. 由无渣小分子物质组成　　C. 容易消化
D. 营养价值高　　　　　　E. 营养全面

7. 中枢神经系统活动能量的来源是
A. 脂肪　　　　　　　　　B. 蛋白质　　　　　　　　C. 糖类
D. 脂肪和糖类　　　　　　E. 糖类和蛋白质

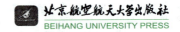

8. 患者，男，26 岁。慢性肾衰竭，饮食中每天蛋白含量不应超过

A. 20g   B. 3g   C. 40g   D. 5g   E. 60g

9. 患者，男，52 岁。有胃溃疡病史，近日来上腹部疼痛加剧，医嘱做粪便隐血试验，检查前 3 天能给患者食用的菜谱是

A. 卷心菜，五香牛肉   B. 菠菜，红烧青鱼   C. 土豆，冬瓜

D. 油豆腐，鸡血汤   E. 青菜，炒鸡肝

10. 患者，男，36 岁。右上腹腹痛，腹胀，嗳气，准备做胆囊造影，检查前 1 天午餐应进食

A. 低蛋白饮食   B. 无脂肪饮食   C. 高蛋白饮食

D. 高脂肪饮食   E. 低脂肪饮食

(11 ~ 12 题共用题干)

患者，男，40 岁。因车祸导致脑外伤，出现昏迷。为保证营养的供给，需要长期鼻饲，取去枕平卧位，准备接受插胃管。

11. 问题 1：插胃管至 15cm 时，应采取的护理措施是

A. 使患者头后仰便于胃管插入

B. 让患者取右侧卧位使插管顺利

C. 将患者头托起，使下颌骨靠近胸骨柄

D. 将病床床头摇起，使患者呈半坐卧位

E. 使患者头偏向护士一侧方便胃管插入

12. 问题 2：更换的时间是

A. 乳胶胃管每天更换 1 次，硅胶胃管每周更换 1 次

B. 乳胶胃管每周更换 1 次，硅胶胃管每月更换 1 次

C. 乳胶胃管每周更换 1 次，硅胶胃管每月更换 2 次

D. 乳胶胃管每周更换 2 次，硅胶胃管每月更换 1 次

E. 乳胶胃管每天更换 1 次，硅胶胃管每月更换 2 次

(13 ~ 15 题共用题干)

患者，男，28 岁。暴饮暴食后出现上腹正中刀割样剧痛，不能忍受，并伴有恶心、呕吐，急送至医院，诊断为急性胰腺炎。给禁食、胃肠减压、肠外营养支持治疗。2 周后病情稳定，改为要素饮食，鼻饲提供营养。

13. 问题 1：世界卫生组织（WHO）对疼痛程度的分级，该患者发病时的疼痛属于

A. 0 级   B. 1 级   C. 2 级   D. 3 级   E. 4 级

14. 问题 2：该患者要素饮食的特点不包括

A. 营养价值高   B. 营养成分全面   C. 含少量纤维素

D. 不需经过消化   E. 肠道直接吸收

15. 问题 3：要素饮食过程中的正确做法是

A. 从高浓度、大剂量开始   B. 溶液温度应保持在 35℃

C. 鼻饲过程中出现恶心立即停用   D. 若停用应逐渐减量

E. 长期使用时无需补充维生素

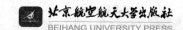

(16～17题共用备选答案)

A．钙 　　　　B．磷 　　　　C．碘 　　　　D．锌 　　　　E．铁

16．合成血红蛋白、肌红蛋白与细胞色素 A 的物质是

17．心脏和神经传导及肌肉收缩的物质是

答案：1．E。2．E。3．B。4．E。5．C。6．C。7．C。8．C。9．C。10．D。11．C。12．B。
13．D。14．C。15．D。16．E。17．A。

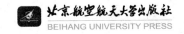

第 11 章 排泄护理

一、排尿护理

（一）概述

1. 泌尿系统的解剖结构

（1）肾：肾为实质性器官，左右各一，位于脊柱的两侧、腹膜后间隙，位于第 12 胸椎和第 3 腰椎之间。右肾位置常略低于左肾。肾实质分为表层的肾皮质及深层的肾髓质。皮质由肾小体和肾小管曲部组成，肾皮质伸入肾髓质称肾柱。髓质由 15 ～ 20 个肾锥体组成，主要为髓袢和集合管。肾单位是肾结构和功能的基本单位，由肾小体和肾小管组成。正常每个肾约有 100 万个肾单位。

（2）输尿管：起于肾盂，终于膀胱，是一对细长的肌性管道，位于腹膜后。全长 25 ～ 30cm，按位置和行程可分为腹部、盆部和壁内部。输尿管全程有 3 个狭窄，分别为肾盂输尿管移行处、跨越髂血管处和膀胱壁内，是结石、血块及坏死组织易停留或嵌顿的部位，从而引起绞痛或血尿。

（3）膀胱：是一个储存尿液的囊状肌性器官，位于耻骨联合后方的骨盆内。膀胱尿液充盈时，可在耻骨联合上缘行膀胱穿刺。两输尿管口与尿道内口之间的三角形区域称膀胱三角，是肿瘤、结核和炎症的好发部位。

（4）尿道：男性尿道起于尿道内口，止于阴茎头的尿道外口，全长 16 ～ 22cm，具有排尿和排精功能，可分为前列腺部、膜部和阴茎海绵体部。男性尿道全程有尿道内口、膜部和尿道外口 3 处狭窄，是尿路结石最易滞留的部位。女性尿道起于尿道内口，开口于阴道前庭，长 3 ～ 5cm，较男性尿道宽、短、直，又因尿道外口邻近肛门和阴道口，易发生逆行性尿路感染。

2. 泌尿系统的生理功能

（1）排出代谢终产物和异源性物质：如尿素、尿酸、氨、肌苷、血红蛋白代谢终产物等。

（2）调节体液容量和渗透压。

（3）调节机体电解质平衡。

（4）调节酸碱平衡。

（5）肾的内分泌功能：可分泌血管活性激素，如肾素、前列腺素、激肽释放酶等，参与肾的生理功能，调节肾脏血流动力学和水钠代谢。也可分泌非血管活性激素，如 1α- 羟化酶、促红细胞生成素等，主要作用于全身。

3. 尿的排放

（1）尿液的输送：血浆经肾小球毛细血管滤过所形成的超滤液进入肾小管的过程是连续不断的，小管液最后经由集合管进入肾盏、肾盂，即为尿液。持续不断进入肾盂的尿液，由于压力差及肾盂收缩被输送到输尿管。输尿管通过周期性蠕动将尿液送到膀胱。

（2）排尿反射：正常成年人尿液容量达到 300 ～ 500ml 产生尿意。膀胱有较大的伸缩性，最大容量可达 700 ～ 800ml。当膀胱内尿液达到或超过 400ml、儿童达到 50 ～ 200ml 时，膀胱壁的牵张感受器受到压力刺激而兴奋，诱发排尿反射，使膀胱收缩加强、尿道外括约肌松弛。

（3）小儿排尿特点：排尿反射可受大脑皮质控制。小儿大脑发育未完善，易发生夜间遗尿。一般 2 ～ 3 岁才能有随意志控制排尿的能力。

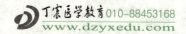
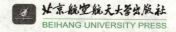

（二）排尿活动的评估

1. **影响排尿的因素**　排尿受年龄、气温、昼夜、心理、文化背景、个人习惯、饮食习惯、药物和疾病等因素影响。

2. **尿液的评估**

（1）正常尿液：成人白天排尿 3～5 次，夜间 0～1 次。每次尿量 200～400ml，24 小时尿量 1000～2000ml，平均 1500ml。新鲜尿澄清、透明，呈淡黄色或深黄色，放置后可出现微量絮状沉淀物，尿液中含蛋白时，振荡后可产生较多不易消失的泡沫。成人 1 天尿的比重为 1.015～1.025，pH4.5～7.5，平均值 pH6，呈弱酸性。气味来自尿中的挥发性酸。

（2）异常尿液

①尿量异常：成人 24 小时尿量＞2500ml 者为多尿，见于糖尿病、尿崩症或急性肾衰竭多尿期等。24 小时尿量＜400ml 或每小时尿量＜17ml 者为少尿，主要见于心脏、肾脏疾病及休克等。24 小时尿量＜100ml 或 12 小时无尿者为无尿或尿闭，可见于严重的心脏、肾脏疾病及休克、药物中毒等。

②颜色异常：血尿呈红色或棕色，含红细胞量多时呈洗肉水色，主要见于急性肾小球肾炎、泌尿系统结石、肿瘤、结核及感染等。血红蛋白尿呈浓茶色或酱油色，由大量红细胞被破坏所致，主要见于血型不合输血后的溶血、恶性疟疾等。胆红素尿呈深黄色或黄褐色，振荡后泡沫亦成黄色，主要见于阻塞性黄疸及肝细胞性黄疸。乳糜尿呈乳白色，由于尿液中有淋巴液，主要见于丝虫病。

③气味异常：尿液久置后，因尿素分解产生氨，故有氨臭味。当泌尿系发生感染时，新鲜尿即有氨臭味。糖尿病酮症酸中毒时因尿中含有丙酮，呈烂苹果味。

④比重异常：尿比重经常固定在 1.010 左右，提示肾功能严重受损。

⑤透明度异常：泌尿系统感染时，尿液中含有大量的脓细胞、红细胞、上皮细胞和细菌，排出的新鲜尿液即呈白色絮状混浊。

3. **常见的排尿异常**

（1）膀胱刺激征：主要表现为尿频、尿急、尿痛，每次尿量减少。见于膀胱及尿路感染的患者。

（2）尿潴留：指大量尿液积存在膀胱内无法自主排出。高度膨胀的膀胱底部可达脐水平，主诉下腹部胀痛、排尿困难，体检见耻骨上膨隆，可扪及囊性包块，叩诊呈实音，有压痛。

（3）尿失禁：尿液不受主观控制而自尿道口点滴溢出或流出。

①持续性尿失禁：也称为完全性尿失禁或真性尿失禁。尿道阻力完全丧失，膀胱完全不能储存尿液而呈空虚状态。常见于外伤、手术造成的膀胱颈或尿道括约肌损伤。

②间歇性尿失禁：也称为充溢性尿失禁或假性尿失禁。由于膀胱过度充盈而造成尿液不断溢出，是因下尿路的机械性或功能性梗阻所引起的慢性尿潴留。膀胱呈膨胀状态，当压力上升到一定程度，超过尿道阻力时尿液溢出，常见疾病为前列腺增生。

③急迫性尿失禁：患者有迫不及待的排尿感，尿意强烈，尿液自动流出，多伴有尿频、尿急等膀胱刺激症状。常见疾病为急性膀胱炎。

④压力性尿失禁：也称为不完全性尿失禁。有咳嗽、打喷嚏等腹压增加的动作时，尿液自动流出。主要见于多次分娩或产伤者。

（三）排尿异常的护理

1. **尿潴留**

（1）安慰患者，消除其焦虑和紧张情绪。

（2）提供隐蔽的排尿环境，关闭门窗，屏风遮挡。

（3）调整体位和姿势，协助卧床患者略坐起，对绝对卧床或某些手术患者，应事先训练床上排尿。

（4）利用条件反射诱导排尿，如听细细的流水声，或用温水冲洗会阴。

（5）针刺中极、曲骨、三阴交穴或艾灸关元、中极穴，刺激排尿。

（6）热敷下腹部，用手按摩下腹部。切不可强力按压，防止膀胱破裂。

（7）必要时遵医嘱使用拟胆碱药，如卡巴胆碱（氨甲酰胆碱、卡巴可）等药物，收缩膀胱平滑肌。不可使用阿托品，因其松弛膀胱平滑肌，可加重尿潴留。

（8）对经上述处理仍不能解除尿潴留者，可遵医嘱导尿。

2. 尿失禁

（1）尊重理解患者，给予安慰和鼓励，纾解苦闷、忧郁及自卑情绪。

（2）床上铺橡胶单和中单，温水清洗会阴，勤换衣裤、床单、尿垫，保持皮肤清洁干燥，预防压疮。

（3）应用接尿装置体外引流尿液，但不宜长期使用。

（4）重建正常的排尿功能

①如病情允许，指导患者每天白天摄入液体 2000～3000ml。多饮水可以增加尿量，促进排尿反射的恢复，还可预防泌尿系统感染。睡前限制饮水，减少夜间尿量，以免影响患者休息。

②训练规律的排尿习惯，定时使用便器，开始白天每隔 1～2 小时、夜间每隔 4 小时使用便器一次，以后间隔时间逐渐延长，促使膀胱功能恢复。

③指导患者进行骨盆底部肌肉的锻炼，增强控制排尿的能力。试做排尿或排便动作，先慢慢收紧盆底肌肉，再缓缓放松，每次 10 秒左右，连续 10 遍，每天锻炼 5～10 次。

（5）对长期尿失禁的患者，可施行留置导尿术。

（四）与排尿有关的护理技术

1. 导尿术

（1）目的

①为尿潴留患者引出尿液，减轻痛苦。

②协助诊断，如留取无菌尿标本、测量膀胱容量、压力及检查残余尿容量，进行膀胱及尿道造影等。

③为膀胱肿瘤患者进行膀胱内化疗。

（2）女性患者导尿术：女性尿道起于膀胱的尿道内口，开口于阴道前庭，长 3～5cm，较男性尿道宽、短、直。尿道外口位于阴蒂下方、阴道口上方，呈矢状裂。

①协助患者取仰卧屈膝位，两腿外展，暴露外阴。

②首次消毒。护士一只手戴手套，另一只手持无菌镊子夹取消毒液棉球，自上而下，由外向内，擦洗顺序为阴阜、两侧大阴唇，戴手套的手分开大阴唇，再消毒两侧小阴唇和尿道口。镊子不可触及肛门区域。消毒毕脱下手套放入弯盘内。

③消毒手后，在患者两腿之间打开导尿包，戴无菌手套，铺洞巾于患者外阴处。检查导尿管，用液状石蜡润滑其前端，连接导尿管和集尿袋。

④再次消毒。一手分开并固定小阴唇，另一手持镊子夹取无菌棉球，自上而下，由内向外再向内，依次消毒尿道口、两侧小阴唇和尿道口。

⑤嘱患者张口呼吸，使尿道括约肌松弛，用另一把镊子夹持导尿管对准尿道口轻轻插入尿道 4～6cm，见尿液流出即表明导尿管已进入膀胱，再插入 1～2cm，将尿液引流到集尿袋内。

⑥如导尿管误入阴道，应立即拔出，更换新的无菌导尿管后重新插管。

（3）男性患者导尿术：男性尿道起于膀胱的尿道内口，止于阴茎头的尿道外口，全长 16～22cm，有耻骨前弯和耻骨下弯两个弯曲和尿道内口、膜部和尿道外口 3 个狭窄。

①协助患者取仰卧位，两腿平放略分开，暴露外阴。

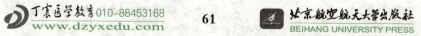

②首次消毒。护士一只手戴手套，另一只手持无菌镊子夹取消毒液棉球，依次消毒阴阜、阴茎背侧、阴茎腹侧、阴囊。用戴手套的手取无菌纱布裹住阴茎，将包皮上后推，暴露尿道口，自尿道口向外、向后依次旋转消毒尿道口、龟头和冠状沟数次。消毒毕脱下手套放入弯盘内。

③消毒手后，在患者两腿之间打开导尿包，戴无菌手套，铺洞巾于患者外阴处，露出阴茎。检查导尿管，用液状石蜡润滑其前端，连接导尿管和集尿袋。

④再次消毒。一手用无菌纱布裹住阴茎，将包皮向上推，暴露尿道口，自尿道口向外、向后依次旋转消毒尿道口、龟头和冠状沟数次。

⑤一手用无菌纱布裹住阴茎，提起使之与腹部成60°，使耻骨前弯消失。嘱患者张口呼吸，用另一把镊子夹持导尿管对准尿道口轻轻插入尿道20～22cm，见尿液流出再插入1～2cm，将尿液引流到集尿袋内。

⑥插管遇有阻力时稍停片刻，嘱患者深呼吸，再缓缓插入，切忌用力过猛损伤尿道黏膜。

（4）注意事项

①严格执行无菌操作，防止泌尿系统逆行感染。每个棉球限用1次。消毒尿道口时稍停片刻，发挥消毒液更好的效果。

②操作中耐心解释，提供隐蔽的环境，注意用屏风遮挡，保护患者自尊。

③对膀胱高度充盈且极度虚弱的患者，第1次导尿量不超过1000ml，以防虚脱和血尿。虚脱是由于大量放尿致腹压突然降低，大量血液滞留在腹腔血管内，引起血压下降所致。血尿是由于膀胱突然减压，导致膀胱黏膜急剧充血所致。

④如需做尿培养，用无菌培养瓶接取中段尿液5ml。

2．留置导尿术

（1）目的

①抢救危重、休克患者时，准确记录尿量及尿比重情况，以观察病情变化。

②盆腔器官手术前留置导尿管引流尿液，保持膀胱空虚，避免手术中误伤。

③某些泌尿系统疾病手术后留置导尿管，便于持续引流和冲洗，减轻手术切口张力，以利愈合。

④为尿失禁、昏迷、会阴部有伤口等患者引流尿液，保持会阴部清洁干燥。

（2）操作方法：插入导尿管后，见尿液流出再插入7～10cm，向气囊内注入一定量的生理盐水，轻拉有阻力感，表明导尿管已固定在膀胱内。用安全别针将集尿袋固定在床单上，引流管要留出足够长度，防止翻身时牵拉脱出。

（3）注意事项

①严格无菌操作。

②保持引流管通畅，固定妥当，防止受压、堵塞及扭曲。

③集尿袋应低于膀胱高度，避免挤压，以防尿液反流。

④保持尿道口清洁是预防尿路感染最重要的护理措施。以消毒液棉球擦拭，每天1～2次。女性患者擦拭尿道口和外阴，男性患者擦拭尿道口、龟头及包皮。

⑤集尿袋每周更换1～2次，如有尿液颜色改变，应立即更换。导尿管1～4周更换一次，普通导尿管为1周，硅胶导尿管为4周，更换导尿管有逆行感染的危险。

⑥注意倾听患者主诉，观察尿液情况，每周检查1次尿常规。发现尿液有混浊、沉淀及结晶，应及时给予膀胱冲洗。

⑦若病情允许，鼓励患者多饮水，保持尿量在2000ml以上，达到自然冲洗尿路的目的。

⑧训练膀胱反射功能，间歇夹闭导尿管，每3～4小时开放一次，使膀胱定时充盈和排空，以促进膀胱功能的恢复。

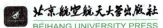

3. **膀胱冲洗术**　利用三通导尿管将溶液灌入膀胱内，再运用虹吸原理将灌入的液体引流出来的方法。

（1）目的

①保持留置导尿管通畅。

②膀胱、前列腺手术术后清除膀胱内血凝块等。

③膀胱炎症及肿瘤的治疗。

④泌尿外科手术的术前和术后护理。

（2）操作方法

①连接三通管，分别接冲洗管、导尿管和引流管。

②冲洗瓶应高于床面 60cm。

③关闭引流管，打开冲洗管，调节冲洗速度 60～80 滴 / 分。

④滴入冲洗溶液达到 200～300ml 后，夹闭冲洗管，打开引流管，放出引流液。

（3）注意事项

①常用冲洗溶液有生理盐水、0.02% 呋喃西林、0.1% 新霉素等。

②如滴入药液，冲洗溶液应在膀胱内保留 15～30 分钟后再放出。

③严格执行无菌技术操作，避免医源性逆行感染。

④冲洗过程中，如患者出现腹痛、腹胀等表现，或发现出血较多、鲜血流出、血压下降，或引流量少于冲洗量等异常情况，应立即停止冲洗，报告医生。

⑤冲洗速度不可过快，压力不宜过大，放出的引流液不可再注入。

⑥膀胱有少量出血时，可采用冰生理盐水加去甲肾上腺素治疗。

（五）尿标本采集

1. **分类**

（1）常规标本：检查尿液的颜色、透明度，测定尿比重，检查有无细胞和管型，做尿蛋白或尿糖定性检测等。

（2）培养标本：做细菌培养或细菌敏感试验。

（3）12 小时或 24 小时标本：用于电解质（钠、钾、氯等）、蛋白、糖、激素、肌酸、肌酐等的定量检测及尿浓缩查结核杆菌等。

2. **方法**

（1）常规标本：能够自理的患者嘱其自行留取晨起第 1 次尿 100ml，如不需测定尿比重，只需留取 30～50ml。晨尿浓度高，未受饮食影响，检验结果较为准确。不能自理的患者应协助在床上使用便器。

（2）尿培养标本

①按导尿术清洁、消毒外阴。

②护士用试管夹夹住无菌试管，在酒精灯上消毒试管口，嘱患者排尿，弃去前段尿，留取中段尿 5～10ml。

③昏迷或尿潴留患者，可采用导尿术留取。

（3）12 小时或 24 小时尿标本

①在容器外检验单注明留尿日期及起止时间，集尿器容量为 3000～5000ml。

②嘱患者于晚 7 时（留取 12 小时尿）或晨 7 时（留取 24 小时尿）排空膀胱（弃去），至次晨 7 时最后一次尿（保留）期间的全部尿液留取至容器内。将盛尿容器置阴凉处，根据检验要求加入相

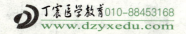
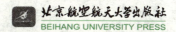

应防腐剂，混匀后只取约 40ml 送检。

③常用防腐剂的用量及作用：见表 1-8。

表1-8　尿标本采集防腐剂的用量及作用

防腐剂	用量（ml）	适用检查	作　用
40%甲醛	1～2	12小时尿细胞计数（阿迪计数）	防腐，固定尿中有机成分
浓盐酸	5～10	尿激素检查（17-羟类固醇，17-酮类固醇）	防止激素被氧化
0.5%～1%甲苯	10	尿生化检查，如尿蛋白、糖、电解质（钠、钾、氯）、肌酸、肌酐等定量	保持尿液中的化学成分不变，在倒入第1次尿后加入，在尿液表面形成薄膜，防止细菌污染

3．注意事项

（1）早孕诊断试验应留取晨尿。

（2）女性患者在月经期不宜留取尿标本，以免混入经血，影响检验结果。

（3）尿标本中不应混入会阴部分泌物及粪便。

（4）尿培养标本应在患者膀胱充盈时留取，并嘱患者排尿不可中断。

二、排便护理

（一）概述

1．大肠的解剖结构　大肠是排便的主要器官。成年人大肠总长约 150cm，起自回肠末端，止于肛门，分为盲肠、阑尾、结肠、直肠和肛管 5 部分。

（1）盲肠：是大肠的起始部，位于右髂窝内，回盲瓣位于回肠末端与盲肠的连接处，可控制小肠内容物进入大肠的速度，也可阻止大肠内容物反流至小肠。

（2）阑尾：位于右髂窝，根部连接于盲肠后内侧壁，长 6～8cm，远端游离，位置变化较大，但根部固定，体表投影在脐与右髂前上棘连线中外 1/3 交点处，称为麦氏点（McBureny 点）。阑尾动脉系回结肠动脉的分支，为无侧支的终末动脉，当血运障碍时易导致阑尾坏死。

（3）结肠：分为升结肠、横结肠、降结肠和乙状结肠 4 部分。升结肠在右髂窝起始于盲肠，向上至肝右叶下方左曲，移行于横结肠；横结肠向左横行至脾下方，下折续于降结肠；降结肠沿左侧腹后壁向下，至左髂嵴处移行于乙状结肠。

（4）直肠：位于盆腔的后部，上接乙状结肠，向下移行为肛管，长 10～14cm，是粪便暂存的部位。直肠内面有 3 个直肠横襞，其中，中间的横襞大而明显，距肛门 7cm，相当于直肠前壁腹膜返折的水平，是乙状结肠镜检查的标志。

（5）肛管：上界为直肠穿过盆膈的平面，下界为肛门，长约 4cm，被肛提肌和肛门括约肌包绕，有控制排便的作用。

2．大肠的生理功能　大肠的主要功能是吸收水分和电解质，暂时贮存食物残渣，形成粪便后排出体外。大肠液的主要成分是黏液，可润滑粪便，保护肠黏膜。大肠内含有的多种细菌，能分解未消化的蛋白质、糖和脂肪，并能合成维生素 K 和维生素 B 供人体吸收和利用。

3．大肠的运动

（1）袋状往返运动：是空腹时最常见的运动形式，并无向前推进的作用，可将大肠内容物不断地研磨和混合，促进水和电解质的吸收。

（2）分节推进运动和多袋推进运动：一个结肠袋的内容物被推到邻近肠段的运动，称为分节推进运动，类似于小肠的分节运动；一段结肠同时发生许多袋状收缩，将其内容物向下推移，称为多袋推进运动。

（3）蠕动：表现为一些稳定的向前推进的舒张波和收缩波，使该肠段排空并闭合。

（4）集团蠕动：开始于横结肠，表现为一系列的多袋推进运动或蠕动，使肠内压明显升高，可将部分肠内容物快速推送到降结肠或乙状结肠。

4．排便过程　食物残渣在大肠内停留一般在 10 小时以上，其中部分水分、无机盐和维生素被吸收，未经消化吸收的食物残渣经过细菌发酵和腐败作用，与大肠内的黏液、上皮细胞和细菌共同形成粪便。

排便是一种反射性活动，正常人平时直肠内没有粪便。当粪便进入直肠后，刺激直肠壁内的感受器，排便冲动传到脊髓腰骶段的初级排便中枢，并上传到大脑皮质，产生便意。大脑皮质可以控制排便。如条件允许，大脑皮质可促进脊髓排便中枢，促进排便；如条件不允许，大脑皮质则发生抑制性冲动，暂时终止排便反射。

（二）排便活动的评估

1．影响排便的因素　排便受年龄、个人习惯、心理、文化背景、饮食及摄入液体情况、活动、药物和疾病等因素影响。

2．粪便的评估

（1）正常粪便：正常成年人每天排便 1 ～ 3 次，为成形软便，每次排便量为 100 ～ 300g；婴幼儿每天排便 3 ～ 5 次。成年人粪便为黄褐色或棕黄色，婴儿呈黄色或金黄色。粪便主要由食物残渣、脱落的肠上皮细胞、细菌等构成，混入的少量黏液肉眼不易发现。

（2）异常粪便

①次数异常：成年人每天排便＞ 3 次或每周＜ 3 次，为排便异常。

②颜色异常：柏油样便提示上消化道出血，暗红色便提示下消化道出血，粪便表面粘有鲜血见于痔或肛裂，果酱样便常见于肠套叠、阿米巴痢疾，白陶土色便提示胆管梗阻，白色"米泔水"样便常见于霍乱、副霍乱。

③气味异常：严重腹泻患者的粪便呈恶臭味，下消化道溃疡、恶性肿瘤患者的粪便呈腐臭味，柏油样便呈腥臭味，消化不良及乳儿的粪便呈酸败臭味。

3．常见的排便异常

（1）便秘：是指排便次数减少，无规律，粪便干燥、坚硬，排便困难。

（2）粪便嵌塞：指粪便持久滞留在直肠内，坚硬不能够排出。常发生于慢性便秘患者。

（3）腹泻：大便次数超过每天 3 次，且稀薄、容量及水分增加。

（4）排便失禁：是指由于肛门括约肌失去意志控制而不自主地排便。

（5）肠胀气：是指肠道内过量气体积聚，不能排出。

（三）排便异常的护理

1．便秘

（1）消除患者的紧张情绪，指导重建正常的排便习惯，为患者提供单独隐蔽的排便环境和充裕的排便时间。

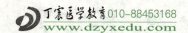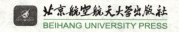

（2）协助患者采取适宜的排便姿势，如无禁忌，床上排便时协助患者坐起或抬高床头，如病情允许，搀扶患者到卫生间排便。

（3）用手深按腹部，自右下腹盲肠开始，沿升结肠、横结肠、降结肠、乙状结肠的顺序做环行按摩，促进排便。

（4）遵医嘱口服缓泻药，如蓖麻油、番泻叶、酚酞（果导）等，但不可长期使用或滥用。

（5）指导患者使用开塞露等简易通便药，其作用机制为软化粪便，润滑肠壁，刺激肠蠕动，但不宜长期使用。

（6）以上方法均无效时，遵医嘱给予灌肠。

（7）合理膳食，多食用蔬菜、水果、粗粮等富含纤维素的食物，多饮水，每天液体摄入不少于2000ml。

（8）鼓励患者适当活动，拟订规律的活动计划，卧床患者可以在床上活动或被动活动。

（9）帮助患者重建正常的排便习惯。

2．粪便嵌塞

（1）早期可口服缓泻药或使用简易通便剂。

（2）必要时用油剂保留灌肠，2～3小时后再行清洁灌肠。

（3）清洁灌肠无效可遵医嘱人工取便。取便时动作轻柔，防止操作直肠黏膜。因取便可刺激迷走神经引起心动过缓甚至骤停，心脏病患者禁忌。

（4）向患者宣教饮食卫生常识，合理膳食，适当活动，预防便秘。

3．腹泻

（1）针对病因治疗，肠道感染者遵医嘱应用抗生素。

（2）卧床休息，减少肠蠕动，注意腹部保暖。对不能自理的患者及时给予便盆。

（3）鼓励患者多饮水，给予清淡的流质或半流质饮食，避免油腻、辛辣、高纤维素、高蛋白食物。严重腹泻患者暂时禁食。

（4）给予口服补盐液或静脉输液，预防和纠正水、电解质紊乱。

（5）注意保持肛周皮肤清洁，每次排便后用软纸轻擦肛门，温水清洗，并在肛门周围涂油膏保护局部皮肤。及时沐浴，更换衣裤、床单、被套，去除异味，使患者舒适。

（6）密切观察粪便的性状、次数并记录。注意病情危重患者生命体征变化。疑为传染病者应按消化道隔离原则护理。

（7）关心患者，给予支持和安慰。向患者宣教饮食卫生常识，养成良好的饮食卫生习惯。

4．排便失禁

（1）排便失禁会使患者产生紧张、窘迫、自卑等心理，护士应尊重和理解患者，给予安慰，帮助其积极配合治疗护理工作。

（2）床上加铺橡胶单和中单，或使用一次性尿布。

（3）每次便后用温水清洁肛门及其周围皮肤，保持清洁干燥，必要时涂擦软膏保护，预防皮肤破损、感染。预防压疮。

（4）训练排便功能，掌握患者的排便规律，适时给予便盆。教会患者进行肛门括约肌和盆底肌肉锻炼。

（5）避免油腻、辛辣、高纤维素食物，定时开窗通风，去除不良气味。

5．肠胀气

（1）去除引起肠胀气的病因，勿食易产气的食物和饮料，积极治疗肠道疾病等。

（2）鼓励和协助患者下床活动，卧床患者应在床上活动，以促进肠蠕动。

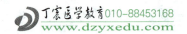 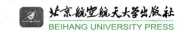

（3）给予腹部按摩、热敷。严重腹胀时，遵医嘱应用药物治疗或行肛管排气。

（4）针灸内关、合谷及足三里等穴位。

（5）非胃肠道手术患者，可用新斯的明肌内注射。新斯的明为易逆性抗胆碱酯酶药，可兴奋胃肠道平滑肌和膀胱逼尿肌，用于治疗术后胃肠、膀胱平滑肌麻痹引起的腹胀气和尿潴留。

（6）不可使用阿托品，因其可加重腹胀。

（7）低钾血症或腹膜炎者，遵医嘱处理。

（四）与排便有关的护理技术

1. 大量不保留灌肠

（1）目的

①软化粪便，解除肠胀气。

②清洁肠道，为肠道手术、检查或分娩做准备。

③稀释并清除肠道内有害物质，减轻中毒反应。

④为高热患者降温。

（2）操作方法：见表 1-9。

（3）注意事项

①保护患者自尊，减少暴露，防止受凉。

②采取左侧体位可利用灌肠液的重力作用灌入乙状结肠。

③插入肛管过程中，如遇阻力，可退出少许，放置后再缓缓插入。

④注入灌肠液的速度不宜过快，防止引起排便反射。灌肠过程中若患者感觉腹胀或有便意，应放低灌肠筒，减慢流速，并嘱患者张口呼吸，减轻不适。

⑤灌肠过程中密切观察患者病情变化，若出现脉速、心慌气急、面色苍白、出冷汗、剧烈腹痛，应立即停止灌肠，及时通知医生采取急救措施。

⑥每次抽吸灌肠液时，应夹紧或反折肛管，以防空气进入引起腹胀。

⑦降温灌肠时，在排便后 30 分钟测量体温。

⑧禁忌使用清水反复灌洗，以防水、电解质紊乱。急腹症、消化道出血、严重心血管疾病等患者及孕妇禁忌灌肠。肝性脑病患者禁用肥皂水灌肠，以减少氨的形成和吸收。充血性心力衰竭和水钠潴留的患者，禁用生理盐水灌肠。

⑨灌肠后的排便记录方式为：排便次数 /E，如灌肠后排便 1 次记为 1/E。

2. 小量不保留灌肠

（1）目的

①为年老体弱、幼儿及腹部或盆腔手术后患者解除便秘、软化粪便。

②排出肠道内的气体，减轻腹胀。

（2）操作方法：见表 1-9。

（3）注意事项

①灌肠速度不可过快，压力宜低。

②每次抽吸灌肠液时，应夹紧或反折肛管，以防空气进入引起腹胀。

3. 保留灌肠

（1）目的

①镇静或催眠。

②治疗肠道感染。

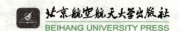

（2）操作方法：见表1-9。

（3）注意事项

①肠道感染患者，应在临睡前灌肠，使药液易于保留、吸收。

②灌肠的肛管要细、液量要少、插入要深、压力要低。

③肛门、直肠、结肠等手术后及排便失禁的患者不宜保留灌肠。

4．肛管排气

（1）目的：排出肠腔内积气，以减轻腹胀。

（2）操作方法：见表1-9。

（3）注意事项

①橡胶管一端插入水瓶液面以下，另一端与肛管连接。

②观察排气情况，如见水瓶中气泡很少或无逸出，说明排气不畅，可更换体位或按摩腹部。

③长时间留置肛管可降低肛门括约肌的反应，甚至导致永久性松弛，必要时可间隔2～3小时重新插管排气。

表1-9　协助排便的护理技术要点鉴别

	大量不保留灌肠			小量不保留灌肠	保留灌肠	肛管排气
	一般情况	降温	中暑			
液体温度（℃）	39～41	28～32	4	38	38	—
灌肠液保留（排气）时间（分钟）	5～10	30		10～20	＞60	＜20
灌肠溶液	0.1%～0.2%肥皂水生理盐水			"1，2，3"溶液（50%硫酸镁30ml、甘油60ml、温开水90ml）	10%水合氯醛2%黄连素0.5%～1%新霉素	—
灌肠液量（ml）	500～1000（成人）200～500（小儿）＜500（伤寒）			100～180	＜200	—
肛管插入肛门深度（cm）	7～10（成人）4～7（小儿）			7～10	15～20	15～18
液面与肛门距离（cm）	40～60，＜30（伤寒）			＜30	＜30	—
卧位	左侧			左侧	左侧（细菌性痢疾、溃疡性结肠炎）；右侧（阿米巴），抬高臀部	左侧或仰卧

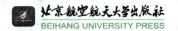

5. 简易通便

（1）目的：为患者解除便秘。

（2）操作方法

①开塞露法：开塞露由甘油或山梨醇制成，封装于塑料容器内。使用时护士剪去封口端，先挤出少许药液润滑开口处。嘱患者取左侧卧位，放松肛门外括约肌，将开塞露前端开口处轻轻插入肛门后，将药液挤入直肠内。保留 5 ～ 10 分钟后排便。

②甘油栓法：甘油栓由甘油和明胶制成。使用时护士戴手套，捏住甘油栓底部，轻轻插入肛门至直肠内，抵住肛门处轻轻按摩。保留 5 ～ 10 分钟后排便。

③肥皂栓法：将肥皂削成圆锥形，底部直径约 1cm 、长约 3 ～ 4cm。使用时护士戴手套，将肥皂栓蘸热水后轻轻插入肛门内。

6. 口服高渗溶液清洁肠道　患者术前 3 天半流质饮食，术前 1 天流质饮食。

（1）甘露醇法：术前 1 天 14:00 ～ 16:00 口服甘露醇 1500ml（20% 甘露醇 500ml+5% 葡萄糖 1000ml），服用后 15 ～ 20 分钟自行排便。

（2）硫酸镁法：术前 3 天每晚口服 50% 硫酸镁 10 ～ 30ml，术前 1 天 14:00 ～ 16:00 口服硫酸镁 200ml（50% 硫酸镁 100ml+5% 葡萄糖 100ml）后再服温开水 1000ml，服后 15 ～ 30 分钟即可反复自行排便。

（五）粪便标本采集

1. 分类

（1）常规标本：检查粪便的一般性状、颜色、细胞等。

（2）培养标本：检查粪便中的致病菌。

（3）隐血标本：检查粪便中肉眼不可见的微量血液。

（4）寄生虫标本：检查粪便中的寄生虫、幼虫以及虫卵。

2. 方法

（1）排空膀胱，防止尿液混入粪便。

（2）常规标本：嘱患者排便于清洁便盆内，用检便匙取中央部分或黏液脓血部分的粪便约 5g（蚕豆大小）。水样便应盛于容器中。

（3）培养标本：能排便者排便于消毒便盆内，用无菌棉签取中央部分或黏液脓血部分粪便 2 ～ 5g 放入培养瓶内，盖紧送检。不能排便者用无菌长棉签蘸无菌生理盐水，轻轻插入肛门 6 ～ 7cm，单向轻轻旋转后退出，放入培养瓶内。尽量选取多处标本，以提高阳性率。

（4）寄生虫标本：嘱患者排便于清洁便盆内，留取不同部位带血或黏液的粪便 5 ～ 10g。服用驱虫药或做血吸虫孵化检查时应留取全部粪便。查阿米巴原虫时，便盆应加温至接近正常体温，留便后连同便盆送检，以保持阿米巴原虫的活动状态。查蛲虫应在睡前或晨起前将透明胶带贴在肛周，取下后粘于载玻片上送检。

---

1. 肛管排气操作中，**不恰当**的一项是

A. 肛管插入深度为 15 ～ 18cm
B. 与肛管相连的橡胶管插入盛水瓶中
C. 在患者腹部沿顺时针方向作环形按摩
D. 帮助患者更换体位
E. 肛管保留 1 小时以上

2. 在大量不保留灌肠过程中，患者突然出现面色苍白、脉速、心慌、气促、出冷汗、剧烈腹痛，正确的处理是

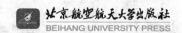

A．嘱患者翻身，变换体位后再灌入　　　　B．退管少许，再稍转动缓慢插入
C．适当放低灌肠筒以减轻腹压　　　　　　D．嘱患者张口呼吸以减轻腹压
E．应立即停止灌肠，及时处理

3．阿米巴痢疾患者留取粪便标本的容器是
A．硬纸盒　　　　B．玻璃瓶　　　　C．蜡纸　　　　D．无菌容器　　　　E．加温容器

4．口服硫酸镁清洁肠道与口服甘露醇的不同点是
A．术前 3 天每晚服用　　　　　　　B．术前 3 天进半流饮食
C．术前 1 天进流质饮食　　　　　　D．术前记录排便次数和性质
E．术前 1 天下午 14:00 ～ 16:00 服用

5．尿潴留患者第一次放尿时，放尿量不超过
A．100ml　　　　B．500ml　　　　C．1000ml　　　　D．1500ml　　　　E．2000ml

6．慎用人工取便的患者是
A．肺癌　　　　B．脑出血　　　　C．心脏病　　　　D．巨结肠症　　　　E．骨盆骨折

7．伤寒患者灌肠时，液体量和高度分别是
A．300ml，＜ 30cm　　　　　　　B．400ml，＜ 30cm
C．500ml，＜ 30cm　　　　　　　D．600ml，＜ 20cm
E．700ml，＜ 20cm

8．密闭式膀胱冲洗术冲洗液滴入膀胱的速度为
A．20 ～ 40 滴 / 分　　　　　　　B．30 ～ 50 滴 / 分
C．40 ～ 60 滴 / 分　　　　　　　D．60 ～ 80 滴 / 分
E．80 ～ 100 滴 / 分

9．留置导尿管的患者，出现尿液浑浊、沉淀或结晶时应
A．经常清尿道口　　　　　　B．膀胱内用药　　　　　　C．热敷下腹部
D．进行膀胱冲洗　　　　　　E．经常更换卧位

10．大量不保留灌肠适应证不包括
A．为便秘者软化、清除粪便　　　　B．为急腹症患者做肠道准备
C．腹腔手术前的准备　　　　　　　D．为分娩者做肠道准备
E．为高热患者降温

11．留 24 小时尿标本用浓盐酸进行防腐，其作用是
A．延缓尿中化学成分分解　　　　B．防止尿中激素被氧化
C．固定尿液中有机成分　　　　　D．防止尿液被细菌污染
E．防止尿液颜色改变

12．极度衰弱、膀胱高度膨胀的患者，导尿时排空膀胱会引起
A．尿失禁　　　　　　B．腹部剧痛　　　　　　C．血尿、虚脱
D．膀胱炎症　　　　　E．尿潴留加重

13．小量不保留灌肠的叙述，正确的是

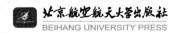

A. 右侧卧位，双膝屈曲　　　　　　B. 小儿插管深度 4 ～ 7cm

C. 灌入 50% 硫酸镁 60ml　　　　　D. 后注入温开水 20 ～ 30ml

E. 保留溶液 30 分钟后排便

14. 可以防止细菌污染，延缓尿液中化学成分分解的防腐剂是

A. 95% 乙醇　　　　B. 浓盐酸　　　　C. 甲醛　　　　D. 乙酸　　　　E. 甲苯

15. 患者，男，37 岁。出现向心性肥胖、痤疮、高血压，疑为皮质醇增多症，准备进行尿 17-羟皮质类固醇检测。24 小时尿中加入浓盐酸的剂量是

A. 1 ～ 2m　　　B. 3 ～ 4ml　　　C. 5 ～ 10ml　　　D. 15 ～ 20ml　　　E. 25 ～ 30ml

16. 孕妇，26 岁。因尿潴留，护士准备为该孕妇行导尿术，下列操作欠妥的是

A. 戴口罩、帽子并清洗双手　　　　B. 关闭门窗、保护患者隐私

C. 将无菌与非无菌物品分别放置　　D. 检查导尿包的名称及灭菌日期

E. 用无菌持物镊夹取棉球消毒外阴

17. 患者，女，45 岁。因尿路感染医嘱尿培养及药物敏感试验，患者神志清醒，一般情况好。护士留取尿标本的方法是

A. 导尿术　　　　　　　　　　　　B. 留取中段尿

C. 24 小时尿液采集法　　　　　　　D. 6 小时尿液采集法

E. 晨尿防腐法（加 40% 甲醛）

18. 患者，女，47 岁。腰椎损伤 2 个月，长期留置导尿管，今晨护士发现患者尿液浑浊有很多沉淀。护士应该采取的护理措施是

A. 用 0.1% 苯扎溴铵消毒尿道口　　 B. 为患者翻身更换卧位

C. 热水袋热敷下腹部　　　　　　　D. 鼓励患者多饮水促进排尿

E. 膀胱内滴药消除炎症

19. 患者，女，55 岁。因外伤入院。患者不能控制排便，多次将大便排在床上。对该患者的护理重点是

A. 定时开窗通风，消除不良气味　　B. 保护肛周皮肤，防止压疮

C. 尊重患者，消除心理压力　　　　D. 观察粪便性质、颜色与量

E. 保证每天摄入足量的液体

20. 患者，男，46 岁。便秘，护士遵医嘱直肠插入甘油栓药，软化粪便。操作错误的是

A. 患者取侧卧位，膝部弯曲，暴露肛门

B. 护士戴上手套或指套，以避免污染手指

C. 插入肛门，并用示指将栓剂沿直肠壁朝脐部方向进入 6 ～ 7cm

D. 操作后患者如有便意，即可上厕所

E. 若栓剂滑脱出肛门外，应予重新插入

21. 患者，男，59 岁。心肌梗死，经抢救病情稳定，平时饮食精细，时常便秘，为其讲解预防便秘的知识，该患者复述的内容应予纠正的是

A. 每天定时排便 1 次　　　　　　　B. 适当翻身或下床活动

C. 多食蔬菜，水果和粗粮　　　　　D. 摄入足够的水分

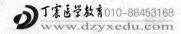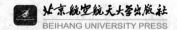

E．每晚睡前使用开塞露

22．患者，女，52岁。需肠道抗感染治疗，护士遵医嘱给其行保留灌肠，下列正确的是

A．晚上睡觉前灌肠为宜　　　　　　　B．阿米巴痢疾取左侧卧位

C．臀部抬高20cm防药液溢出　　　　D．肛管插入直肠长度20～25cm

E．液面距离肛门高度40～60cm

23．患者，男，58岁。长期卧床。护士为预防其发生便秘而制定如下护理计划，其中<u>不妥</u>的措施是

A．每天液体摄入量不少于2000ml　　B．排便时可提高床头

C．禁食油脂类食物　　　　　　　　　D．排便时可配合做腹部按摩

E．如需泻药应选择作用缓和的药物

（24～25题共用题干）

　　患者，男，59岁。患者在家时排便正常，但入院4天没有排便，饮食正常。

24．问题1：遵医嘱给予开塞露治疗，<u>不正确</u>的是

A．为保护患者隐私，用屏风遮挡，拉好窗帘

B．剪去封口后，先挤出少许液体润滑开口处

C．患者取左侧卧位

D．轻插入肛门后将药液全部挤入直肠

E．嘱患者无须保留，可立即排便

25．问题2：开塞露的作用机制是

A．在肠道内吸水膨胀后，增多肠内容物的容积

B．在肠腔维持高渗透压，阻止肠内盐和水分的吸收

C．润滑软化粪便，减少肠内水分被吸收

D．使黏液透析性增加，使电解质和水向肠腔渗透

E．刺激十二指肠分泌缩胆囊肽，促进肠分泌肠液和蠕动

（26～27题共用题干）

　　患者，男，40岁。肠腔高度胀气，遵医嘱行肛管排气。

26．问题1：护理措施中，<u>不正确</u>的是

A．取左侧卧位

B．橡胶管留出足够长度并妥善固定

C．保留肛管不超过30分钟

D．排气不畅时，帮助患者变换体位或按摩腹部

E．需要时，2～3小时后再行肛管排气

27．问题2：分析患者平日饮食习惯，给予健康指导，<u>不妥</u>的是

A．多饮水　　　　　　　　　　　　　B．少食豆类食物

C．少食高糖类食物　　　　　　　　　D．选用清谈、易消化食物

E．少食水果、蔬菜等富含粗纤维素的饮食

（28～29 题共用备选答案）

A．暗绿色　　　　　　　B．暗红色　　　　　　　C．无光样黑色

D．柏油色　　　　　　　E．陶土色

28．胆道完全阻塞时，粪便呈

29．下消化道出血时，粪便呈

（30～31 题共用备选答案）

A．4～6cm　　　　　　　B．7～10cm　　　　　　　C．12～14cm

D．15～20cm　　　　　　E．22～24cm

30．不保留灌肠肛管插入深度为

31．保留灌肠时，肛管插入深度为

答案： 1．E。2．E。3．E。4．A。5．C。6．C。7．C。8．D。9．D。10．B。11．B。12．C。
13．B。14．E。15．C。16．A。17．B。18．D。19．B。20．D。21．E。22．C。23．C。
24．E。25．C。26．C。27．E。28．E。29．B。30．B。31．D。

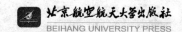

第 12 章　医院内感染的预防和控制

一、医院内感染

1. 概述

（1）概念：《医院管理办法》将医院内感染定义为：住院患者在医院内获得的感染，包括在住院期间发生的感染和在医院内获得出院后发生的感染，但不包括入院前已经存在或者入院时已处于潜伏期的感染。

（2）分类：医院内感染主要分内源性感染和外源性感染。

①内源性感染（自身感染）：主要指患者自身在机体免疫功能低下时菌群失调，而引发的感染。

②外源性感染（交叉感染）：指除患者自身以外的宿主或医院环境，一般指患者与患者之间、患者与工作人员之间、患者与护理人员之间的直接感染，或者是通过水、空气、医疗设备、各种动物等引发的间接感染。

（3）形成及传播途径：由传染源、传播途径、易感宿主（人或动物）3 部分构成。传播途径主要包括：接触传播、空气传播、飞沫传播、生物媒介传播等。

2. 医院内感染的管理

（1）建立三级监控体系：在医院感染控制管理委员会领导下，建立医院感染管理科及三级护理管理体系，即一级管理，病区护士长和兼职监控护士；二级管理，专科护士长；三级管理，护理部副主任。三级监控体系负责评估医院感染发生的危险性，及时发现，及时汇报，及时处理。

（2）健全各种制度

①管理制度，建立对患者入院、住院和出院 3 阶段的随时、终末和预防性消毒制度、消毒隔离制度等。

②监测制度，监测消毒剂的应用时间及效力、灭菌的效果、一次性器材等的监测。

③消毒质控标准，应在医院内建立相应制度，应符合国家卫生部门所规定的医院卫生标准。

（3）落实医院感染管理措施：控制感染源、切断传播途径、保护易感人群。主要具体措施是使医院建筑、环境及设施布局合理，有利于消毒隔离；定期检查各种规章制度落实情况，如清洁、消毒、灭菌；洗手技术、无菌技术及隔离技术；消毒灭菌效果监测；医疗污物及污水处理；合理使用抗生素等。

（4）加强医院感染学教育，明确医务人员职责。

二、清洁、消毒和灭菌

清洁：是指清除物体表面的污垢，如尘埃、油脂、分泌物。

消毒：是指清除或杀灭芽胞以外的所有病原微生物。

灭菌：杀灭物体上的所有微生物，包括细菌芽胞和真菌孢子。

（一）物理消毒灭菌方法

1. 热力消毒灭菌方法　利用热力使微生物的蛋白质凝固、变性而导致其死亡，达到消毒灭菌的目的，是效果可靠、使用最广泛的方法。分为干热法和湿热法两种，相比之下，湿热法导热较快，需要的时间较短、温度较低。

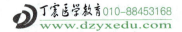

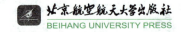

（1）燃烧法：是一种简单、迅速、彻底的灭菌方法。常用于破伤风梭状杆菌、气性坏疽杆菌等特殊感染细菌的敷料处理；也适用于无保留价值的物品，如污染纸张、医用垃圾等的处理。急用耐高温的搪瓷类物品、金属器械时，在无其他灭菌条件时也可使用。搪瓷容器内倒入 95% 乙醇溶液，慢慢转动使乙醇分布均匀，点燃至熄灭，时间不少于 3 分钟。器械可放在火焰上烧灼 20 秒。使用燃烧法时应注意远离易爆物品，燃烧过程中不得添加乙醇，以免火焰上窜致灼伤或引发火灾。贵重器械及锐利刀剪不宜采用燃烧法，以免损坏或使锋刃变钝。

（2）干烤法：将物品置于特制的密闭烤箱内灭菌，热力传播主要依靠空气对流和介质传导。适用于高温下不易变质、损坏和蒸发的物品，如粉剂、油剂、玻璃器皿及金属制品的灭菌；灭菌时间 160℃，2 小时；170℃，1 小时；180℃，30 分钟。

（3）煮沸法：适用于耐高温、耐潮湿物品，如金属、搪瓷、玻璃、橡胶等，但不能用于外科手术器械的灭菌。水沸后开始计时，5 ～ 10 分钟可杀灭细菌繁殖体，15 分钟可将多数芽胞杀灭。加入碳酸氢钠达到 1% ～ 2% 浓度时，水的沸点可达 105℃，既可增强杀菌效果，又可去污、防锈。煮沸前先将物品刷洗干净，完全浸没水中。物品体积不应超过容器的 2/3。玻璃类物品应在冷水或温水时放入；橡胶类应在水沸后放入；空腔导管应预先在腔内充满水；大小相同的碗、盆不可叠放。若中途加入物品，则应从再次水沸后重新计时。海拔每增高 300m，消毒时间延长 2 分钟。

（4）压力蒸汽灭菌法：是物理灭菌法中应用最广、效果最可靠的首选灭菌方法。利用高压高温饱和蒸汽所释放的潜热杀灭所有微生物及其芽胞。适用于耐高温、耐高压、耐潮湿的物品，如各类器械、敷料、搪瓷、玻璃制品、橡胶及溶液的灭菌，不可用于凡士林等油剂和滑石粉等粉剂。

①下排气式压力蒸汽灭菌：压力 103 ～ 137kPa、温度 121 ～ 126℃，经 15 ～ 30 分钟达灭菌效果。

②预真空压力蒸汽灭菌：灭菌前先抽出灭菌器内的冷空气，使之形成负压，再输入蒸汽。在负压作用下，蒸汽能迅速穿透物品，压力达 205kPa，温度达 132℃，维持 4 ～ 5 分钟即可达到灭菌效果。

③注意事项：灭菌物品包装大小应合适，下排气式压力蒸汽灭菌器物品包不大于 30cm×30cm×25cm，预真空压力蒸汽灭菌物品包不大于 30cm×30cm×50cm。灭菌物品应合理摆放，各包之间应留有间隙，以便蒸汽穿透。盛装物品的容器应有孔，灭菌前将孔打开，使蒸汽进入。布类物品应放在金属、搪瓷类物品之上，以免蒸汽遇冷凝成水珠，使布类受潮。随时观察，灭菌器内压力、温度达到灭菌要求时开始计时。灭菌物品冷却 30 分钟以上、干燥后方可取出。灭菌效果监测方法有物理、化学和生物 3 种，最常用的是化学监测法，最可靠的是生物监测法。

2. 辐射消毒法

（1）日光曝晒法：照射时间不少于 6 小时，定时翻动。常用于床垫、床褥、棉胎、枕芯、毛毯、衣服、书籍等物品的消毒。

（2）紫外线灯管消毒法：因其穿透力弱，主要适用于空气、物品表面和液体的消毒。能杀灭细菌繁殖体、真菌、病毒，并对芽胞有显著杀灭作用，与高效类化学消毒剂的效果相当。空气消毒首选紫外线灯管消毒法，不仅消毒效果可靠，而且可在室内有人时使用。杀菌作用最强的波段是 250 ～ 270nm。空气消毒有效照射距离不超过 2m，照射时间不少于 30 分钟；物品表面消毒有效照射距离为 25 ～ 60cm，消毒时间为 20 ～ 30 分钟。消毒时注意：计时应从灯亮起后 5 ～ 7 分钟开始；适宜的室温为 20 ～ 40℃，相对湿度为 40% ～ 60%；注意眼睛和皮肤防护，嘱患者戴墨镜或用纱布遮住双眼，身体用被单遮盖；保持紫外线灯管清洁，每 2 周用无水乙醇纱布擦拭 1 次；关灯后如需重新开启，应间隔 3 ～ 4 分钟，冷却后再开。建立使用登记卡，定期监测灭菌效果，灯管使用时间超过 1000 小时、强度低于 70μW/cm² 时应更换。

（3）臭氧灭菌灯消毒法：利用臭氧的强氧化作用，杀灭细菌繁殖体、真菌、病毒，并对芽胞有显著杀灭作用，与高效类化学消毒剂的效果相当。主要用于空气、医疗污水、诊疗用水及物品表面的消毒。

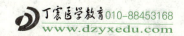 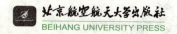

空气消毒要求时间不少于 15 分钟；物品表面消毒需要 60 ~ 120 分钟。臭氧对人体有毒，使用时关闭门窗，人员离开，消毒结束后 30 分钟方可进入；臭氧还可损坏物品，使金属生锈、橡胶老化、织物漂白褪色等。

3. **电离辐射灭菌法** 主要是应用核素 ^{60}Co 发射的 γ 射线或电子加速器产生的 β 射线灭菌。特别适合不耐热的物品，如一次性医用塑料用品、金属、橡胶、食品、药品、精密医疗器械和生物学制品在常温下灭菌，灭菌均匀、彻底。灭菌时注意应采用机械传送物品，防止射线对人体的伤害；湿度越高，灭菌效果越好。

4. **微波消毒法** 可杀灭各种微生物，包括细菌繁殖体、真菌、病毒、细菌芽胞及真菌孢子等。常用于食品、餐具的处理，医疗文件、药品及耐热非金属材料的消毒灭菌，但不能用于金属物品。优点有节能、作用快、温度低等。

5. **过滤除菌** 采用生物洁净技术，可除掉空气中 0.5 ~ 5μm 的尘埃，达到洁净空气的目的。常用于烧伤病房、手术室、器官移植病房等。

（二）化学消毒灭菌方法

某些不适用于物理消毒灭菌的物品，可选用化学消毒灭菌法，如患者皮肤、黏膜、排泄物，光学仪器，锐利金属器械及周围环境消毒等。

1. **常用方法**

（1）浸泡法：用于耐湿不耐热物品、器械的消毒，如锐利器械、精密仪器及化学纤维制品。

①根据消毒物品的特点选择合适的消毒剂，严格掌握药物的浓度、使用方法、消毒时间。定期更换消毒液，挥发性消毒液要加盖。

②待消毒物品必须先洗净、擦干，完全浸泡在溶液里，管腔内注满消毒液，打开器械轴节及容器的盖。

③消毒后的物品在使用前用无菌生理盐水冲洗干净，以免消毒剂刺激人体组织。

④消毒液中不能放置纱布、棉花等物，以免因吸附消毒剂而降低消毒效力。

（2）喷雾法：用喷雾器将化学消毒剂均匀地喷洒在空气中和物品表面。

（3）擦拭法：用化学消毒剂擦拭物品表面或人体皮肤、黏膜。

（4）熏蒸法：常用于手术室、换药室或病室的空气消毒及某些物品消毒。空气消毒常用纯乳酸（0.12ml/m³）、食醋（5 ~ 10ml/m³）。密闭门窗后熏蒸 30 ~ 120 分钟。物品消毒常用甲醛或环氧乙烷气体。

2. **化学消毒剂的分类** 依照下列消毒剂在合适的浓度、有效的作用时间消毒时，可以达到的消毒效果作为消毒剂分类的依据。部分消毒剂如含氯消毒剂、过氧化氢等由于浓度等消毒条件不同，达到的消毒效果也不同。化学消毒剂的分类及消毒效果对比见表1-10。

表1-10 化学消毒剂的分类及消毒效果对比

分类	常见消毒剂	杀灭作用	杀灭芽胞	杀灭分枝杆菌
灭菌剂	戊二醛、过氧乙酸、环氧乙烷、甲醛	一切微生物	可	可
高效类消毒剂	过氧化氢、高浓度含氯消毒剂、碘酊	细菌繁殖体、真菌、病毒	较显著	可
中效类消毒剂	碘伏、乙醇、低浓度含氯消毒剂	细菌繁殖体、真菌、病毒	不可	可
低效类消毒剂	氯己定、苯扎溴铵	细菌繁殖体、亲脂病毒	不可	不可

3. 常用化学消毒剂及其使用注意事项　见表 1-11。

表1-11　常用化学消毒剂及其使用注意事项

消毒剂	适用情况	注意事项	黏膜消毒	金属腐蚀性	漂白作用	现用现配
2%戊二醛	浸泡不耐热的金属器械和精密仪器如内镜等	加0.3%碳酸氢钠调节pH，浸泡金属器械加0.5%亚硝酸钠防锈；灭菌后无菌蒸馏水冲洗；室温下避光保存，配置好的消毒液最多可连续使用14天	不可	有	无	不需要
过氧乙酸	0.2%手消毒，0.5%餐具、体温计消毒，浸泡法；15%过氧乙酸（7ml/m3）室内空气消毒，熏蒸法；0.2%～0.5%物体表面消毒，擦拭法	有刺激性，使用时加强个人防护；高温时容易发生爆炸，应在避光、阴凉处密闭存放；现用现配，避免与碱或有机物相混合；消毒后应冲洗干净	可	有	有	需要
环氧乙烷	穿透性强，广谱杀菌，适用于不耐高温、潮湿的光学仪器、电子诊疗器械、书籍文件的灭菌	易燃、易爆，须持证上岗，应存放于阴凉通风、远离明火、静电及转动马达的环境，温度低于40℃；对人体有毒性，灭菌后须清除其残留量再使用；灭菌前清洗不可用生理盐水；不可用于饮水和食物消毒	不可	无	无	/
40%甲醛	不耐高温、对湿敏感且易腐蚀物品的表面消毒灭菌，如书籍文件等	对人体有毒性和刺激性，可致癌，不可用于室内空气消毒，使用时应注意防护	不可	无	无	不需要

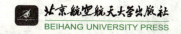

（续　表）

消毒剂	适用情况	注意事项	黏膜消毒	金属腐蚀性	漂白作用	现用现配
含氯消毒剂	餐具、环境、水、疫源地消毒；被乙肝病毒、结核杆菌、细菌芽胞污染的物品消毒。常用的有液氯、漂白粉精、次氯酸钠及84消毒液等。含有效氯0.05%（500mg/L）的溶液浸泡10分钟可杀灭细菌繁殖体；含有效氯0.2%～0.5%（2～5g/L）的溶液浸泡30分钟可杀灭乙肝病毒、结核杆菌、细菌芽胞等	人体分泌物、排泄物消毒可按5份加含氯消毒剂干粉1份搅拌（10g/L），放置2小时以上；含氯消毒剂应保存在密闭容器内，粉剂防潮，不宜用于金属制品、有色织物及油漆家具的消毒	不可	有	有	需要
3%过氧化氢	不耐热的外科植入物、塑料用品、餐具的消毒及外科冲洗伤口（特别是厌氧菌感染）、漱口、皮肤黏膜的冲洗消毒，室内空气消毒	对皮肤、黏膜有刺激性，注意个人防护，防止溅入眼睛	可	有	有	需要
2%碘酊	注射、手术、穿刺部位的皮肤消毒，含有效碘18～22g/L，	涂搽2次，1～3分钟后75%乙醇脱碘；含乙醇，有刺激性，不可用于黏膜及敏感部位皮肤的消毒	不可	二价金属	无	不需要
75%乙醇	皮肤、精密仪器、医疗器械的表面消毒	皮肤及物品表面消毒要求喷雾或涂搽2遍，作用3分钟；消毒体温计要求浸没30分钟；刺激性强，易燃、易爆、易挥发；不可用于医疗器械的消毒灭菌，因其不能杀灭芽胞；也不可用于黏膜及创面消毒，因刺激性较强	不可	无	无	不需要

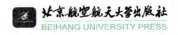

（续　表）

消毒剂	适用情况	注意事项	黏膜消毒	金属腐蚀性	漂白作用	现用现配
碘伏（聚维酮碘/碘附）	外科手术前术者手和前臂、手术切口部位、注射或穿刺部位、新生儿脐带及黏膜冲洗消毒；皮肤细菌、真菌感染及阴道炎的治疗。手及皮肤消毒2～10g/L，口腔黏膜及创面消毒1000～2000mg/L，阴道黏膜及创面消毒500mg/L	皮肤消毒后无需乙醇脱碘；不可用于二价金属制品消毒；稀释后稳定性差	可	二价金属	无	需要
氯己定（洗必泰）	皮肤黏膜、创面消毒及口腔感染治疗。属胍类消毒剂，手术部位和注射部位皮肤及伤口创面：有效含量≥2g/L的氯己定乙醇溶液（70%体积比），可达到中效类消毒剂的效果；口腔、阴道或伤口创面：有效含量≥2g/L的氯己定水溶液	妇产科、泌尿外科常用；对结核杆菌无效；黏膜消毒仅限于诊疗过程中使用；氯己定是阳离子表面活性剂，不可与肥皂等同用	可	无	无	不要求
苯扎溴铵（新洁尔灭）	属季铵盐类消毒剂，皮肤消毒采用原液；环境及物品表面消毒1000～2000mg/L；黏膜消毒1000～2000mg/L	不可用于膀胱镜、眼科器械、橡胶及铝制品的消毒；苯扎溴铵是阳离子表面活性剂，不可与肥皂等同用；避免接触有机物；浸泡金属器械加入0.5%亚硝酸钠防锈	可	有	无	不要求

（三）医院清洁、消毒、灭菌工作

1. 医院物品的危险性分类

（1）高度危险性物品：是指穿过皮肤、黏膜而进入无菌组织或器官内部的器械，或与破损的组织、皮肤、黏膜密切接触的器材或用品。如手术器械、注射器、注射的药物和液体、血液及其制品、脏器移植物、导尿管、膀胱镜等。

（2）中度危险性物品：是指仅与皮肤、黏膜接触而不进入无菌组织内部的物品。如体温计、血压计袖带、压舌板、鼻镜、耳镜、便器等。

（3）低度危险性物品：是指不进入人体、不接触黏膜，仅直接或间接与健康无损的皮肤相接触的物品，如无足够数量的病原微生物污染，一般不会致病。如毛巾、面盆、床面、衣服、被褥、口罩、听诊器、血压计等。

2. 选择消毒、灭菌方法的原则

（1）根据物品的危险性选择：高度危险性物品须采取灭菌法，清除或杀灭物体上含芽胞在内的所有微生物；中度危险性物品应达到消毒效果，采取中效或高效消毒法；低度危险性物品可选择低效消毒法或仅采取清洁处理即可。

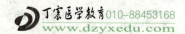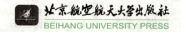

（2）根据污染微生物的种类选择：对受到致病性芽胞、真菌孢子和抵抗力强、危险程度大的病毒污染的物品，应选用灭菌法或高效消毒法；对受到致病性细菌、真菌、亲水病毒、螺旋体、支原体、衣原体污染的物品，应选用中效以上的消毒法；对受到一般细菌和亲脂病毒污染的物品，可选用中效或低效消毒法。

（3）根据消毒物品的性质选择：耐热、耐湿物品首选压力蒸汽灭菌法；耐高温的玻璃器材、油剂类和干粉类可选用干热灭菌法；不耐热的贵重物品可选择环氧乙烷或低温甲醛熏蒸法。

3. 医院日常的清洁、消毒、灭菌

（1）医院环境：医院常被患者、隐性感染者或带菌者的排出物所污染，成为感染的媒介。故医院环境的清洁、消毒、灭菌是控制感染的基础。医院环境要做到清洁，对特殊污染的地面及空间，可以用化学消毒剂喷洒。

（2）环境空气的净化及消毒：用物理、化学及生物等方法，使室内空气中的含菌量尽量减少到无尘、无菌状态，称为净化。主要的措施是控制感染源，减少人员流动；室内定时通风；湿式清扫；紫外线消毒等。遇到传染病或严重感染疾病患者可用化学消毒剂进行空气消毒。无菌药物制剂室、手术室、烧伤病房、器官移植病房等室内空气可采用生物净化法进行空气净化，此法又称层流净化法，指空气通过孔隙 < 0.2μm 的高效过滤器以垂直或水平两种气流呈流线状流入室内，再以等速流过房间后流出，使室内的尘埃或微生物随气流方向排出房间。空气消毒见表 1-12。

表1-12　环境空气消毒的分类

分类	环境范围	空气菌落总数要求	空气消毒方法
Ⅰ类	层流洁净手术室、层流洁净病房、无菌药物制剂室等	≤10cfu/m³	层流通风法
Ⅱ类	普通手术室、产房、婴儿室、早产儿室、普通保护性隔离室、烧伤病区、重症监护病区等	≤200cfu/m³	低臭氧紫外线灯制备的循环风紫外线空气消毒器或静电吸附式空气消毒器，每小时循环风量须达到房间体积8倍以上
Ⅲ类	儿科病区、妇产科检查室、治疗室、注射室、换药室、急诊室、化验室、各类普通病区和诊室等	≤500cfu/m³	除可用Ⅱ类的消毒方法，还可应用臭氧、紫外线灯、化学消毒剂熏蒸或喷雾
Ⅳ类	传染病科及病区	—	同Ⅲ类

（3）环境和物品表面消毒：床头柜、床旁椅用醮取消毒液的抹布擦拭，2 次 / 天；地面如无明显污染，可湿式清扫，1 ～ 2 次 / 天；墙面不需要常规消毒。床头柜、床旁椅、地面或墙面如受病原微生物污染，可用含氯消毒剂或过氧乙酸喷洒或擦拭，也可用紫外线灯照射消毒。

（4）被服、衣物的消毒：有条件的医院可将被服、衣物集中起来，经环氧乙烷灭菌后，再送到洗衣房清洗，备用。无条件的医院，可根据不同物品采取不同方法。棉织品经洗涤后用高温消毒；床垫、棉胎、枕芯、毛毯等可用日光曝晒或紫外线消毒；感染与非感染的被服、衣物要分开清洗、消毒；工作人员的用物应单独清洗、消毒。

（5）皮肤与黏膜的消毒：医务人员要加强手的清洗、消毒，可有效避免交叉感染。患者皮肤与黏膜的消毒可根据不同部位和需要选择消毒剂。

（6）预防性与疫源性消毒：预防性消毒指在未发现感染性疾病的情况下，对可能被病原性微生物污染的环境、物品、人体等进行消毒及对粪便及污染物的无害化处理。疫源性消毒指在有感染源的情况下进行的随时消毒和终末消毒。随时消毒直接在患者或带菌者周围进行，随时杀灭或清除感染源排出的病原微生物，如接触患者及污染物后的洗手和手的消毒等；终末消毒指感染源出院或死亡后对隔离病室的消毒，杀灭感染源患者遗留下来的病原微生物，如病室内用熏蒸法消毒。

（7）器械、物品的清洁、消毒、灭菌：凡是受到感染患者的血液污染的器械和物品、排泄物、分泌物等，应先预消毒，清洗，再根据物品污染后危险性种类，选择合理的消毒、灭菌方法进行消毒灭菌。

三、手的清洗与消毒法

1. **洗手**　用清洁剂和流动水洗手，去除手部皮肤污垢、皮屑和部分致病菌的过程。

（1）掌心相对，手指并拢，相互揉搓。

（2）掌心对掌背，双手交叉，指缝相互揉搓。

（3）掌心相对，双手交叉，指缝相互揉搓。

（4）一手握拳，在另一手掌心旋转揉搓。

（5）一手握另一手拇指，旋转揉搓。

（6）五指指尖并拢，在另一手掌心旋转揉搓。

（7）一手旋转揉搓另一手的手腕。

（8）每个部位至少揉搓 10 次，揉搓双手不少于 15 秒。

（9）洗手时身体与洗手池保持一定距离，避免隔离衣污染水池及水溅湿工作服。

（10）流水冲洗双手时注意指尖向下，腕部低于肘部，使水从肘部流向指尖。

2. **刷手**　用手刷蘸清洁剂，按前臂、腕部、手背、手掌、手指、指缝到指甲的顺序，彻底刷洗，流水冲净。每只手刷 30 秒，两遍共刷 2 分钟。刷洗范围应超过被污染范围。

3. **卫生手消毒**　医务人员用速干手消毒剂揉搓双手，以减少手部暂居菌的过程。

（1）取速干手消毒剂于掌心，均匀涂抹至整个手掌、手背、手指和指缝，必要时增加手腕及腕上 10cm。

（2）揉搓时间至少 15 秒，自然干燥。

4. **外科手消毒**　外科手术前医务人员先用清洁剂和流动水洗手，再用具有持续抗菌活性的手消毒剂清除或杀灭手部暂居菌和减少常居菌的过程。

（1）用清洁剂揉搓并刷洗双手、前臂和上臂下 1/3，特别注意清洁指甲下和皮肤皱褶处。

（2）流水冲洗，始终保持双手位于胸前并高于肘部，使水由手部流向肘部。

（3）擦干手，涂抹消毒剂，直至消毒剂干燥。

四、无菌技术

1. **概念**　无菌技术是指在医疗、护理操作过程中，防止一切微生物侵入人体和防止无菌物品、无菌区域被污染的操作技术。

2. **操作原则**

（1）操作环境清洁宽敞，定期消毒；无菌操作前 30 分钟停止清扫，减少走动。室内环境要求低于 24℃。

（2）工作人员应着装整洁、修剪指甲、洗手、戴口罩。

（3）无菌物品管理规范有序，标识清楚，按失效期先后顺序摆放、取用。不同包装无菌物品的有效期一般是：纺织品包装材料 7 ～ 14 天，一次性纸袋包装 1 个月，一次性医用皱纹纸、纸塑袋等

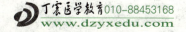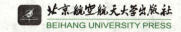

包装为 6 个月。

（4）正确取用无菌物品，无菌物品仅可使用无菌持物钳取用，一经取出，即使未用也不可放回。

（5）操作过程中注意无菌原则。一套无菌物品仅供给一位患者使用，防止交叉感染。

3．无菌持物钳使用法　用于取放和传递无菌物品。有三叉钳、卵圆钳、长镊子和短镊子 4 种。

（1）每个无菌容器内只放一把无菌持物钳。

（2）临床主要使用干燥保存法，即盛放无菌持物钳的无菌干罐保存在无菌包内，使用前开包。如浸泡在盛有消毒液的消毒容器内，消毒液面应浸没无菌持物钳轴节上 2～3cm 或镊子的 1/2 处，持物钳轴节松开。

（3）取钳时手持无菌持物钳上 1/3 处，闭合钳端，将钳移至容器中央，垂直取出，不可触及液面以上的容器内壁或边缘。

（4）使用时始终保持钳端向下，在腰部以上视线范围内移动，不可倒转向上，防止消毒液倒流污染钳端。

（5）使用后闭合钳端，快速垂直放回容器中。

（6）如需到远处夹取无菌物品，应将无菌持物钳与容器一同搬移，就地取出使用，防止无菌持物钳在空气中暴露过久而被污染。

（7）无菌持物钳不可夹取油纱布或换药、消毒皮肤。如有污染或可疑污染应重新灭菌。

（8）采用干燥法保存的无菌持物钳，每 4 小时更换 1 次。采用消毒液浸泡法保存时，无菌持物钳及其浸泡容器每周清洁、灭菌 2 次，同时更换消毒液。使用频率高的门诊换药室、注射室、手术室等，无菌持物钳应每天清洁、灭菌。

4．无菌容器使用法　无菌容器用于盛放无菌物品并保持其无菌。

（1）打开容器盖，平移离开容器上方，内面翻转向上置于稳妥处或拿在手中。注意手不可触及容器盖的边缘及内面，容器盖不可在容器的垂直上方翻转。

（2）用无菌持物钳从无菌容器内垂直夹取无菌物品。注意无菌持物钳及物品均不可触及无菌容器边缘。

（3）取物后立即将容器盖翻转，内面向下，由近向远、由一侧盖向另一侧，盖严。

（4）手持无菌容器时，应托住容器底部，手指不可触及其边缘及内面。

（5）无菌容器一经打开，使用的有效期为 24 小时。

5．取用无菌溶液法　将无菌溶液倒入无菌容器内，供无菌操作使用。

（1）擦净瓶体灰尘，核对瓶签上的药名、浓度、剂量、有效期，检查瓶盖有无松动、瓶身有无裂缝，确定溶液有无浑浊、变色、沉淀或絮状物。

（2）撬开瓶盖，消毒瓶塞，待干后盖无菌纱布，打开瓶塞。注意手不可触及瓶口及瓶塞内面。

（3）手握溶液瓶的标签侧，先倒出少量溶液于弯盘内，冲洗瓶口，再由原处倒出所需溶液于无菌容器中。

（4）倒液后立即盖好瓶塞，必要时消毒后盖好。

（5）在瓶签处注明开瓶日期和时间，已开启的无菌溶液有效期为 24 小时，余液只可用于清洁操作。

（6）任何物品均不可直接伸入无菌溶液瓶中蘸取溶液。已经倒出的溶液不可再倒回瓶内。

6．无菌包使用法　使无菌包内的无菌物品在一定时间内保持无菌状态，供无菌操作用。

（1）灭菌前包扎无菌包，包外标明物品名称和灭菌日期，粘贴化学指示胶带。

（2）使用时取出无菌包，先查看名称、灭菌日期、化学指示胶带的颜色，有无潮湿和破损。

（3）在清洁、干燥平面上松解、打开无菌包。注意手不可触及无菌包布内面，取无菌物品时不可横跨无菌区。

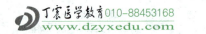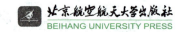

（4）取出包内全部物品时，将包托在手上，另一手打开包布四角并捏住，稳妥地将包内物品放入无菌区域内。投放时，手托住包布使无菌面朝向无菌区域。

（5）取出包内部分物品时，用无菌持物钳夹取出所需物品，再按原折痕依次包盖，注明开包日期及时间。

（6）无菌包应定期灭菌，有效期为 7 天；已开包未被污染的无菌包，包内物品的有效期为 24 小时。

（7）无菌包被打湿或包内物品被污染应重新灭菌。

7. 铺无菌盘法　将无菌巾铺在清洁、干燥的治疗盘内，放置无菌物品。

（1）双手捏住治疗巾一边外面两角，轻轻抖开，双折平铺于治疗盘上，将上层呈折扇状折至对侧，开口向外，无菌面向上，使治疗巾内面形成无菌区。

（2）放入无菌物品后，双手捏住上层治疗巾外面两角，将无菌巾拉平盖于无菌物品上，上下两层边缘对齐，开口处向上翻折两次，两侧边缘分别向下翻折一次。

（3）注意操作时手不可触及无菌巾内面，铺好的无菌盘防潮湿、污染，有效时间不超过 4 小时。

8. 戴脱无菌手套法　戴无菌手套，保持无菌物品不被污染，保护患者，防止感染。

（1）检查并核对手套的号码、灭菌日期及包装是否干燥、完整。

（2）用一手拇指和食指同时捏住两只手套的反折部分（手套内面），取出手套，先戴一只手，再用已戴好手套的手指插入另一只手套的反折内面（手套外面），戴上另一只手。

（3）手套的外面为无菌区，已戴手套的手不可触及未戴手套的手及另一只手套的内面。

（4）戴好无菌手套后的手应始终保持在腰部以上视线范围内。

（5）脱下手套时，用戴手套的手捏住另一只手套的套口外面翻转脱下，已脱下手套的手指再插入另一只手套内，捏住内面将手套翻转脱下。勿使手套的外面（已被污染）接触到皮肤。脱手套后应洗手。

（6）如发现手套破损或可疑污染，应立即更换。

五、隔离技术

隔离是指采用各种方法、技术，防止病原体从患者及携带者传播给他人的措施。通过隔离将传染源安置在指定地点，暂时避免与周围人群接触，防止病原体扩散；对高度易感人群采取保护性隔离措施，防止被感染。

1. 隔离区域划分

（1）清洁区：是指不易受到患者血液、体液和病原微生物等物质污染，且传染病患者不应进入的区域。包括医务人员的值班室、卫生间、男女更衣室、浴室以及储物间、配餐间等。

（2）潜在污染区：也称半污染区，是指位于清洁区与污染区之间，有可能被患者血液、体液和病原微生物等物质污染的区域。包括医务人员的办公室、治疗室、护士站、患者用后的物品和医疗器械等的处理室、化验室、内走廊等。

（3）污染区：是指传染病患者和疑似传染病患者接受诊疗的区域，也包括被其血液、体液、分泌物、排泄物污染的物品暂存和处理的场所。包括病室、患者卫生间及浴室、处置室、污物间、外走廊以及患者入院和出院处理室等。

（4）两通道：是指进行呼吸道传染病诊治的病区中的医务人员通道和患者通道。医务人员通道、出入口设在清洁区一端，患者通道、出入口设在污染区一端。

（5）缓冲间：是指进行呼吸道传染病诊治的病区中，清洁区与潜在污染区之间、潜在污染区与污染区之间设立的两侧均有门的小室，是医务人员的准备间。

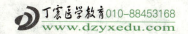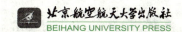

（6）负压病区（房）：通过特殊通风装置,使病区（房）的空气按照由清洁区向污染区的方向流动，使病区（房）内的压力低于室外压力。排出的空气需经处理，确保对环境无害。

2．隔离管理与消毒原则

（1）传染病患者或可疑传染病患者应安置在单人隔离病室；条件受限的医院，同种传染病患者可安排在一个病室。

（2）隔离病室应有不同颜色的隔离标志，以提示不同性质的隔离。黄色为严密隔离，橙色为接触隔离，蓝色为呼吸道隔离，灰色为抗酸杆菌（结核病）隔离，棕色为肠道隔离，绿色为引流／分泌物隔离，粉红色为血液体液隔离。

（3）隔离病室门口设有浸消毒液的脚垫、泡手的消毒液、挂隔离衣用的悬挂架。

（4）工作人员进入隔离单位必须戴口罩、帽子，穿隔离衣。

（5）各种治疗、护理工作应有计划并集中操作，以减少穿脱隔离衣的次数。

（6）穿隔离衣后不得进入清洁区，只允许在规定区域内活动。

（7）接触患者或污染物品后必须消毒双手。

（8）病室空气用紫外线照射或消毒液喷雾消毒，每天1次；每天晨间护理后，用消毒溶液擦拭病床及床旁桌椅。

（9）患者接触过的血压计、体温计等应按规定消毒，患者的衣物、票证、书籍等须严格消毒后方可带出病区，患者的呕吐物、分泌物、排泄物须经消毒处理后方可排放。

（10）严格执行探视和陪伴制度，探陪人员进出隔离区域应根据隔离种类采取相应的隔离消毒措施。

（11）患者的传染性分泌物经3次培养结果均为阴性或确定已度过隔离期，经医生下达医嘱方可解除隔离。

（12）患者终末消毒处理：患者出院或转科，应洗澡、更换清洁衣服后方可离开；患者死亡后，需用消毒液擦拭尸体，以消毒棉球堵塞孔道。

（13）病室终末消毒处理：患者出院或死亡后，将被服放入污衣袋，关闭病室门窗，打开床头桌，摊开棉被，竖起床垫，用消毒液熏蒸或紫外线照射消毒；消毒后打开门窗，用消毒溶液擦拭家具、地面。

3．口罩使用法

（1）医务人员先洗手，再戴或摘口罩，不可用污染的手触碰口罩。

（2）口罩应罩住口、鼻及下颌，确保不漏气。

（3）佩戴医用防护口罩进入工作区域前，应进行密合性检查。

（4）口罩使用后及时取下，不可挂在胸前。

（5）洗手后摘口罩，仅用手捏住口罩的系带丢至医疗废物容器内，手不可触碰污染面。

（6）纱布口罩应保持清洁,每天更换。医用防护口罩每6～8小时更换,一次性口罩每4小时更换。口罩潮湿或受到污染后，应立即更换。接触严密隔离的患者，口罩应每次更换。

4．穿脱隔离衣法

（1）穿隔离衣：手持衣领取下隔离衣，使清洁面朝向自己，分别将两衣袖穿好；两手由前向后顺衣领在后扣好领口，注意隔离衣袖口勿触及面部、衣领及工作帽；系好袖口，此时手已有污染，不可再触及衣领以上及隔离衣内面；双手在背后将边缘对齐，系好腰带。

（2）脱隔离衣：先解开腰带，在前面打一活结；解开两袖口，上拉隔离衣及其内的工作服至肘部，暴露双手，消毒；再用清洁的双手解开领扣；一手伸入对侧袖口内面，下拉衣袖过手，再由被隔离衣袖遮住的手抓住对侧衣袖外面，下拉对侧衣袖过手，脱下隔离衣，双手不可触及隔离衣的外面。

（3）注意事项

①隔离衣应无破损，系带领扣齐全，长短以遮住工作服为宜。

②消毒手时不可沾湿隔离衣，隔离衣也不得触及其他物品。

③离开病室前，应脱下隔离衣。

④穿隔离衣后不得进入清洁区，双臂保持在腰部以上视线范围内，避免接触清洁物品。

⑤隔离衣应每天更换、清洗和消毒，如有潮湿或污染应立即更换。

⑥隔离衣应按要求悬挂，使用过的隔离衣不可挂在清洁区；如挂在半污染区，清洁面应向外；如挂在污染区，污染面应向外。

⑦不再穿的隔离衣，脱下后清洁面向外，卷好后投入污衣袋内清洗消毒。一次性隔离衣使用后应按医疗废物管理要求进行处置。

5. 避污纸使用法 用清洁的手拿取污染物品或污染的手拿取清洁物品，均可使用避污纸，防止手或物品被污染。取避污纸时应从页面抓取，不可掀页撕取，用后弃于污物桶内，定时焚烧。

六、传染病隔离的种类

传染病隔离的种类及其特点对比见表 1-13。

1. 严密隔离 适用于经飞沫、空气、分泌物、排泄物直接或间接传播的鼠疫、霍乱、肺炭疽、重症急性呼吸综合征（SARS，传染性非典型肺炎）等甲类或传染性极强的乙类传染病。

（1）设专用隔离病室，患者住单间病室，关闭门窗，病室采用单向负压通风，病室外挂有明显标志，禁止陪伴和探视，禁止患者离开病室。

（2）医护人员进入病室应戴口罩、帽子，穿隔离衣或防护服、隔离鞋，戴手套。

（3）患者的分泌物、呕吐物及排泄物须经严格消毒处理。污染敷料装袋、标记后焚烧。

（4）室内空气、地面及 2m 以下的墙壁、家具采用喷洒消毒液或紫外线照射消毒，每天 1 次。

2. 接触隔离 适用于经体表或伤口直接或间接接触而感染的疾病，如破伤风、丹毒、气性坏疽、狂犬病、铜绿假单胞菌感染等。

（1）同类患者可同住一室。

表1-13 传染病隔离的程序及其特点对比

	严密隔离	呼吸道隔离	接触隔离	肠道隔离	血液-体液隔离
适用情况	经飞沫、空气、分泌物、排泄物直接、间接传播的甲类或传染性极强的乙类传染病	通过空气、飞沫传播的传染性疾病	经体表、伤口直接或间接接触而感染的疾病	患者的排泄物直接或间接污染食物、水源引起传染的疾病	直接或间接接触血液、体液而传染的疾病
常见疾病	霍乱、鼠疫、传染性非典型肺炎（SARS）、肺炭疽	开放性肺结核、麻疹、水痘；流行性脑脊髓膜炎、百日咳、腮腺炎、流行性感冒	破伤风、丹毒、气性坏疽、狂犬病	伤寒、细菌性痢疾、病毒性肠炎、甲肝、戊肝、脊髓灰质炎	乙肝、丙肝、艾滋病、梅毒

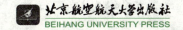

（续　表）

	严密隔离	呼吸道隔离	接触隔离	肠道隔离	血液-体液隔离
隔离室要求	专用单间隔离病室，门外挂有明显隔离标志	同类患者可共一室，不可相互借用物品	同类患者可共一室，做好床旁隔离	同类患者共一室，做好床旁隔离，杀灭苍蝇和蟑螂	同类患者可共一室，室内应有防蚊虫、防虱虮措施
负压通风及关闭门窗	需要	需要	不需要	不需要	不需要
空气消毒	喷洒消毒液或紫外线照射，每天1次	喷洒消毒液或紫外线照射，每天1次	必要时	必要时	必要时
家具、地面消毒	每天1次	必要时	必要时	必要时	随时
陪伴、探视	禁止	不可随意，做好防护	原则上禁止，做好防护	必要时	必要时
患者离开病房	禁止	限制	限制	无特别要求	无特别要求
隔离衣	进入即穿隔离衣甚至防护服	进入即穿隔离衣	进入即穿隔离衣	接触患者时穿隔离衣	无须穿隔离衣，需戴手套
手套/口罩	进入需戴手套和口罩	进入需戴手套和口罩	进入需戴手套和口罩	戴手套	接触血液、体液戴手套或护目镜
污物处理	污染敷料装袋标记后焚烧	口鼻分泌物需经消毒处理后方可排放	污染敷料装袋标记后焚烧	餐具、便器严格消毒，排泄物、呕吐物经消毒后倒掉	被服、换药器械先灭菌，再进行清洁消毒灭菌

（2）医护人员进入病室应戴口罩、帽子，穿隔离衣、隔离鞋，戴手套。

（3）医护人员的手或皮肤有破损者应避免接触患者，必要时戴双层手套。

（4）使用过的衣服、被单及医疗器械均应严格消毒，污染敷料装袋、标记后焚烧。

3. 呼吸道隔离　适用于通过空气（病原微粒子≤5μm）、飞沫（病原微粒子>5μm）传播的感染性疾病，如经空气传播的开放性肺结核、麻疹、水痘及经飞沫传播的流行性脑脊髓膜炎、百日咳、流行性腮腺炎、流行性感冒等。

（1）同类患者可居住一病室，但不可相互借用物品。

（2）关闭门窗，病室采用单向负压通风，病室外挂有明显标志。

（3）医护人员进入病室时应戴口罩、帽子，穿隔离衣，戴手套。

（4）为患者准备专用的痰杯，口鼻分泌物需经消毒处理后方可排放。

（5）室内空气采用喷洒消毒液或紫外线照射消毒，每天1次。

（6）患者家属不可随意探视，探视时应做好防护。

（7）限制患者离开病房。

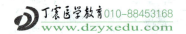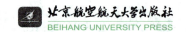

4. **肠道隔离**　适用于通过粪便、消化道分泌物直接或间接传播的疾病，如细菌性痢疾、伤寒、病毒性肠炎、甲型肝炎、戊型肝炎、脊髓灰质炎等。

（1）同类患者可同住一室，但应做好床旁隔离，患者之间不可相互交换物品。

（2）医护人员接触患者时穿隔离衣，换鞋，戴手套。

（3）患者的餐具、便器严格消毒处理，排泄物、呕吐物及吃剩下的食物经消毒处理后方可倒掉。

（4）地面喷洒消毒液，室内杀灭苍蝇和蟑螂。

5. **血液 – 体液隔离**　适用于乙型肝炎、丙型肝炎、艾滋病、梅毒等通过直接或间接接触血液、体液传播的疾病。

（1）同类患者可同住一病室，隔离室内应有防蚊虫、防虱蚤措施。病室外挂有明显标志。

（2）护士接触患者的血液、体液、分泌物、排泄物时，应戴手套；离开隔离病室前摘除手套，洗手、手消毒。手上有伤口应戴双层手套。

（3）有可能出现血液、体液飞溅时，应戴护目镜。防止锐器伤。

（4）患者的被服、换药器械等均应先灭菌，再进行清洁、消毒、灭菌。

（5）患者用过的注射器、输液器、吸痰管、棉签、敷料等一次性用物放入医疗废物袋内，针头及尖锐物品放入耐刺、无渗漏的锐器盒，袋口密封，贴"医疗废弃物"标识后，由专人按要求收集，送医疗废物处置中心集中处理。

（6）防止锐器伤禁止以下危险行为：双手分离污染的针头和注射器，或双手回套针头帽；用手直接接触使用过的针头、刀片；用手折弯或弄直针头；手术中用手直接传递锐器；徒手携带裸露针头等锐器物；消毒浸泡针头；直接接触医疗废物等。

（7）加强物体表面的清洁和消毒，床栏杆、床旁桌椅、洗脸池、门把手等定期消毒，必要时进行空气消毒。

（8）地面或室内物品表面如被血液、体液污染，应立即用含氯消毒剂清洗消毒。

6. **昆虫隔离**　适用于预防以昆虫为媒介而传播的疾病，如流行性乙型脑炎、登革热、流行性出血热、疟疾、斑疹伤寒、回归热等。病室内应有完善的防蚊、防鼠措施，如悬挂蚊帐。

7. **保护性隔离**　又称为反向隔离，是基于保护易感人群的隔离。适用于抵抗力特别低下的患者，如血液病、大面积烧伤、器官移植、艾滋病、早产儿等。病室内空气应保持正压通风，地面、家具应进行严格消毒。医护人员进入病室时均应穿戴灭菌后的隔离衣、帽子、口罩、手套及拖鞋，未经消毒处理的物品不得带入病室。禁止入室探视，特殊情况必须探视者应采取相应的隔离措施。

---

1. 可用于黏膜消毒的溶液是

A. 1000 ~ 2000mg/L 苯扎溴铵　　B. 2% 戊二醛　　C. 0.1% 氯胺

D. 70% 乙醇　　E. 0.5% 碘酊

2. 移植手术患者应采取

A. 严密隔离　　B. 呼吸道隔离　　C. 接触隔离

D. 消化道隔离　　E. 保护性隔离

3. 属于高效化学消毒剂的是

A. 乙醇　　B. 过氧化氢　　C. 碘伏

D. 氯己定　　E. 季铵盐类

4. 为气性坏疽患者换药后的敷料，首选的消毒灭菌方法是

A．煮沸法　　　　B．燃烧法　　　C．干烤法　　　D．紫外线　　　E．压力蒸汽

5．无菌技术操作的叙述，错误的是
A．无菌物品取出来后未被污染，可再放回无菌容器中备用
B．取用无菌物品应使用无菌持物钳
C．无菌操作前半小时应停止清扫
D．无菌物品与非无菌物品应分开放置
E．无菌物品应有明显标志

6．经启用后不能维持 24 小时内有效的物品是
A．开启过的无菌包　　　　　　　B．铺好的无菌盘
C．打开过的无菌溶液瓶　　　　　D．持续进行静脉输液的输液器
E．持续使用的留置导尿引流装置

7．能产生新生态氧，将菌体蛋白质氧化，使菌体死亡的化学消毒灭菌剂是
A．戊二醛　　　　B．甲醛　　　C．环氧乙烷　　　D．过氧乙酸　　　E．碘伏

8．铺无菌盘的操作方法正确的是
A．用手取出无菌巾后将剩余无菌巾包好注明开包日期时间
B．操作者的双手不可触及无菌治疗巾的内面
C．折叠治疗巾上层呈扇形开口边缘向内放入无菌物品
D．双手捏住治疗巾上层两角内外面下拉覆盖无菌物品
E．铺好的无菌盘 12 小时内有效并注明铺盘日期时间

9．医院清洁、消毒、灭菌措施的叙述，错误的是
A．清洁是用清水等清除物品表面的污垢、尘埃
B．清洁常常是物品消毒、灭菌的前期步骤
C．清洁可达到杀灭少量病原微生物的效果
D．消毒是指用物理或化学方法杀灭除芽胞以外的所有病原微生物
E．灭菌是指用物理或化学方法杀灭一切微生物包括芽胞

10．关于手的消毒，错误的是
A．接触被病原微生物污染的物品后只需要进行卫生洗手
B．实施侵入性操作前应进行手的消毒
C．护理免疫力低下的新生儿前应进行手的消毒
D．接触血液、体液和分泌物后应进行手的消毒
E．接触传染患者后应进行手的消毒

11．医院感染最简单有效的预防措施是
A．洗手　　　　　　　　　　B．戴手套　　　　　　　　　C．环境消毒
D．隔离传染患者　　　　　　E．合理应用抗生素

12．使用无菌溶液时应先核对
A．瓶盖有无松动　　　　　　　B．瓶体有无裂痕　　　　　　C．瓶签各项内容
D．溶液有无变色　　　　　　　E．溶液有无絮状物

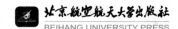

13. 属于清洁区的是

A. 医护办公室 　　　　　　　 B. 分诊处 　　　　　　　 C. 检验室

D. 走廊 　　　　　　　 E. 消毒间

14. 煮沸消毒法的叙述，<u>不正确</u>的是

A. 煮沸消毒前先将物品刷洗干净

B. 物品不宜放置过多，要保证各部分与水相接触

C. 从放入物品开始计消毒时间

D. 水的沸点受气压影响，海拔高的地区气压低，水的沸点也低

E. 将 1% ～ 2% 的碳酸氢钠加入水中，除增强杀菌效果外，还有去污渍的作用

15. 在传染病区内护士穿隔离衣的方法，正确的是

A. 穿戴工作衣帽，取下手表，卷袖于肘下，洗手

B. 穿隔离衣，其污染面应朝内对着操作者

C. 穿衣袖时双手不可触及隔离衣的外面

D. 两手在背后捏住隔离衣内外边缘对齐折叠系带

E. 穿隔离衣后双臂保持在腰以下视线范围内

16. <u>不符合</u>药物管理原则的是

A. 按内服、外用、注射、剧毒等分类保管

B. 定期检查，如有异样，应立即停止使用

C. 按易挥发、易氧化、易燃易爆等分类保存

D. 药柜置于光线明亮、阳光直射处，保持整洁

E. 患者个人用药单独存放，并证明床号、姓名

17. 患者，女，30 岁。因乙型肝炎入传染科住院隔离治疗，限制其活动，该患者活动受限是属于

A. 焦虑造成活动无力 　　　　　　　 B. 运动系统功能受损

C. 社会因素的需要 　　　　　　　 D. 治疗措施需要

E. 疾病影响机体活动

18. 患者，男，25 岁。甲型肝炎住院 20 天治愈出院，护士为其进行终末期消毒处理，不妥的做法是

A. 患者洗澡、换清洁衣裤 　　　　　　　 B. 个人用物经消毒后带出病区

C. 被服及时送洗衣房清洗 　　　　　　　 D. 室内空气可用喷雾消毒

E. 病床、桌椅用消毒液擦拭

19. 患者，男，26 岁。腿部外伤后发展为气性坏疽，为其换药用的剪刀最佳消毒方法是

A. 75% 乙醇浸泡 　　　　　　　 B. 燃烧法 　　　　　　　 C. 微波消毒灭菌法

D. 高压蒸汽灭菌法 　　　　　　　 E. 煮沸法

20. 孕妇，尿潴留，护士准备为其行导尿术。下列操作欠妥的是

A. 戴口罩，帽子并清洗双手 　　　　　　　 B. 关闭门窗，保护患者隐私

C. 将无菌与非无菌物品分别放置 　　　　　　　 D. 检查导尿包的名称及灭菌日期

E. 用无菌持物镊夹取棉球消毒外阴

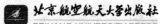

（21～22题共用题干）

患儿，男，6岁。突起高热入院，查体：精神萎靡，面色青灰，四肢厥冷，反复抽搐。体温40℃，脉搏152次/分，呼吸32次/分，肛门拭子镜检可见大量脓细胞和红细胞。

21．问题1：患儿应采取的隔离种类为

A．分泌物隔离　　　　　　　B．消化道隔离　　　　　　　C．接触隔离

D．昆虫隔离　　　　　　　　E．呼吸道隔离

22．问题2：关于穿脱隔离衣的注意事项，<u>不正确</u>的是

A．双手应保持在腰平面以上　　　B．穿好隔离衣后不得进入清洁区

C．无潮湿或污染时不更换隔离衣　　D．隔离衣需掩盖工作服

E．保持隔离衣衣领清洁

（23～25题共用备选答案）

A．细菌总数≤10CFU/cm³　　　　　B．细菌总数≤100CFU/cm³

C．细菌总数≤200CFU/cm³　　　　　D．细菌总数≤400CFU/cm³

E．细菌总数≤500CFU/cm³

23．Ⅰ类区域空气卫生学标准为

24．Ⅱ类区域空气卫生学标准为

25．Ⅲ类区域空气卫生学标准为

（26～28题共用备选答案）

A．4小时　　　B．24小时　　　C．3天　　　D．7天　　　E．20天

26．无菌溶液打开未用完，消毒瓶口、瓶塞后盖好，其有效保存期是

27．压力蒸汽灭菌后的无菌物品，其有效保存期是

28．铺好的无菌盘的有效期是

（29～30题共用备选答案）

A．15秒　　　B．30秒　　　C．1分钟　　　D．2分钟　　　E．3分钟

29．洗手时揉搓的时间<u>不少于</u>

30．涂擦消毒手时涂擦的时间<u>不少于</u>

（31～32题共用备选答案）

A．乙醇　　　B．甲醛　　　C．碘酊　　　D．氯己定　　　E．过氧乙酸

31．<u>不能</u>与肥皂、洗衣粉混用的消毒剂是

32．需现配现用的消毒剂是

（33～34题共用备选答案）

A．衣服　　　B．压舌板　　　C．口罩　　　D．穿刺针　　　E．被褥

33．属于高度危险物品的是

34．属于中度危险物品的是

答案：1．A。2．E。3．B。4．B。5．A。6．B。7．D。8．B。9．C。10．A。11．A。12．C。13．E。14．C。15．D。16．D。17．C。18．C。19．D。20．A。21．B。22．C。23．A。24．C。25．E。26．B。27．D。28．A。29．A。30．D。31．D。32．E。33．D。34．B。

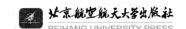

第 13 章　给　药

一、给药的基本知识

1. **药物的领取**　护士凭医生处方领药。病区的常用药物由专人负责，根据消耗量定期到药房领取、补充。贵重药物和特殊药物由医生开具处方，护士凭处方领药。剧毒药和麻醉药应凭医生处方和空安瓿领取。

2. **药物的保管原则**

（1）分类放置：按内服、外用、注射、剧毒等分类放置，按有效期先后顺序排列和有计划地使用。

（2）标签清晰：根据有效期先后顺序有计划地使用。麻醉药、剧毒药及贵重药物专人负责，加锁保管，班班交接。内服药贴蓝标签，外用药贴红标签，剧毒药和麻醉药贴黑标签。标签字迹清晰，注明中、外文对照药名、剂量、浓度及规格。

（3）定期检查：无标签或标签模糊、超过有效期，或有混浊、沉淀、变色、发霉、潮解、异味的药物，均不可使用。

（4）根据性质保管药物

①易氧化和遇光变质：氨茶碱、维生素 C、盐酸肾上腺素、硝酸甘油、硝普钠、碘酊、碘伏等药物，应避光、密闭保存，注射用针剂放入用黑纸遮盖的盒内。

②易挥发、潮解、风化：乙醇、过氧乙酸、酵母片、糖衣片等药物，装在密闭瓶内，拧紧瓶盖。

③易被热破坏：疫苗、抗毒血清、白蛋白等生物制品及胰岛素注射液、青霉素皮试液等药物，放入 2～10℃冰箱保存。

④易燃烧、爆炸：环氧乙烷、乙醇、乙醚等药物，远离明火，置于阴凉低温处。

3. **药疗原则**

（1）遵医嘱给药：给药是非独立的护理操作，护士必须严格遵医嘱执行，不得擅自更改。但也不可盲目执行，如有疑问，应向医生核实清楚后才能给药。给药的常用外文缩写及中文译意见表 1-14。

（2）查对制度：①"三查七对"。"三查"指操作前、操作中、操作后；"七对"是对床号、姓名、药名、浓度、剂量、用法和时间。②检查药物的质量，确保药物不变质并在有效期内。

（3）五准确：将准确的药物，按照准确的剂量，用准确的方法，在准确的时间，给予准确的患者。

（4）对易导致过敏反应的药物，按要求做过敏试验，结果阴性方可使用。

（5）两种以上药物配伍使用时，注意药物的配伍禁忌。

（6）备好的药物及时使用，避免久置受到污染或药效降低。

（7）用药后应注意监测患者的病情变化，评估用药效果，及时发现不良反应，做好记录。

表1–14　给药的常用外文缩写及中文译意

外文缩写	中文译意及具体给药时间	外文缩写	中文译意	外文缩写	中文译意
qm	每晨1次，6:00	q3h	每3小时一次	am	上午
qn	每晚1次，20:00	qod	隔日一次	pm	下午

（续　表）

外文缩写	中文译意及具体给药时间	外文缩写	中文译意	外文缩写	中文译意
qd	每日1次，8:00	biw	每周2次	12n	中午12时
bid	每日2次，8:00/16:00	ac	餐前	12mn	午夜12时
tid	每日3次，8:00/12:00/16:00	pc	餐后	PO	口服
qid	每日4次，8:00/12:00/16:00/20:00	hs	临睡前	ID	皮内注射
q2h	每2小时一次，6:00/8:00/10:00……	st	立即	H	皮下注射
q4h	每4小时一次，8:00/12:00/16:00……	DC	停止	IM或im	肌内注射
q6h	每6小时一次，8:00/14:00/20:00/02:00	prn	需要时（长期）	IV或iv	静脉注射
qh	每1小时一次	sos	需要时（限用1次，12小时内有效）	iv drip	静脉滴注

（8）根据药物性质给予相应的用药指导，提高患者合理用药的能力。

（9）发现给药错误，应立即报告护士长和医生，协助医生做紧急处理，并检讨错误原因。

4. **给药途径**　分为消化道给药（口服、舌下、直肠）、注射给药（肌内、皮下、静脉、动脉）、呼吸道吸入给药及皮肤外敷用药。

（1）药物吸收速度：除静脉和动脉注射药物直接进入血液循环，其他给药途径均存在逐步吸收进入血液循环的过程，由快至慢的顺序为：吸入＞舌下含服＞肌内注射＞皮下注射＞直肠黏膜＞口服＞皮肤外敷。

（2）给药途径与药效：同一种药物经过不同的途径给药，可产生完全不同的药效。如硫酸镁口服的作用为导泻、利胆，外用湿敷为消炎、消肿，而注射给药则为镇静、降压。

5. **给药次数和间隔时间**　取决于药物的半衰期，以维持血液中药物的有效浓度，发挥最大的药效而不至于引起毒性反应。

二、口服给药法

1. **特点**　是最常用的给药方法，方便、较安全。但因吸收较慢，不适用于急救时及意识不清、呕吐频繁、禁食等患者。

2. **配药**

（1）先备固体药，再备水剂或油剂药。配好一位患者的药之后再配下一个患者的。

（2）药片或胶囊等固体药用药匙取出，同一患者服用的多种固体药可放入同一药杯内。粉剂或含化药用纸包好，放入药杯中。

（3）水剂药摇匀，以量杯量取，同时服用多种药液应倒入不同的药杯中。一手持量杯，拇指置于所需药液量的刻度，并与视线平齐；另一手持药瓶，瓶签向上，倒药液至药杯中。倒毕，以湿纱布

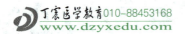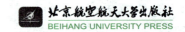

擦净瓶口。更换药液时，应洗净量杯再用。

（4）油剂或药液不足 1ml 时，用滴管吸取，滴于事先加入少量温开水的药杯中，以免附壁，从而减少药量损失。15 滴约等于 1ml。

3. 发药

（1）按规定时间发药，发药前由另一名护士核对。

（2）发药时呼唤患者名字，得到准确应答后方可发药。

（3）同一患者的药物应一次取出，以免错漏。协助患者服药，目视服下后方可离开。一次不可同时为两位患者取药，以免发生差错。

（4）病情较重的患者应喂服，鼻饲患者须将药片研碎、溶解后用注射器从胃管内灌入。

（5）因特殊检查或手术禁食者，暂不发药，做好交班。发药时如患者不在病房，应暂缓发药，带回保管，适时再发或进行交班。

（6）发药时注意倾听患者意见，如患者提出疑问，应重新核对，给予解释，确认无误后再给患者服下。更换药物或停药应告知患者。

（7）服药后收回药杯，先浸泡消毒，再冲洗清洁；一次性药杯集中消毒后销毁。

（8）注意观察患者的药物疗效和不良反应，如有异常，应通知医生处理。

4. 特殊用药指导

（1）止咳糖浆对呼吸道有安抚作用，同时服用多种药物时，最后服用止咳糖浆，服后不饮水，以免冲淡药液。

（2）健胃药（如健胃消食片）应在餐前服，以促进消化液分泌，增加食欲。助消化药及对胃黏膜有刺激性的药餐后服，以减少刺激。

（3）服磺胺类药物后，应多饮水，避免尿少时析出结晶，堵塞肾小管。

（4）抗生素类药物应准时给药，以维持药物在血液中的有效浓度。

（5）对牙齿有腐蚀性或染色作用的药物如酸剂、铁剂、铋剂，避免与牙齿接触，用吸水管吸入。

（6）服用缓释片、肠溶片、胶囊应吞服，不可咀嚼。

三、雾化吸入法

用雾化装置将药液变成细微的气雾，经口、鼻吸入，以达到湿化呼吸道、减轻呼吸道炎症和水肿、解除支气管痉挛、镇咳及祛痰、治疗肺癌等作用。

1. 雾化吸入法常用药物

（1）稀释痰液：α- 糜蛋白酶、乙酰半胱氨酸（痰易净）。

（2）抗感染：庆大霉素、卡那霉素。

（3）解除支气管痉挛：氨茶碱、沙丁胺醇。

（4）减轻呼吸道黏膜水肿：地塞米松。

2. 超声雾化吸入法

（1）作用原理：超声波发生器输出的能量透过雾化罐底部的透声膜，作用于罐内药液，破坏液体表面张力，使其成为微细雾滴，通过螺纹管随患者深而慢的吸气进入呼吸道。

（2）作用特点：雾滴小而均匀，直径 5μm 以下，药液可随深而慢的呼吸达到肺泡。

（3）操作方法

①水槽内加冷蒸馏水约 250ml，液面 3cm，应浸没雾化罐底的透声膜。将药液稀释至 30 ～ 50ml 倒入雾化罐。

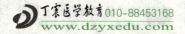
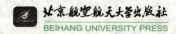

②接通电源，开电源开关，预热 3～5 分钟，调整定时器至所需时间（一般为 15～20 分钟），打开雾化开关，调节雾量。

③将口含嘴放入患者口中，嘱患者紧闭口唇深吸气。

④雾化治疗结束后，取下口含嘴，先关雾化开关，再关电源开关。

⑤倒掉水槽内水并擦干，雾化罐、口含嘴及螺纹管浸泡消毒 1 小时，洗净晾干备用。

（4）注意事项

①水槽和雾化罐中不可加入温水或热水。

②水槽内的蒸馏水量应足够，无水时不可开机。

③水温超过 50℃时，应关机更换冷蒸馏水，以免损坏雾化器。

④晶体换能器和透声膜质脆易碎，操作及清洗过程中应注意动作轻柔，防止损坏。

⑤需要向雾化罐内添加药液时，可直接从小孔注入，不必关机。

⑥需连续使用时，中间应间隔 30 分钟。

3．氧气雾化吸入法

（1）作用原理：高速氧气气流通过毛细管时产生负压，将药液吸出后又被高速气流撞击形成雾状，随吸气进入患者呼吸道。

（2）操作方法

①将雾化器与氧气装置连接好，调节氧流量 6～8L/min。

②嘱患者手持雾化器，将吸嘴放入口中，紧闭口唇深吸气，屏气 1～2 秒，再经鼻呼气。

（3）注意事项

①氧气湿化瓶内不盛水，以免湿化瓶内的液体使药液稀释。

②注意用氧安全，严禁接触烟火和易燃品。

4．手压式雾化器雾化吸入法

（1）作用原理：手压雾化器顶部，利用腔内形成的高压，使药液形成气雾从喷嘴喷出。

（2）操作方法及注意事项：将雾化器倒置，接口端放入双唇间，深吸气时按压气雾瓶顶部使之喷药，屏气（最好坚持 10 秒左右）后呼气。每次喷药 1～2 次，两次治疗间隔 3～4 小时。

四、注射给药法

注射给药法是将无菌药液或生物制品注入体内的方法。

1．注射原则

（1）严格执行"三查七对"：药物如有变质、沉淀、瓶盖松动、安瓿裂痕，均不可使用。

（2）严格遵守无菌原则：注射前必须洗手、戴口罩，消毒注射部位，保持无菌。

（3）严格执行消毒隔离：注射物品一人一套，避免交叉感染。使用之后不可随意丢弃。

（4）选择合适的注射器和针头：根据注射方法、药液量、黏稠度和刺激性的强弱选择。

（5）选择合适的注射部位：避开神经和血管（动脉、静脉注射法除外），不能在化脓感染、硬结、瘢痕及患皮肤病处进针。

（6）注射药物现用现配：以防药物效价降低或污染。

（7）注射前排尽空气：以防空气进入血管内形成空气栓塞。

（8）掌握合适的进针角度和深度。

（9）注射前抽回血：动脉、静脉注射必须见回血方可注入药液。皮下、肌内注射须抽吸无回血方可注入药液。

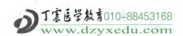
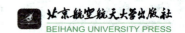

（10）掌握无痛注射技术：做好患者的解释工作，分散其注意力。取合适体位，放松肌肉。注射做到两快一慢加均匀，即进针快、拔针快、推药缓慢而均匀。同时注射几种药液时，刺激性弱的药物先注射，刺激性强的药物后注射。注射刺激性较强的药物时，针头宜粗长，且进针要深。

（11）操作中应加强与患者的沟通，观察患者的反应，以发现不适，及时处理。

2. 注射用物

（1）基础注射盘：皮肤消毒液（0.5% 碘伏或 2% 碘酊和 75% 乙醇）、无菌持物镊、砂轮、无菌棉签、止血带、海绵垫、弯盘等。

（2）注射器及针头：注射器由空筒和活塞两部分组成。其中空筒内壁、乳头、活塞须保持无菌，不得用手触碰。针头由针尖、针梗、针栓三部分组成，除针栓外壁以外，其余部分须保持无菌，不得用手接触。

3. 药液抽吸法

（1）自安瓿内吸取药液法：轻弹安瓿顶端，将药液弹至体部，消毒安瓿颈部，用消毒砂轮在颈部划一锯痕，折断安瓿。调整针头斜面插入液面下吸取药液。抽取药液后将针头垂直向上，使气泡集中在乳头，轻推活塞，排出空气。将空安瓿套于针梗备用。

（2）自密封瓶内吸取药液法：用启瓶器去除铝盖中心部分，消毒瓶塞，待干，向瓶内注入与所需药液等量的空气，使瓶内压力增加，便于吸药。倒转药瓶，将针头插入液面下吸取药液。吸取结晶、粉剂或油剂药物时，用生理盐水或专用溶媒将结晶或粉剂充分溶解后吸取。吸取混悬液及油剂（如黄体酮注射液）时应选用较粗的针头。如油剂黏稠，可用双手对搓药瓶加温。

4. 常规皮肤消毒法　棉签蘸 0.5% 碘伏，以注射点为中心，由内向外螺旋式涂搽 2 遍，涂搽直径＞5cm。或者使用 2% 碘酊同法涂搽 1 遍，约 20 秒待干后用 75% 乙醇同法脱碘 2 遍，乙醇干后方可注射。

5. 皮内注射法（ID）　将少量无菌药液注入表皮和真皮之间的方法。见表 1-15。

（1）操作方法：针尖斜面向上，完全进入皮内后，放平注射器，注入 0.1ml 药液，使皮丘隆起呈半球状，局部皮肤变白，毛孔显露。注射完毕迅速拔出针。

（2）注意事项

①皮试需备 0.1% 盐酸肾上腺素。如患者对注射药物有过敏史，不可做皮试。

②忌用碘剂消毒皮肤，以免影响对局部反应的观察。

③嘱患者勿按揉局部，以免影响结果的观察，20 分钟后观察局部反应，做出判断。

6. 皮下注射法（H）

（1）操作方法：左手绷紧注射部位皮肤，右手持注射器快速刺入皮下。见表 1-15。

（2）注意事项

①需要经常注射的患者，应建立输液交替注射计划。

②药液量不足 1ml 时，用 1ml 注射器吸药，保证药物剂量准确无误。

③刺激性强的药物不适合皮下注射。

7. 肌内注射法（IM）

（1）臀部肌内注射的操作方法：见表 1-15。

（2）臀部肌内注射时的体位：侧卧位时上腿伸直、下腿稍弯曲，使肌肉放松。俯卧位时两足尖相对，足跟分开，头偏向一侧。仰卧位常用于危重和不能自行翻身的患者。坐位常用于门诊、急诊患者，坐椅稍高，注射侧腿伸直。

（3）注意事项

①2 岁以下婴幼儿臀部肌内注射应选用臀中肌、臀小肌，不宜选择臀大肌注射，因婴幼儿肌肉

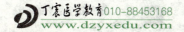
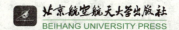

发育不完善，有损伤坐骨神经的危险。

②股外侧肌可供多次注射，因大血管、神经干很少由此通过，尤其适合于2岁以下婴幼儿。

③长期进行肌内注射者，需轮换注射部位，选用细长针头，避免或减少硬结发生。

④注射刺激性强的药物时，应选择细长针头。

⑤切勿将针梗全部刺入，防止针头从根部衔接处折断。若针头折断，嘱患者保持体位不变，以防针头移位，用血管钳夹住断端取出。

⑥同时给予多种药物时，应注意配伍禁忌。

8．静脉注射法（IV）

（1）操作方法：见表1-15。

表1-15　常用注射给药法

	皮内（ID）	皮下（H）	肌内（IM）	静脉（IV）	股静脉
适用情况	药物过敏试验 预防接种 局部麻醉起始步骤	不宜口服（胰岛素）预防接种 局部麻醉	不宜或不能口服、静脉用药，需要较快产生药效	不宜口服、皮下或肌内注射，需要迅速发挥药效的药物；输液、输血、静脉营养等	急救时做加压输液、输血或采集血标本
注射部位	前臂掌侧下段（药物过敏试验）上臂三角肌下缘（预防接种）	上臂三角肌下缘、腹部（胰岛素注射）、后背、大腿前侧和外侧	臀大肌：连线法为髂前上棘和尾骨连线的外上1/3处；十字法为外上象限，避开内角臀中肌、臀小肌（2岁以下婴幼儿）股外侧肌：大腿中段外侧，髋关节下10cm至膝上10cm 上臂三角肌：上臂外侧，肩峰下2～3横指处	四肢浅静脉（肘部的贵要静脉、正中静脉、头静脉和手背、足背、踝部等静脉）、头皮静脉（小儿）	股三角区，股动脉内侧0.5cm处
消毒方法	75%乙醇	常规皮肤消毒法	常规皮肤消毒法	常规皮肤消毒法	常规皮肤消毒法
进针角度	5°	30°～40°	90°	15°～30°	90°或45°
进针深度	针尖斜面完全进入皮内，在真皮与表皮之间	针梗的1/2～2/3	针梗的2/3	见回血后沿血管进针少许	见回血后沿血管进针少许
是否回血	否	否	否	是	是
注后按压	不按揉局部	轻压注射点	按压注射点片刻	按压3～5分钟	按压3～5分钟

①选择粗、直、弹性好且易固定的静脉，避开关节及静脉瓣。

②在穿刺点上方约 6cm 处扎止血带，嘱患者握拳。

③静脉注射时，先松止血带、松拳，再缓慢注入药物。标本采集时，采血完毕，再松止血带、松拳。

（2）注意事项

①对需要长期静脉用药的患者，为有效保护血管，应有计划地依远心端至近心端的顺序使用静脉。

②根据患者的年龄、病情及药物性质，调整药物的注射速度。

（3）静脉注射失败的常见原因

①针头刺入过浅或松开止血带时滑出血管：抽吸无回血。药液注入皮下，局部隆起，疼痛感。

②针头刺入较浅，斜面未完全进入血管内：针头部分在血管内，抽吸虽有回血，但推注药液时部分漏于皮下，局部隆起，疼痛感。

③针头刺入较深，斜面刺破对侧血管壁：针头部分在血管内，抽吸可有回血，推注少量药液时局部不一定有隆起，但药液漏于血管外，患者有疼痛感。

④针头刺入过深，穿透对侧血管壁：抽吸无回血，患者有疼痛感。

9. 股静脉注射法

（1）操作方法：仰卧位，下肢伸直略外展外旋。在股三角区扪及股动脉最明显的部位，用左手食指固定，右手持注射器刺入（表 1-15）。

（2）注意事项

①严格执行无菌操作，防止感染。

②如抽出鲜红色血液，提示针头刺入股动脉，应立即拔出，用无菌纱布压迫穿刺点 5～10 分钟。

五、药物过敏试验法

临床某些药物可引起不同程度的过敏反应，甚至发生过敏性休克。因此，使用此类药物前，应先做药物过敏试验，同时做好急救准备。如药物过敏试验结果为阳性，应禁用。但破伤风抗毒素（TAT）例外，如发生过敏，仍然可以使用，采用脱敏注射法。

1. 青霉素过敏试验

（1）过敏发生机制：青霉素的降解物是一种半抗原，与人体组织蛋白结合形成全抗原，作用于 B 淋巴细胞产生抗体 IgE。IgE 黏附在皮肤、声带、支气管黏膜等组织的肥大细胞和嗜酸粒细胞表面，使机体处于致敏状态。当机体再次接触该抗原时，抗原与 IgE 结合，致细胞破裂，释放出组胺等多种血管活性物质，引起平滑肌痉挛、毛细血管扩张及通透性增加、腺体分泌增多等变态反应，导致荨麻疹、哮喘、喉头水肿及休克等表现。

（2）皮试方法：见表 1-16。

表1-16　药物过敏试验

过敏试验	注射方法	皮试液浓度（/ml）	皮试液含量（/0.1ml）	阳性判断	过敏治疗药物
青霉素	ID	200或500 U	20或50 U	20分钟观察，红晕硬块，直径＞1cm，或出现伪足、痒感	休克抢救首选0.1%盐酸肾上腺素
头孢菌素	ID	500μg	50μg	20分钟观察，同青霉素	同青霉素

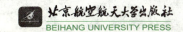

（续　表）

过敏试验	注射方法	皮试液浓度（/ml）	皮试液含量（/0.1ml）	阳性判断	过敏治疗药物
链霉素	ID	2500 U	250 U	20分钟观察，红晕硬块，直径＞1cm	休克抢救同青霉素，抽搐给予10%葡萄糖酸钙或5%氯化钙、新斯的明
破伤风抗毒素（TAT）	IM	150 U	15 U	20分钟观察，硬结＞1.5cm，红晕＞4cm，或出现伪足、痒感	休克抢救同青霉素，反应轻微者采用脱敏注射法
普鲁卡因	ID	2.5mg	0.25mg	20分钟观察，同青霉素过敏反应	同青霉素
细胞色素C	ID 划痕	0.75mg 7.5mg	0.075mg 两道划痕，滴1滴	20分钟观察，直径＞1cm，有丘疹	
碘	ID	碘造影剂0.1mg。静脉造影检查前1～2天先做过敏试验，结果阴性方可做碘造影检查		红晕硬块，直径＞1cm	休克抢救同青霉素

（3）记录：如结果为阳性，以红笔记"（＋）"，并在体温单、医嘱单、病历卡、床头卡、注射卡、门诊卡上醒目地标明"青霉素阳性"，同时告知本人及其家属。

（4）预防

①使用青霉素前必须做皮肤过敏试验。试验前应询问患者的用药史、过敏史、家族史。如已知有青霉素过敏史，应绝对禁止做过敏试验，同时报告医生。

②无过敏史者，首次用药、停药 3 天以上再用或在应用中更换批号，均需做过敏试验。

③青霉素试验前应做好急救准备，备好 0.1% 盐酸肾上腺素等抢救药物及器械。

④皮试液应现用现配，放置过久易产生致敏降解物质。使用生理盐水等酸碱度中性的专用溶媒，保持溶液稳定。

⑤做过敏试验及注射后，均需嘱患者继续观察 30 分钟，不可马上离开。同时严密观察患者反应，注意患者主诉。

⑥患者空腹不可做过敏试验，以免由于低血糖反应影响过敏反应的判断。

⑦如对试验结果有怀疑，应在另一侧前臂掌侧下段用 0.9% 氯化钠溶液做对照试验。

（5）临床表现

①青霉素过敏性休克：是最严重的一种反应。一般在用药后数秒至数分钟之内闪电般发生，绝大多数发生在用药 30 分钟内，30 分钟后发生少见，连续用药过程中发生极少见。呼吸道症状和皮肤瘙痒为最早出现的表现。

a．呼吸道阻塞症状：胸闷、气急、哮喘、呼吸困难，是由喉头水肿、肺水肿所致。

b．循环衰竭症状：面色苍白、冷汗、发绀、脉搏细弱、血压下降，是由周围血管扩张、血液循环不足所致。

c．中枢神经系统症状：头晕眼花、面部及四肢麻木、意识丧失、大小便失禁、抽搐等，是由脑

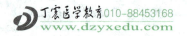
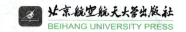

组织缺氧所致。

d. 皮肤过敏症状：瘙痒、荨麻疹及其他皮疹。

②血清病型反应：一般发生于用药后的 7～12 天。表现为皮肤发痒、荨麻疹、发热、关节肿痛、全身淋巴结肿大、腹痛等。

（6）过敏性休克的处理

①停药就地抢救：协助患者平卧，保暖，报告医生。

②注射首选药物：即刻皮下注射（H）0.1% 盐酸肾上腺素 0.5～1ml。其药物作用为收缩血管、增加外周阻力、兴奋心肌、升高血压、增加心排血量及松弛支气管平滑肌等。如不缓解，可每隔 30 分钟皮下或静脉注射 0.5ml，直至患者脱离危险。

③改善呼吸功能：给予氧气吸入，出现呼吸抑制时实施口对口人工呼吸，必要时肌内注射呼吸兴奋药尼可刹米（可拉明）或洛贝林（山梗菜碱）。如喉头水肿影响呼吸，应尽快配合医生行气管切开术。

④维护循环功能：如发生心脏骤停，应立即行心肺复苏。如血压下降，应给予右旋糖酐扩容、多巴胺及间羟胺等升压药物。

⑤抗过敏治疗：遵医嘱给予地塞米松 5～10mg 静脉注射。给予盐酸异丙嗪或苯海拉明等抗组胺药。

⑥其他治疗：纠正酸中毒（5% 碳酸氢钠），对症治疗，观察生命体征及尿量，不随意搬动患者等。

2. 头孢菌素过敏试验

（1）皮试方法：见表 1-16。

（2）与青霉素交叉过敏：头孢菌素过敏反应发生率较低，但与青霉素有不完全的交叉过敏现象，少数对青霉素过敏的患者同时会对头孢菌素过敏，而对头孢菌素过敏的患者大多数会对青霉素过敏，曾发生青霉素过敏性休克的患者绝对禁忌使用头孢菌素。给青霉素过敏的患者使用头孢菌素，应严密观察，同时做好抗过敏性休克的急救准备。

3. 链霉素过敏试验

（1）发生机制与表现：链霉素中的杂质可引起组胺释放，发生过敏反应或毒性反应。过敏性休克的表现类似于青霉素，少见但比青霉素过敏反应更严重，病死率高。毒性反应较过敏反应更常见，表现为肌肉无力、全身麻木、抽搐、眩晕、耳鸣、耳聋等。

（2）皮试方法及过敏反应处理：见表 1-16。发生毒性反应时使用钙剂治疗的机制，是因钙离子可与链霉素络合，减轻毒性症状。注意推注时应缓慢。

4. 破伤风抗毒素过敏试验

（1）作用：破伤风抗毒素（TAT）是一种能特异性中和人体破伤风毒素的抗体，使人体产生被动免疫。

（2）过敏发生机制：TAT 是马的免疫血清，相对人体是异种蛋白，注射后易发生过敏反应，故首次使用前须做过敏试验。曾使用 TAT 超过 7 天，再次使用时也应做过敏试验。

（3）皮试方法：见表 1-16。

（4）脱敏注射法

①机制：小剂量 TAT 与细胞膜的 IgE 结合，使其仅释放少量致敏活性物质，不致于对人体产生严重损害。通过小剂量逐步递增的方法消耗 IgE，最后大剂量注射 TAT 时即不至于发生严重的过敏反应。

②方法：采用多次剂量递增的方法，将 TAT 分为 0.1ml、0.2ml、0.3ml 和余量 4 组，分别加入生理盐水至 1ml，每隔 20 分钟注射 1 次。

5. 碘过敏试验 首次用药者应在碘造影检查前 1～2 天做碘过敏试验。

（1）试验方法

①口服法：5%～10% 碘化钾 5ml，3 次/天，共服 3 天。出现口麻、恶心、呕吐、头痛、心慌、流泪、荨麻疹等症状为阳性。

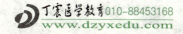
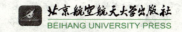

②皮内注射法：见表1-16。

③静脉注射法：泛影葡胺 1ml 缓慢静脉注射，5～10 分钟后观察结果。出现血压、脉搏、呼吸和面色改变者为阳性。

（2）注意事项

①先做皮内试验，结果阴性再做静脉注射试验，两次结果均阴性方可做碘造影检查。

②过敏试验虽为阴性，做碘造影检查也可能发生过敏反应，须备好急救物品。

六、局部给药法

局部给药主要分为滴药法、插药法、皮肤给药、舌下用药 4 种。

1. 滴药法

（1）滴眼药法：主要用于预防、治疗眼部疾病、散瞳缩瞳及表面麻醉等。主要步骤如下：

①操作前洗手、核对，协助患者取坐位或仰卧位，头稍后仰并向患侧倾斜，眼向上看。

②用棉签或棉球擦拭患眼分泌物。

③操作者左手用棉签将患者下眼睑向下方牵引，右手持滴管或滴瓶，将药液滴入下穹隆部的结膜囊内（滴管距离眼睑 1～2cm）。

④轻轻提起上睑，使药液均匀扩散于眼球表面，用干棉球拭干流出的药液，并嘱患者闭目 1～2 分钟。

⑤滴入阿托品时，应用棉球紧压泪囊部 2～3 分钟，以免鼻腔黏膜吸收引起中毒。

（2）滴耳药法：主要用于清洁、消炎，达到治疗耳道及中耳疾病的目的。操作步骤如下：

①患者取坐位或卧位，头偏向健侧，患耳向上。

②清理耳道内分泌物，必要时用 3% 过氧化氢溶液反复清洗至清洁，用棉签拭干。

③成人耳廓向后上方牵拉，小儿向后下方牵拉，耳道可变直，另一手持滴瓶，将药液顺耳道后壁滴入 2～3 滴，使之流到中耳腔内。

④用小棉球塞入外耳道口，以免药液流出，嘱患者保持原体位 3～4 分钟。

（3）滴鼻药法：从鼻腔滴入药物，治疗上颌窦、额窦炎，或滴入血管收缩药，减少分泌，减轻鼻塞症状。其步骤如下：

①嘱患者轻轻擤鼻（鼻内有填塞物不擤），以纸巾抹净，解开衣领。

②患者取仰卧位，肩下垫枕头，头后仰使之与身体成直角。对于鼻腔侧切开患者，药液滴入鼻腔后嘱患者向患侧卧，使药液进入术腔。

③手持滴管距鼻孔约 2cm 处滴入药液 3～4 滴，使药液均匀分布在鼻黏膜上。

④保持体位 2～3 分钟后坐起，用棉签或纸巾拭去外流的药液。

2. 插入法

常用药物为栓剂，包括直肠栓剂和阴道栓剂。其熔点为 37℃ 左右，插入体腔后栓剂缓慢融化而产生疗效。

（1）直肠栓剂插入法：其目的是包括软化粪便，以利排出；其药液有效成分被直肠黏膜吸收，可产生全身治疗作用。操作步骤如下：

①认真执行查对制度，协助患者取侧卧位，膝部弯曲，暴露出肛门（注意保护患者隐私）。

②操作者戴上指套或手套，嘱患者张口深呼吸，尽量放松。

③将栓剂插入肛门，并用示指将栓剂沿直肠壁朝脐部方向送入 6～7cm。

④用药后保持侧卧位 15 分钟，以防药物栓滑脱或融化后渗出肛门外，若栓剂滑脱出肛门外，应予重新插入。

（2）阴道栓剂插入法：阴道插入栓剂，起局部治疗作用，常用抗菌药物治疗阴道炎。其操作方法如下：

①认真执行查对制度，协助患者取屈膝仰卧位，两腿分开，暴露会阴部（注意保护患者隐私）。

②将橡胶单及治疗巾置于会阴下，操作者利戴上手套将阴道栓剂沿阴道下后方向轻轻送入 5cm，达阴道穹窿部。

③嘱患者至少平卧 15 分钟，以利药物吸收，达到治疗的目的，并指导患者用药期间避免性生活。

3. 皮肤用药 皮肤给药是将药物直接涂抹在皮肤上，达到局部治疗的效果。常用剂型有溶液、软膏、粉剂、糊剂等多种类型。操作步骤如下：

①用药前，先用温水与中性肥皂清洁皮肤，有皮炎则用清水清洁。处理皮肤损伤时，严格执行无菌操作原则。

②根据药物剂型选取合理的用药及护理措施。

a. 溶液：为非挥发性的水溶液，有清洁、消炎等作用。主要用于急性皮炎伴大量渗液或脓液者。一般用湿敷法，也可采用涂抹的方法进行清洁处理。

b. 软膏：为药物与适宜基质制成的膏状制剂，具有润肤、软化痂皮、保护等作用。主要用于慢性增厚性皮炎、过度角化及溃疡等。一般每天涂患处 2～3 次，不可过厚，除用于溃疡或大片糜烂受损皮肤外，一般不需包扎。

c. 粉剂：由一种或多种粉末状药物混合而成，具有干燥。保护皮肤的作用。适用于急性或亚急性皮炎而无糜烂渗液的皮肤创面。使用方法是将粉剂均匀地扑撒在患处，每天数次。粉剂多次使用后常有粉块形成，可用生理盐水湿润后除去。

d. 糊剂：为含有多量粉末的半固体制剂，具有保护、消炎、吸收渗液等作用。适用于亚急性皮炎，有少量渗液或轻度糜烂者。一般每天涂患处 1～2 次，不可过厚，并用纱布包扎。

e. 乳膏剂：药物与乳剂型基质制成，具有保护、消炎、止痒等作用。主要用于亚急性、慢性皮炎或瘙痒症，渗出较多的皮炎者禁用。

f. 搽剂：由药物溶解于乙醇制成，具有消炎、止痒、杀菌等作用。主要用于瘙痒性急、慢性皮炎。每天涂药数次，因乙醇对皮肤黏膜有一定刺激性，故不宜用于口腔及黏膜部位，也不用于已破损创面。

g. 透皮贴剂：近年来开拓的药剂学的新领域，皮肤给药除药物产生局部作用外，药物可以通过透入毛囊、汗腺、皮脂腺等附属器和角质层间隙两条途径吸收而产生全身作用，从而避免胃肠道对药物的破坏或肝的首关消除。具有使用方便、延长药物作用等优点。如硝酸甘油口服后在胃肠道中大部分被破坏，而舌下给药作用虽然明显，但时间间短暂，如为粘贴敷片，则治疗血浓度可维持 24 小时。

4. 舌下给药 药物通过舌下口腔黏膜丰富的毛细血管吸收，经颈内静脉到达心脏或其他器官。不存在胃肠道吸收时的首关消除，也不存在药物被胃酸或消化酶破坏的危险。因而具有药物吸收迅速、生物利用度高的特点。如目前常用的硝酸甘油剂，舌下含服 2～5 分钟即可发挥作用。方法是将药物置于舌下，任其自然溶解，不可嚼碎吞下。

---

1. 需要时（长期）医嘱的外文编写是

A. hs   B. qn   C. prn   D. sos   E. st

2. 服磺胺药需多次饮水的目的是

A. 减轻服药引起的消化道症状   B. 避免结晶析出堵塞肾小管

C. 避免头晕头痛等中枢神经系统反应   D. 增强药物疗效

E. 避免影响造血功能

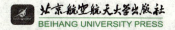

3. 给患者服用铁剂时，正确的做法是
A. 服用茶水可促进其吸收　　B. 服用前应常规测心率　　C. 服药后不宜饮水
D. 可用饮水管吸　　E. 宜饭前服用

4. 严禁用于静脉注射的药物是
A. 50% 葡萄糖　　B. 10% 葡萄糖酸钙　　C. 10% 氯化钙
D. 10% 氯化钾　　E. 5% 碳酸氢钠

5. 青霉素过敏休克时，临床上最早出现的症状是
A. 烦躁不安、血压下降　　B. 四肢麻木、头晕眼花　　C. 腹痛、腹泻
D. 发绀、面色苍白　　E. 皮肤瘙痒、呼吸道症状

6. 雾化吸入的目的<u>不包括</u>
A. 稀化痰液　　B. 增加吸入氧浓度
C. 解除支气管痉挛　　D. 减轻呼吸道的炎症
E. 间歇吸入抗癌药物治疗肺癌

7. 破伤风抗毒素脱敏注射法的方法是
A. 分 4 次注射，剂量逐渐递减　　B. 分 4 次注射，剂量逐渐递增
C. 分 5 次注射，剂量逐渐递减　　D. 分 5 次注射，剂量逐渐递增
E. 分 4 等份，分次注射

8. 易风化潮解的药物应放在
A. 阴凉干燥处　　B. 避光纸盒内　　C. 有色瓶中
D. 密封瓶中　　E. 冰箱冷藏

9. 卡介苗的注射部位为
A. 三角肌　　B. 股外侧　　C. 三角肌下缘
D. 前臂掌侧下段　　E. 前臂内侧

10. 关于舌下给药的叙述，<u>错误</u>的是
A. 具有药物吸收迅速，生物利用度高的特点
B. 将药片置于舌下，任其自然溶解
C. 不可将药片吞服
D. 可以将药片嚼碎吞下
E. 冠心病患者舌下给药时宜取半坐卧位

11. 临睡前给药的外文缩写是
A. st　　B. qd　　C. qh　　D. qn　　E. hs

12. 要求氧浓度达到 45% 时，应为患者调节氧流量为
A. 6L/min　　B. 10L/min　　C. 8L/min　　D. 2L/min　　E. 4L/min

13. <u>不符合</u>无痛注射原则的一项是
A. 患者侧卧位时上腿伸直，下腿弯曲　　B. 进针后、注射前，应抽动活塞
C. 推注药物的速度宜慢　　D. 注射刺激性强的药物时，进针要深

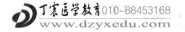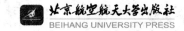

E. 多种药物同时注射时，先注射刺激性强的药物，再注射无刺激性的药物

14. 在青霉素治疗过程中，需重做皮试的情况是
A. 肌内注射改静脉滴注
B. 肌内注射每天 2 次改成每天 4 次
C. 患者本次注射药物因故拖延 2 小时
D. 更换不同批号的青霉素
E. 患者病情加重畏冷寒战

15. 注射推药时，<u>不正确</u>的做法是
A. 固定针栓
B. 快速推注药液
C. 使患者保持舒适位置
D. 随时观察患者有无不适
E. 再次核对所用药物

16. 患者稀释痰做雾化吸入，药物首选
A. 卡那霉素
B. 地塞米松
C. α- 糜蛋白酶
D. 氨茶碱
E. 沙丁胺醇

17. 超声雾化吸入特点是
A. 雾量恒定，方便使用
B. 雾滴细小，但不均匀
C. 气雾滴随呼吸最终可以到达段支气管
D. 气雾通过导管随患者吸气达到肺泡
E. 产生气雾温度低，治疗后不易着凉

18. 给药方式吸收最快的是
A. 口服
B. 吸入
C. 皮下注射
D. 肌内注射
E. 直肠给药

19. 应放入有色瓶或避光纸盒内，置于阴凉处保存的药物是
A. 氨茶碱
B. 胎盘球蛋白
C. 胃复安
D. 糖衣片
E. 乙醇

20. 患者，女，35 岁。支气管哮喘，需用手压式雾化器雾化吸入，操作中<u>不妥</u>的是
A. 使用前充分摇匀药液
B. 雾化器接口放手双唇间，闭嘴
C. 深吸气时喷药
D. 每次治疗喷药 1 ～ 2 次
E. 间隔时间 1 ～ 2 小时

21. 患者，女，35 岁。体温 39.2℃，注射青霉素后发生过敏性休克。最佳的处理方法是
A. 停药、平卧、注射盐酸肾上腺素，保暖、吸氧
B. 停药、平卧、吸氧、注射抗组胺药物、保暖
C. 停药、平卧、测血压、注射呼吸兴奋剂、保暖
D. 停药、吸氧、保暖、注射阿拉明、平卧
E. 停药、吸氧、保暖、注射地塞米松、平卧

22. 患儿，男，2 岁。因肺部感染，需肌内注射青霉素治疗，最佳的注射部位是
A. 臀大肌
B. 臀中肌
C. 上臂三角肌
D. 股外侧肌
E. 腹部肌肉

23. 患者，女，62 岁。慢性支气管炎，肺气肿，痰液黏稠，不易咳出，用超声雾化吸入，操作中<u>不正确</u>的是
A. 稀释痰液药用 α 糜蛋白酶
B. 稀释药物至 50ml，放入雾化罐内
C. 水槽内放热水 250ml
D. 使用时先开电源开关，再开雾化开关
E. 治疗时间 15 ～ 20 分钟

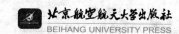

24. 患者，男，25 岁。患化脓性扁桃体炎，在注射青霉素数秒钟后出现胸闷、气促、面色苍白、出冷汗及濒危感，血压 75/45mmHg。护士首先采取的急救措施是

A. 给予氧气吸入   B. 针刺入中、内关等穴位

C. 皮下注射 0.1% 盐酸肾上腺素 1ml   D. 给予静脉输液

E. 报告医师

25. 患者，男，65 岁。肺心病入院，护士为其进行静脉穿刺，进针时有回血，推药时患者疼痛明显，此时可能出现的问题是

A. 针头未刺入血管内   B. 针头未完全刺入血管内

C. 针头刺破对侧血管壁   D. 针头穿刺对侧血管壁

E. 针头斜面部分穿透下面血管壁

26. 患者臀部肌内注射进针后抽吸有回血，处理措施是

A. 将针头插得深一点后推注药物   B. 将针头像外拔出一点后推注药物

C. 拔出针头后重新进针   D. 将药物丢弃

E. 无需处理

27. 患儿，男，6 个月。因支气管炎住院治疗。护士帮助患儿服用止咳嗽药，正确的做法是

A. 先服止咳糖浆，后服维生素   B. 服止咳糖浆后，喂少量温水

C. 止咳糖浆与牛奶混匀后一起喂服   D. 最后喂服止咳糖浆，之后不宜立即喂水

E. 喂服止咳糖浆后立即喂奶

28. 患者，男，36 岁。患肠内阿米巴痢疾，医嘱为口服硫酸巴龙霉素 40 ～ 60 万 U，qid，连服 5 天，其中"qid"译成中文的正确含义是

A. 每小时 1 次   B. 每晚 1 次   C. 每天 2 次   D. 每天 3 次   E. 每天 4 次

29. 患者，男，46 岁。糖尿病，医嘱皮下注射胰岛素 8U，ac，30 分，ac 的执行时间是

A. 早上 8:00   B. 晚上 8:00   C. 临睡前   D. 饭前   E. 必要时

30. 患者，女，65 岁。老年性白内障术后第 3 天，为预防感染，需要滴眼药。护士在操作时，眼药的滴入部位应该是

A. 眼上部结膜囊   B. 眼下部结膜囊   C. 眼角膜

D. 上眼睑   E. 下眼睑

31. 患者，男，66 岁。慢性心功能不全。医嘱地高辛 0.25mg，qd，护士发药前应首先

A. 了解心理反应   B. 测脉率（心率）及脉律（心律）   C. 观察意识状态

D. 测量血压   E. 检查瞳孔

32. 患者，女，29 岁。呼吸道感染，咳嗽，咳痰。护士为其进行雾化吸入，可选择的化痰药是

A. 地塞米松   B. 庆大霉素   C. α- 糜蛋白酶   D. 氨茶碱   E. 舒喘灵

(33 ～ 34 题共用题干)

患儿，女，9 岁。急性扁桃体炎。医嘱给予青霉素治疗。用药数天后出现发热、皮肤瘙痒、关节肿痛、淋巴结肿大、腹痛等症状。

33. 问题 1：该患儿出现的情况可能是

A．淋巴结炎　　　　　　　B．风湿性关节炎　　　　　C．皮肤过敏反应
D．血清病型反应　　　　　E．消化道过敏反应

34．问题2：患儿发生的情况常出现在使用青霉素后
A．1～4天　　　　　　　B．4～7天　　　　　　　C．7～12天
D．12～14天　　　　　　E．14～17天

（35～37题共用题干）

患者，女，68岁。患糖尿病2年，住院治疗。医嘱：胰岛素皮下注射。

35．问题1：护士为该患者进行胰岛素皮下注射时，针头刺入的深度应是针梗的
A．针梗的1/3　　　　　　B．针梗的2/3　　　　　　C．深度为1cm
D．全部刺入　　　　　　　E．针尖斜面

36．问题2：护士准备执行注射胰岛素医嘱，需带教教师纠正的操作是
A．酒精消毒注射处皮肤　　B．选用2ml注射器　　　　C．进行三查七对
D．注射部位选择上臂三角肌下缘　　E．针头与皮肤呈40°角进针

37．问题3：无痛技术的一项是
A．加强核对　　　　　　　B．做到"两快一慢"
C．经常更换注射部位　　　D．严格执行无菌技术
E．进针后，注射前无须抽动活塞

（38～39题共用备选答案）
A．200U　　　　B．1500U　　C．2000U　　D．2500U　　E．5000U
38．青霉素皮试液每毫升含
39．破伤风抗毒素皮肤试液每毫升含

答案: 1．C。2．B。3．D。4．D。5．E。6．B。7．B。8．D。9．C。10．D。11．E。12．A。13．E。14．D。15．B。16．C。17．D。18．B。19．A。20．E。21．A。22．B。23．C。24．C。25．E。26．C。27．D。28．E。29．D。30．B。31．B。32．B。33．D。34．C。35．B。36．B。37．B。38．A。39．B。

丁震医学教育 010-88453168 www.dzyxedu.com　北京航空航天大学出版社 BEIHANG UNIVERSITY PRESS

第 14 章　静脉输液与输血

一、静脉输液

1．原理及目的

（1）原理：利用大气压和液体静压形成的压力，将液体、药物由静脉输入人体内。

（2）主要目的

①补充水和电解质，纠正水、电解质和酸碱平衡紊乱。

②输入药物，治疗疾病。

③增加循环血量，改善微循环，维持血压。

④补充营养，供给热量。

2．常用溶液

（1）晶体溶液：分子量小，在血管内存留时间短，维持细胞内外水分平衡及纠正水、电解质紊乱的效果好。

①葡萄糖溶液：补充水分和热能。进入人体后分解迅速，通常作为静脉给药的稀释剂。常用溶液有 5% 和 10% 葡萄糖。

②等渗电解质溶液：补充水分和电解质，维持渗透压平衡。常用溶液有 0.9% 氯化钠、1.4% 碳酸氢钠、1.87% 乳酸钠、复方氯化钠（又称林格液，含氯化钠、氯化钾及氯化钙）、乳酸钠林格液（又称平衡盐溶液，在林格液的基础上增加乳酸钠）等。

③碱性溶液：纠正酸中毒，调节酸碱平衡。常用溶液有 5% 和 1.4% 碳酸氢钠、11.2% 和 1.87% 乳酸钠。

④高渗溶液：可迅速提高血浆渗透压，利尿脱水，降低颅内压。常用溶液有 20% 甘露醇、25% 山梨醇、25% ～ 50% 葡萄糖。

（2）胶体溶液：分子量大，在血管内存留时间长，维持血浆胶体渗透压，增加血容量、升高血压的效果好，可有效改善微循环。

①右旋糖酐：中分子提高血浆胶体渗透压，扩充血容量；低分子降低血液黏稠度，减少红细胞聚集，防止血栓形成，改善微循环，增加组织灌注。

②代血浆：提高血浆渗透压，维持有效循环血量，扩容效果好，常在大出血时急用。常用溶液有羟乙基淀粉（706）、氧化聚明胶、聚维酮等。

③血液制品：除具有一般胶体溶液的作用外，还可补充蛋白质抗体，促进组织修复，提高人体抵抗力。常用制品有白蛋白等。

（3）静脉高营养液：供给热量，维持正氮平衡，补充维生素和矿物质。常用溶液有复方氨基酸、脂肪乳等。

3．静脉补液原则

先盐后糖，先晶后胶，先快后慢，液种交替。静脉补钾时遵循"四不宜"原则：不宜过早，见尿补钾（尿量＞ 40ml/h）；不宜过浓，浓度＜ 0.3%；不宜过快，成人 30 ～ 40 滴 / 分；不宜过多，成人每天总量控制在 3 ～ 6g。

4. 常用输液部位

（1）上肢浅静脉：肘正中静脉、头静脉、贵要静脉和手背静脉网。其中，手背静脉网是成人患者输液的首选部位。肘正中静脉、贵要静脉及头静脉是外周中心静脉置管的常用部位，也是采集血标本、静脉推注药液的常用部位。

（2）下肢浅静脉：大隐静脉、小隐静脉和足背静脉网。因下肢静脉有静脉瓣，容易形成血栓，一般不作为静脉输液的首选部位。

（3）头皮静脉：是 3 岁以下小儿静脉输液的首选部位，常用的有颞浅静脉、枕静脉、额静脉和耳后静脉。

（4）颈外静脉和锁骨下静脉：常用于中心静脉插管，适用于需长期持续输液或需静脉高营养的患者。

5. 常用静脉输液法

（1）头皮针密闭式周围静脉输液法：是最常用的输液法，污染机会少。

①核对并检查药物，配制药液，贴好输液标签。

②备齐用物至患者床旁，核对姓名、床号，解释输液目的，嘱患者输液前排空大、小便。

③倒置茂菲滴管，打开调节阀，使液体流入茂菲管达 1/2 ～ 2/3 满时，反折茂菲管根部并迅速将其翻转，打开调节器，使液体下降、充满下段输液管及针头。输液管内如有气泡，可用手指弹弹。

④患者取舒适体位，选择粗直、弹性好的静脉，穿刺肢体下垫小枕，在穿刺点上方 6cm 处扎止血带，尾端向上，松紧度以阻断静脉血流而不阻断动脉血流为宜。静脉充盈不良时，还可嘱患者反复握拳或轻拍血管。

⑤常规皮肤消毒法消毒皮肤，二次核对。嘱患者握拳，二次排气。

⑥左手拇指固定静脉，右手持针柄，针尖斜面向上，与皮肤呈 15° ～ 30° 沿静脉走行方向潜行刺入，见回血后，针头放平再刺入少许。用输液贴或胶布固定针柄，覆盖进针部位，松开止血带，嘱患者松拳，打开调节器，调节滴速，一般成人 40 ～ 60 滴 / 分，儿童 20 ～ 40 滴 / 分。年老体弱、婴幼儿、心肺疾病者及输入高渗溶液、含钾药物、升压药物速度宜慢，休克、严重脱水、心肺功能良好者及输入脱水药速度可快。

⑦核对并在输液卡上签名、记录，将输液卡挂于输液架上。

⑧需要连续输液 24 小时以上者，应每天更换输液器。

⑨输液完毕，待输液管液面下降减慢或停止，关闭调节器，轻轻揭去固定针柄处的胶布，先迅速拔针，再按压穿刺点及上方，防止血管损伤加重，按压至出血停止。

（2）静脉留置针密闭式周围静脉输液法：适用于需长期输液、静脉穿刺困难、年老体弱、化疗及危重患者。可保护血管，减轻反复穿刺给患者带来的痛苦；保持静脉畅通，便于治疗和抢救。

①将输液器上的针头全部插入留置针的肝素帽内，排尽空气。

②选择穿刺静脉，以肘正中静脉或贵要静脉等粗、直静脉为宜。在穿刺点上方约 10cm 处扎止血带，常规皮肤消毒法消毒皮肤。

③取下针套，左手绷紧皮肤，右手持留置针针翼，嘱患者握拳，使针头与皮肤呈 15° ～ 30° 刺入血管，见回血后，压平针翼再进针 0.3 ～ 0.5cm。

④将针芯撤出 0.5cm，另一手将外套管沿静脉方向全部送入。撤出针芯，放于锐器盒中。松开止血带，嘱患者松拳，打开调节器。

⑤妥善固定留置针及输液管，在固定用透明胶布上注明置管日期和时间，调节滴速。

⑥输液结束后，关闭调节器，拔出输液器针头，常规消毒肝素帽胶塞，将抽积肝素稀释液的注射器刺入肝素帽胶塞内，采用边推注边退针的方法正压封管，直至全部退出，防止血液流入留置针

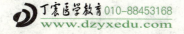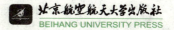

内发生凝固。

⑦再次输液时，常规消毒肝素帽胶塞，再将输液器针头全部刺入，调节滴速，开始输液。

⑧静脉留置针一般可保留 3～5 天，不超过 7 天。

⑨防止留置针堵管，以下情况可增加堵管的风险：患者自身的因素有高凝状态、高血压、肢体活动过多或过少。操作不当的因素有封管液的剂量或浓度不足、没有做到正压封管、输入高渗或刺激性药物后未用生理盐水彻底冲洗、留置时间过长等。

（3）密闭式中心静脉输液法：包括颈外静脉、锁骨下静脉穿刺置管输液法及经外周静脉置入中心静脉导管（PICC）输液法。颈外静脉的穿刺部位为下颌角与锁骨上缘中点连线之上 1/3 处，颈外静脉外缘。锁骨下静脉的穿刺部位为胸锁乳突肌外侧缘与锁骨上缘所形成的夹角平分线上，距顶点 0.5～1cm 处。以下仅以颈外静脉穿刺置管输液法为例讲解。

①患者取去枕平卧位，头偏向一侧，肩下垫薄枕，充分暴露穿刺部位。

②选择穿刺点，用甲紫标记，常规消毒皮肤，戴无菌手套，铺洞巾。

③局部麻醉，用 10ml 注射器抽吸无菌生理盐水，以平针头连接硅胶管，排尽空气。

④用刀片刺破穿刺部位皮肤，以减少进针时的皮肤阻力。助手以手指按压颈静脉三角处，使静脉充盈。术者手持穿刺针与皮肤成 45°进针，入皮后改为 25°，沿静脉方向刺入。

⑤见回血后，迅速抽出针芯，左手用纱布堵住针栓孔，右手将备好的硅胶管送入针孔约 10cm，插管的同时助手一边抽回血一边缓慢注入生理盐水。插管的动作轻柔，避免硅胶管打折。

⑥确认硅胶管在血管内后，缓慢退出穿刺针。抽回血后，注入生理盐水，接输液器。覆盖穿刺点，固定硅胶管，防止脱出。

⑦暂停输液时，硅胶管可注入枸橼酸钠生理盐水或肝素稀释液封管。每天更换穿刺点敷料，用0.9%过氧乙酸溶液消毒硅胶管，常规消毒局部皮肤。如硅胶管内有回血，应使用枸橼酸钠生理盐水冲注，防止血栓形成。

⑧停止输液拔管时，硅胶管末端接注射器，边抽吸边拔出硅胶管，防止残留的小血块和空气进入血管形成血栓。局部加压数分钟，75% 乙醇消毒穿刺局部皮肤，无菌纱布覆盖。

6. 输液速度及所用时间计算

（1）已知输液总量和计划输液时间，计算每分钟滴数

每分钟滴数＝［液体总量（ml）×滴系数（滴 /ml）］/ 输液时间（分）

（2）已知输液总量和每分钟滴数，计算输液所用时间

输液时间（分钟）＝［液体总量（ml）×滴系数（滴 /ml）］/ 每分钟滴数（滴 / 分）

（3）滴系数：即每毫升溶液的滴数。计算时常给出具体的数值，或默认为 15 滴 /ml。

7. 常见输液故障及排除方法

（1）溶液不滴

①针头滑出血管外：液体进入皮下组织，局部有肿胀、疼痛，抽吸无回血。应另选血管重新穿刺。

②针头斜面紧贴血管壁：液体滴入不畅或不滴，抽吸有回血。可调整针头位置或适当变换肢体位置，直到滴注通畅为止。

③针头阻塞：药液不滴，抽吸无回血，轻轻挤压输液管有阻力，松手又无回血。应更换针头重新穿刺。禁忌强行冲注针头，防止血栓进入血管内。

④压力过低：滴速缓慢。可抬高输液瓶位置或放低患者肢体。

⑤静脉痉挛：滴液不畅，抽吸有回血。可局部热敷，以缓解静脉痉挛。

（2）茂菲滴管内液面过高：取下输液瓶，倾斜瓶身，使插入瓶内的针头露于液面上，待溶液下降至滴管露出液面，再将输液瓶挂回输液架，继续滴注。如滴管侧壁有调节孔，可夹闭滴管以上输液管，

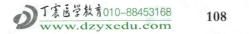 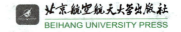

打开调节孔来，使液面下降至滴管露出液面。

（3）茂菲滴管内液面过低：反折滴管以下输液管，用手挤压滴管内气体进入输液瓶，迫使液体流入滴管，直至液面升高至所需高度。

（4）茂菲滴管内液面自行下降：应检查滴管连接处是否松动，滴管及以上输液管有无裂缝，必要时更换输液器。

8. 常见输液反应及处理

（1）发热反应：是最常见的输液反应。

①原因：由输入致热物质引起。常见于输入的溶液或药物不纯、输液器灭菌不严或被污染、输液过程中未能严格执行无菌操作等。

②表现：输液后数分钟至 1 小时内发生。寒战，发热，体温达 38℃，停止输液后体温恢复正常。重者可有寒战、高热，体温达 40℃以上，伴头痛、恶心、呕吐等。

③预防：严格检查药品及溶液、输液器的质量和有效期，严格无菌技术操作。

④护理：反应较轻者可减慢滴速或停止输液，报告医生。反应严重者应立即停止输液，通知医生，保留剩余药液和输液器，必要时做细菌培养。给予物理降温等对症处理。

（2）循环负荷过重：也称急性肺水肿。

①原因：与输液速度过快、输入液量过多有关。

②表现：在输液过程中，突然出现呼吸困难、胸闷咳嗽、咳粉红色泡沫样痰，严重时痰液从口鼻涌出，两肺可闻及湿罗音，心率快且节律不齐。

③预防：严格控制输液速度和输液量，尤其是心、肺疾患者及老年人、儿童。

④护理：取端坐位，以减少静脉回流，减轻心脏负担；必要时四肢轮流结扎。高流量氧气吸入，给予 20%～30% 乙醇溶液湿化吸氧，乙醇能降低肺泡内泡沫的表面张力，使泡沫破裂消散，以改善肺部气体交换，迅速缓解缺氧症状。根据病情使用镇静、平喘、强心、利尿、扩血管的药物。

（3）静脉炎

①原因及病理：长期输注高浓度、强刺激性药物，引起静脉壁化学性炎症反应；未严格执行无菌技术操作，引起静脉感染。

②表现：沿静脉走行出现条索状红线，局部组织表现为红、肿、热、痛，有时伴畏寒、发热等。

③预防：严格执行无菌技术操作；刺激性强的药物应稀释后缓慢输注；确认针头在血管内方可输注，防止药液外溢；长期输液者应有计划地轮换输液部位；使用静脉留置针应选择刺激小的导管，留置时间不宜过久。

④护理：停止发生静脉炎部位的输液；患肢抬高制动，局部使用 50% 硫酸镁或 95% 乙醇湿热敷；超短波理疗，15～20 分钟 / 次；合并感染时遵医嘱给予抗生素治疗。

（4）空气栓塞

①原因：输液前未排尽输液管内空气或导管连接漏气；加压输液时无人守护；液体输完未及时添加或拔针；拔除邻近胸腔的较粗深静脉导管时，穿刺点局部封闭不严。

②栓塞机制：空气随血流经右心房进入右心室。如空气量少，可经肺循环毛细血管吸收，损害较小；如空气量大，可在右心室内阻塞肺动脉入口，使血液不能进入肺内，气体交换发生障碍，引起机体严重缺氧而危及生命。

③表现：突感胸部异常不适或胸骨后疼痛，呼吸困难，严重发绀，有濒死感。听诊心前区可闻及持续、响亮的水泡声。心电图示心肌缺血的表现。

④预防：输液前排尽输液管空气，认真检查输液器是否漏气。输液过程中加强巡视，液体输完应及时更换输液瓶或拔针。加压输液时应有专人守护。

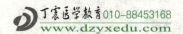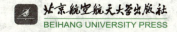

⑤护理：发现空气栓塞应立即停止输液，通知医生抢救。协助患者取左侧卧位和头低足高位，有助于气体浮向右心室尖部，避免阻塞肺动脉入口。随着心脏的收缩和舒张，大的气泡被拍打成分散的泡沫，小量进入肺动脉内，逐渐被吸收。给予高流量吸氧。条件允许可使用中心静脉导管吸出空气。严密观察病情变化，给予对症处理。

（5）输液微粒污染：在输液过程中，将非代谢性、非溶性颗粒杂质输入。颗粒直径一般为 $1\sim15\mu m$。

①原因：药物或溶液的生产工艺不合格，导致颗粒混入；盛放液体的容器或输液器不洁净等。

②危害：微粒进入人体后可造成持久性损害，最易受损的脏器为肺。微粒堵塞血管，出现局部坏死；形成血栓；进入肺毛细血管，形成肺内肉芽肿；微粒具有的抗原性可引起过敏反应和血小板减少症。

③预防：加强制剂生产的质量管理，改善生产车间的卫生条件，有效除尘。选用优质原料，改进生产工艺。使用含终端滤过器的密闭式一次性输液器，输液前严格检查液体的透明度，严格执行无菌操作，治疗室内安装空气净化装置或在超净工作台内配制药液。药液应现用现配，开启安瓿前用 75% 乙醇擦拭颈段，切忌用镊子敲打。

二、静脉输血

1．输血的目的

（1）补充血容量：用于失血或休克的患者，提升血压，改善微循环。

（2）补充血红蛋白：用于严重贫血或慢性消耗性疾病的患者，纠正贫血。

（3）补充血浆蛋白：用于严重烧伤、低蛋白血症的患者，维持血浆胶体渗透压，减轻水肿和渗出。

（4）补充血小板和各种凝血因子：用于凝血功能障碍的患者，有助于凝血。

（5）补充抗体、补体：用于严重感染、免疫缺陷患者，提高机体免疫力。

（6）吞噬、中和毒性物质：常用于一氧化碳中毒、重症新生儿溶血时。

2．血液制品的种类

（1）全血：指采集的血液经抗凝后全部保存备用的血液。

①新鲜血：指在 4℃冰箱冷藏保存不超过 1 周内的血液。基本保留了新鲜血的原有成分，可以补充各种血细胞、凝血因子和血小板。主要适用于血液病患者。

②库存血：指在 4℃冰箱冷藏保存 2～3 周的血液。成分虽与新鲜血相同，但白细胞、血小板、凝血酶原破坏较快，基本失去治疗作用，仅红细胞的破坏较慢，故主要用于各种原因所致的大出血患者。由于血细胞破坏，细胞内钾释放到细胞外，使血浆钾离子浓度升高；随着葡萄糖分解为乳酸，pH 下降，酸性增高，故大量输注库存血可引起高钾血症和酸中毒。

（2）成分血：成分单一，浓度高。红细胞以每袋 100ml 为 1 个单位（U），其他成分血制品如白细胞、血小板、凝血因子等均以每袋 25ml 为 1 个单位（U）。

①血浆：全血经分离出血细胞之后所得的液体部分，主要成分为血浆蛋白和凝血因子，无凝集原，故输注前不需要做交叉配血试验。

a．新鲜血浆：含正常量的所有凝血因子，是凝血因子缺乏者最适合输入的血液制品。

b．保存血浆：主要用于补充血容量和血浆蛋白。

c．冰冻血浆：－30℃保存，新鲜冰冻血浆的有效期为 1 年，普通冰冻血浆的有效期为 5 年。使用时须在 37℃温水中融化，6 小时内输入。主要适用于凝血因子缺乏者。

d．干燥血浆：冰冻血浆经真空干燥制成，保存期 5 年。使用时用生理盐水溶解。

②红细胞

a．浓缩红细胞：是全血经离心去除血浆的红细胞，仍含少量血浆，主要用于血容量正常但携氧功能缺陷的贫血患者。

　　b. 洗涤红细胞：是用生理盐水洗涤 3 次后再加适量生理盐水的红细胞，应在 6 小时内使用。主要用于一氧化碳中毒、免疫性溶血性贫血、易发生过敏的患者。

　　c. 红细胞悬液：是全血经离心去除血浆再加入等量红细胞保养液的红细胞。主要用于战地急救及中、小手术患者。

　　③白细胞浓缩悬液：是新鲜全血经离心所得的白细胞，4℃保存，48 小时有效。常用于粒细胞缺乏伴严重感染的患者。

　　④血小板浓缩悬液：是新鲜全血经离心所得的血小板，22℃保存，24 小时有效。常用于血小板减少或血小板功能障碍性出血的患者。

　　⑤凝血制剂：常用于各种原因引起的凝血因子缺乏的出血疾病患者，如血友病。

　　（3）其他血液制品：白蛋白制剂用于提高血浆蛋白和胶体渗透压，如肝硬化、烧伤及肾病综合征。纤维蛋白原用于纤维蛋白缺乏症和弥散性血管内凝血（DIC）患者。

　　3. 血型及交叉配血试验　　血型是指红细胞膜上特异性抗原的类型。

　　（1）ABO 血型系统：根据红细胞膜上是否存在凝集原 A、凝集原 B，将血液分为 A、B、AB、O 4 种血型。血清中含有与凝集原相对抗的凝集素，可与凝集原发生反应，造成红细胞的溶解、破坏。

　　（2）Rh 血型系统：红细胞除含有 A、B 抗原，还含有 C、c、D、d、E、e 抗原，其中 D 抗原的抗原性最强。D 抗原阳性者称为 Rh 阳性，阴性者为 Rh 阴性。在我国人群中，绝大多数为 Rh 阳性。人体中不存在抗 Rh 的天然抗体，故 Rh 阴性者首次接受 Rh 的血液后不会发生输血反应。抗 Rh 的抗体为 IgG，分子量小，可透过胎盘，故可造成新生儿溶血。

　　（3）交叉配血试验

　　①直接交叉配血试验：用供血者的红细胞与受血者的血清交叉，检查受血者体内是否存在破坏供血者红细胞的抗体。

　　②间接交叉配血试验：用供血者的血清与受血者的红细胞交叉，检查输入的血液中有无破坏受血者红细胞的抗体。

　　4. 静脉输血法

　　（1）输血前准备

　　①备血：采集血标本，填写输血申请单和备血单，做血型鉴定和交叉配血试验。除输注血浆外，静脉输全血、红细胞、白细胞、血小板等血制品前，均须做血型鉴定和交叉配血试验。

　　②取血查对：凭取血单与血库人员共同做好"三查八对"。三查即查血液的有效期、血液质量及输血装置是否完好。八对即核对患者姓名、床号、住院号、血袋号、血型、交叉配血结果、血液种类及剂量。

　　（2）间接静脉输血法：是最常用的静脉输血法。将已抽出的血液保存在血袋，再按静脉输液法输入到受血者体内的方法。

　　①按静脉输液法建立输血通道，先输入生理盐水少许。

　　②由两名护士三查八对。

　　③输血前以手腕旋转血袋，将血液轻轻摇匀。但应避免剧烈振荡，以免红细胞大量破坏引起溶血。操作后再次核对。开始输血的 15 分钟内宜慢，速度应小于 20 滴 / 分，如无不良反应，成人再将滴速调至 40 ～ 60 滴 / 分，老人、儿童酌减。有关静脉输液、输血及冲洗滴速的数据对比见表 1-17。

　　④在输血记录单记录输血开始时间、滴速、有无输血反应等。

　　⑤输注完毕拔针，因输血针头较粗，按压的时间要长。

　　（3）直接静脉输血法：将供血者血液抽出后，立即输给患者的方法。常用于无库血而患者急需输

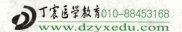
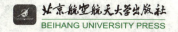

血或婴幼儿、少量输血时。

①供血者与受血者分别卧于相邻的两张床上，核对姓名、血型及交叉配血试验结果。

②用备好的无菌注射器抽取一定量的抗凝剂，每 50ml 血中加 3.8% 枸橼酸钠溶液 5ml。

③选择供血者的粗大静脉，常选肘正中静脉，将血压计袖带在上臂缠好，充气压力维持在 100mmHg 左右，使静脉充盈，抽血。

④操作时需由 3 名护士密切合作，分别为抽血、传递和输血，连续进行。

⑤连续抽血更换注射器时不必拔针头，松开袖带，以手指压迫穿刺部位前端静脉，减少出血。

⑥从供血者静脉内抽血及向受血者静脉内推注时，速度均不可过快，同时观察患者反应。

（4）自体输血：采集患者自己的血液，经过洗涤加工后再输给患者本人的方法，是最安全的输血方法，输血前不需要做血型鉴定和交叉配血试验。特别适合出血量 1000ml 以上大手术的患者，如异位妊娠输卵管破裂、脾破裂后的腹腔内出血。分为预存式、术前稀释血液及术中失血回收式 3 种方法。但怀疑血液被病原体或癌细胞污染及开放性胸、腹腔损伤 4 小时以上等禁忌。

表1-17　有关静脉输液、输血及冲洗滴速的数据对比

速度数据	适用情况
40~60滴/分	一般成人静脉输液 一般成人静脉输血 膀胱冲洗
<40滴/分	柔红霉素、多柔比星、高三尖杉酯碱等心脏毒性化疗药
30~40滴/分	成人静脉补钾
20~40滴/分	儿童静脉输液
20~30滴/分	心力衰竭（成人）静脉输液 急性胰腺炎术后引流管冲洗 原发性支气管肺癌全肺切除术后静脉输液
<20滴/分	输血开始前15分钟
<5ml/（kg·h）	小儿支气管肺炎合并心力衰竭
1~2g/h	硫酸镁控制子痫发作

5. 输血注意事项

（1）遵医嘱根据输血申请单采集血标本，严禁同时为两名以上患者采集血标本，严防输血差错。

（2）严格执行无菌技术操作，输血前须两人核对交叉配血单及血袋标签，无误方可输入。

（3）库存血输入前需认真检查血液质量和有效期。正常库存血分为两层，上层血浆为淡黄色半透明，下层血细胞为均匀暗红色，两层界限清楚，无凝块。若上层血浆有絮状物或明显气泡，下层血细胞呈暗紫色，有明显血凝块，提示血液已变质或发生溶血，不可使用。

（4）输血前、后及输入两袋血液之间均须输入少量生理盐水。输血前的目的是冲洗管道，输血后的目的是保证输血器的血液全部输入，输入两袋血液之间的目的是避免两袋血液发生反应。

（5）血液内不可随意加入其他药物，如钙剂、高渗或低渗液体、酸性或碱性药物，防止血液凝集或溶血。

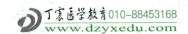 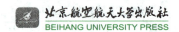

（6）输血过程中加强巡视，尤其是开始输血的 10 ～ 15 分钟。如发生严重反应，应立即停止输血，报告医生，协助处理，保留余血送检，查明原因。

（7）冷藏血制品不可加热，防止血浆蛋白遇热凝固变性。应自然复温，在室温下放置 15 ～ 20 分钟再输入。

（8）需要同时输入全血和成分血时，输入的顺序为：成分血（尤其是浓缩血小板）、新鲜血、库血。保证成分血发挥良好的效果。

（9）输入成分血之前应遵医嘱给予抗过敏药物，成分血除红细胞外应在 24 小时内输完（从采血开始计时）。由于成分血每袋通常为 25ml，输入时间短，护士应全程严密监护。

（10）输血后血袋保留 24 小时，以备患者出现输血反应后分析原因。

（11）做好个人防护，输血时护士应戴手套；处理输血器时，针头剪下应放入锐器盒，避免针刺伤。

6. 常见输血反应及处理

（1）发热反应：是最常见的输血反应。

①原因：血液及输血器械被致热原污染；违反无菌技术操作原则，造成污染；多次输血后受血者体内产生白细胞或血小板抗体所致的免疫反应。

②表现：输血中或输血后15分钟～2小时发生，表现为发冷或寒战、发热，体温可达38 ～ 41℃。轻者 1 ～ 2 小时后自行缓解，重者伴头痛、恶心、呕吐，甚至血压下降、抽搐、昏迷。

③预防：严格管理血库保养液和输血用具，严格执行无菌技术操作原则。

④护理：轻者可减慢滴速或暂停输血；重者立即停止输血并通知医生，对症处理，必要时按医嘱给予解热镇痛药、抗过敏药或激素类药物。保留余血及输血器具送检，查明原因。

（2）过敏反应

①原因：患者为过敏体质；供血者的血液中含有致敏物质，在献血前使用过可致敏的药物或食物；多次输血后体内产生过敏性抗体。

②表现：多发生在输血后期或即将结束输血时。

a. 轻度反应：出现皮肤瘙痒、荨麻疹。

b. 中度反应：出现血管神经性水肿，多见眼睑、颜面部和口唇高度水肿，喉头水肿，支气管痉挛导致呼吸困难，听诊两肺闻及哮鸣音。

c. 重度反应：可发生过敏性休克。

③预防：有过敏史、多次输血者，输血前半小时给予抗过敏药物。勿选用有过敏史的供血者。供血者采血前 4 小时不宜进食高蛋白、高脂肪餐，宜食用少量清淡饮食或糖水，最好禁食。

④护理

a. 轻度反应：减慢输血速度，继续观察。遵医嘱给予抗过敏药物，如苯海拉明、异丙嗪、氢化可的松或地塞米松等。

b. 中度、重度反应：立即停止输血。通知医生，遵医嘱给予 0.1% 肾上腺素皮下注射，或给予糖皮质激素等抗过敏药物。呼吸困难者给予氧气吸入，严重喉头水肿者行气管切开，循环衰竭者应给予抗休克治疗。

（3）溶血反应：是指输入的红细胞或受血者的红细胞发生异常破坏或溶解，而引起的一系列临床症状，是最严重的输血反应。

①原因

a. 输入异型血：由于 ABO 血型不符而造成血管内凝血，在输血 10 ～ 15ml 后症状即可出现，后果严重。

b. 输入变质血：输血前红细胞已大量破坏。血液过有效期、加温、剧烈振荡或被细菌污染，血

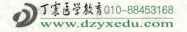
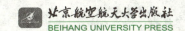

中加入高渗、低渗溶液或能影响血液 pH 的药物，均可使红细胞大量破坏。

c．输入 Rh 因子不符血：Rh 阴性患者在首次接受 Rh 阳性血液 2～3 周后产生抗 Rh 阳性抗体，再次接受 Rh 阳性血液后可发生溶血反应，通常在输血数小时至数天发生，反应较慢，症状较轻。

②表现：最典型的症状为四肢麻木、腰酸背痛、黄疸和血红蛋白尿。

a．第一阶段：红细胞凝集成团阻塞小血管。出现头部胀痛、面色潮红、四肢麻木、腰背部剧烈疼痛、胸闷、恶心呕吐等缺血缺氧表现。

b．第二阶段：凝集的红细胞溶解，大量血红蛋白释放到血浆中，出现黄疸和血红蛋白尿，伴寒战、高热、发绀和血压下降等休克表现。

c．第三阶段：大量血红蛋白进入肾小管形成结晶，阻塞肾小管；肾小管内皮缺血、缺氧，坏死脱落。表现为少尿、无尿，氮质血症，高钾血症，酸中毒，常因急性肾衰竭死亡。

③预防：认真做好血型鉴定和交叉配血试验，输血前做好查对，严格执行血液采集、保存制度。

④护理

a．一旦发生输血反应，立即停止输血并通知医生。

b．给予吸氧，建立静脉通道。

c．双侧腰部封闭，双侧肾区热水袋敷，解除肾血管痉挛，保护肾脏。

d．遵医嘱给予 5% 碳酸氢钠碱化尿液，增加血红蛋白在尿中的溶解度，减轻肾小管阻塞。

e．密切观察生命体征并记录，对少尿、无尿者，按急性肾衰竭护理。

f．保留余血及患者输血前后的血标本，重做血型鉴定和交叉配血试验，查明原因。

（4）与大量输血有关的反应：大量输血指在 24 小时内紧急输血量相当于或大于患者总血容量的血液。常见的反应有循环负荷过重、出血倾向、枸橼酸钠中毒、酸碱平衡紊乱、高钾血症、低钙血症等。

①出血倾向

a．原因：库存血中的血小板、凝血因子不足，且含有枸橼酸钠等抗凝剂。

b．表现：皮肤黏膜出现瘀点，静脉穿刺点瘀斑或拔针后出血不止，手术伤口渗血，牙龈出血，甚至出现血尿。

c．预防：库存血应与新鲜血或血小板浓缩悬液交替输入。

d．护理：密切观察患者的意识、生命体征变化及伤口出血表现等。

②枸橼酸钠中毒

a．原因：枸橼酸钠常用作抗凝剂。大量输血，如患者肝功能不全，枸橼酸钠尚未氧化即与血中游离钙结合，使血钙下降。

b．表现：手足抽搐，出血倾向，血压下降，心率缓慢，甚至心脏骤停。

c．预防：输入库存血 1000ml 以上时，须按医嘱静脉注射 10% 葡萄糖酸钙或氯化钙 10ml，以补充钙离子。此外，库存血中的部分血细胞被破坏，细胞内钾释放，可引起高钾血症，输入钙剂还可对抗钾离子对心肌的抑制作用。

d．护理：严密观察患者的病情变化及输血反应，遵医嘱使用钙剂。

（5）传染性疾病：因输血而致的传染性疾病有病毒性乙型或丙型肝炎、疟疾、艾滋病及梅毒等。

1．静脉输液发生空气栓塞时，造成患者死亡的原因是空气阻塞了
A．肺动脉入口　　　　　　B．肺静脉入口　　　　　　C．主动脉入口
D．上腔静脉入口　　　　　E．下腔静脉入口

2．适用于战地急救的成分血是

A. 浓集红细胞　　　　　B. 洗涤红细胞　　　　　　C. 红细胞悬液

D. 白细胞浓缩悬液　　　E. 血小板浓缩悬液

3. 输液中发生肺水肿吸氧需用 20% ~ 30% 的乙醇湿化，其目的是

A. 使患者呼吸道湿化　　　B. 消毒吸入的氧气　　　　C. 使痰液易咳出

D. 降低肺泡内泡沫的表面张力　E. 降低肺泡表面张力

4. 溶血反应时，患者出现黄疸和血红蛋白尿的机制是

A. 红细胞凝集成团，阻塞部分小血管

B. 血红蛋白进入肾小管

C. 凝集的红细胞溶解，大量血红蛋白散步到血浆中

D. 血红蛋白遇酸性物质变成结晶体，阻塞肾小管

E. 肾小管内皮细胞坏死脱落，阻塞肾小管

5. 预防输血过敏反应的叙述，错误的是

A. 勿选用有过敏史的献血员

B. 献血员献血前宜食用清淡饮食

C. 有过敏史的患者输血前给予抗过敏药物

D. 献血员献血前宜少量食用糖水

E. 献血前 8 小时不宜进高蛋白质和高脂肪食物

6. 中分子右旋糖酐的主要作用是

A. 提高血浆胶体渗透压　　B. 补充蛋白质，改善循环　　C. 供给热能，保持酸碱平衡

D. 补充营养和水分，减轻水肿　E. 降低血液黏稠度，改善微循环

7. 输注库存血后要防止发生

A. 碱中毒和低血钾　　　　B. 碱中毒和高血钾　　　　　C. 酸中毒和低血钾

D. 酸中毒和高血钾　　　　E. 低钾和低血钠

8. 颈外静脉穿刺时其正确的进针角度是持穿刺针与皮肤呈

A. 45° 进针，入皮后呈 25° 穿刺　　　　B. 25° 进针，入皮后呈 45° 穿刺

C. 60° 进针，入皮后呈 15° 进针　　　　D. 15° 进针，入皮后呈 60° 进针

E. 30° 进针，入皮后呈 36° 进针

9. 一氧化碳中毒患者需输注的血液制品是

A. 浓缩红细胞　　　　　　B. 洗涤红细胞　　　　　　　C. 白细胞浓缩悬液

D. 血小板浓缩悬液　　　　E. 血浆

10. 输血引起枸橼酸钠中毒反应的表现是

A. 寒战、发热、恶心、呕吐　　　　　B. 四肢麻木、腰背剧痛、胸闷

C. 手足抽搐心率缓慢、出血倾向　　　D. 呼吸困难、咳粉红色泡沫样痰

E. 血管神经性水肿伴呼吸困难

11. 溶血反应发生时，护士首先应

A. 通知医生　　　　　　　B. 立即停止输血　　　　　　C. 测量血压及尿量

D. 皮下注射肾上腺素　　　E. 静脉滴注 4% 碳酸氢钠

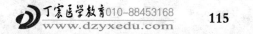 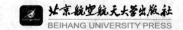

12. 改善微循环的胶体溶液是

A. 中分子右旋糖酐　　　　B. 代血浆　　　　　　　C. 5%葡萄糖盐水

D. 低分子右旋糖酐　　　　E. 浓缩清蛋白注射液

13. 直接输新鲜血 100ml 需加入 3.8% 枸橼酸钠溶液的量是

A. 5ml　　　B. 10ml　　　C. 15ml　　　D. 20ml　　　E. 25ml

14. 下列<u>不属于</u>输液反应的是

A. 静脉炎　　　　　　　　B. 循环负荷过重反应　　　C. 溶血反应

D. 发热反应　　　　　　　E. 空气栓塞

15. 小儿头皮静脉穿刺如果误入动脉，局部可表现为

A. 无大变化　　　　　　　B. 充血、发绀　　　　　　C. 条索状红线

D. 苍白、水肿　　　　　　E. 呈树枝分布状苍白

16. 患者，男，35 岁。因严重贫血需输血治疗，<u>不利于</u>防范医疗事故的操作是

A. 对供血者血液按规定进行严格抗原抗体检测

B. 输血前查血型并进行交叉配血实验

C. 输血前与患者签订输血协议

D. 输血时严格查对制度

E. 输血后马上整理用物，输血袋与输血器按医疗垃圾处理

17. 患者，男，26 岁。因患白血病住院治疗，为增加其机体抵抗力，可给予输入的血液制品是

A. 洗涤红细胞　　　　　　B. 白细胞浓缩悬液　　　　C. 血小板浓缩悬液

D. 库存血　　　　　　　　E. 新鲜血

（18～19 题共用题干）

　　患者，男，27 岁。急性细菌性肠炎 1 天未进食，医嘱静脉输液：5% 葡萄糖 1000ml、0.9% 氯化钠 500ml、抗生素、维生素 B_6、维生素 C、氯化钾。

18. 问题 1：该患者静脉输液的最主要目的是

A. 治疗与补充血容量　　　　　　　B. 治疗与纠正酸中毒

C. 治疗与补充水分、电解质　　　　D. 补充血容量与纠正渗透压

E. 供给热量与补充电解质

19. 问题 2：输液的注意事项中，<u>不正确</u>的是

A. 按照先盐后糖的顺序　　　　　　B. 茂菲管内液面保持 1/2～2/3 滴

C. 氯化钾输入出现疼痛时减慢滴速　　D. 更换液体时严格无菌操作

E. 茂菲管液面过高，拔出液体瓶内针头降液面

（20～21 题共用题干）

　　患者，男，26 岁。因肺炎入院，据医嘱进行输液治疗，护士在巡视时发现液体不滴，局部肿胀、疼痛、检查无回血。

20. 问题 1：输液故障最可能的原因是

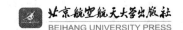

A. 静脉痉挛　　　　　　　　　B. 压力过低　　　　　　　C. 针头阻塞

D. 针头滑出血管外　　　　　　E. 针头斜面紧贴血管壁

21. 问题 2：采取的措施是

A. 变换肢体位置　　　　　　　B. 热敷注射部位　　　　　C. 将针头尾端垫高

D. 提高输液瓶位置　　　　　　E. 另选血管重新穿刺

(22 ~ 23 题共用题干)

　　患者，女，66 岁。因肺炎住院，既往有慢性肺源性心脏病病史，输液过程中突然出现呼吸困难、气促、咳嗽、咳出粉红色泡沫样痰。

22. 问题 1：发生的情况是

A. 急性肺水肿　　　　　　　　B. 右心衰竭　　　　　　　C. 肺气肿

D. 支气管哮喘　　　　　　　　E. 肺不张

23. 问题 2：急救措施正确的是

A. 继续输液　　　　　　　　　B. 给予强心剂　　　　　　C. 给予血管收缩药

D. 10% 乙醇湿化吸氧　　　　　E. 采取左侧卧位和头低足高位

(24 ~ 26 题共用题干)

　　患者，男，48 岁。输血过程中出现头胀、四肢麻木、腰背部剧痛、呼吸急促、血压下降、黄疸等症状。

24. 问题 1：患者因输血发生了

A. 发热反应　　　　　　　　　B. 过敏反应　　　　　　　C. 溶血反应

D. 急性肺水肿　　　　　　　　E. 枸橼酸钠中毒反应

25. 问题 2：可给患者应用热水袋，放置于

A. 足底　　　　B. 腹部　　　　C. 腰部　　　　D. 背部　　　　E. 腋窝处

26. 问题 3：尿液中可含有

A. 红细胞　　　　　　　　　　B. 淋巴液　　　　　　　　C. 大量白细胞

D. 胆红素　　　　　　　　　　E. 血红蛋白

答案： 1. A。2. C。3. D。4. C。5. E。6. A。7. D。8. A。9. B。10. C。11. B。12. D。
　　13. B。14. C。15. E。16. E。17. B。18. E。19. E。20. D。21. E。22. A。23. B。
　　24. C。25. C。26. E。

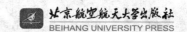

第 15 章　冷热疗法

一、概　述

冷、热疗法是利用低于或高于人体温度的物质作用于人体表面，通过神经传导引起皮肤和内脏器官血管的收缩和扩张，从而改变机体各系统体液循环和代谢，达到治疗的目的。

1．冷、热疗法的效应

（1）生理效应：热疗可使血管扩张，毛细血管通透性增大，细胞代谢和需氧量增加，血液黏稠度降低，血液和淋巴流动增快，肌肉组织伸展性增强，神经传导速度增快，体温上升等。而冷疗的生理效应恰与热疗相反。

（2）继发效应：是指用冷或用热超过一定时间，产生与生理反应相反的作用，称为继发效应。此为机体避免长时间用冷或用热对组织的损伤而引起的防御反应。如热疗可使血管扩张，但持续用热 30～45 分钟后，则血管收缩；持续用冷 30～60 分钟后，则血管扩张。因此，冷、热治疗以 20～30 分钟为宜，如需反复使用，中间应至少休息 1 小时，防止产生继发效应。

2．影响冷、热疗法效果的因素

（1）方式：在相同的温度下，湿冷、热法效果优于干冷、热法，因水的传导性好，渗透力强。

（2）面积：冷、热疗的效果与用冷、热疗的面积成正比。大面积冷、热疗时，应注意观察局部及全身反应。大面积冷疗可使血管收缩、血压升高；大面积热疗可导致血管扩张、血压下降，易致晕厥。

（3）时间：在适当的时间内，冷、热疗的效果随着时间的增加而增强。但时间过长可产生继发效应，影响治疗效果，甚至发生疼痛、冻伤、烫伤等。

（4）温度差：冷、热疗的效果与冷疗的温度和体表温度的差值成正比。

（5）部位：在有大血管经过、血流丰富的部位冷、热疗效果好，如颈部、腋下、腹股沟等。皮肤较厚的区域，如足底、手心，对冷、热的耐受性大，效果也较差；皮肤较薄的区域，如前臂、颈部，对冷、热的敏感性强，效果也较好。

（6）个体差异：患者的身体状况、年龄、性别等不同，对冷、热疗的耐受力也不同。如婴幼儿对冷、热刺激的适应能力较差，昏迷、瘫痪、血液循环不良等的患者及老年人对冷刺激的敏感性降低，易发生冻伤或烫伤。对冷、热刺激女性较男性敏感。

二、冷疗法的应用

1．冷疗的作用

（1）减轻局部充血和出血：冷可使血管通透性降低，血液黏稠度增加，减轻充血和水肿，使血液易于凝固。常用于软组织损伤早期（48 小时内）、扁桃体切除术后、鼻出血等。

（2）控制炎症扩散：冷可使毛细血管收缩，局部血流减慢，降低细胞新陈代谢和微生物的活力。用于炎症早期，限制炎症扩散。

（3）减轻疼痛：冷可减慢神经冲动传导，降低神经末梢敏感性；减轻由于组织充血、水肿压迫神经末梢而导致的疼痛。常用于软组织损伤早期、牙痛和烫伤。

（4）降低体温：冷疗直接和皮肤接触，通过传导、蒸发等作用降低体温。通常用于高热、中暑等患者。对于脑外伤、脑缺氧患者，低温可降低脑细胞代谢，提高脑组织对缺氧的耐受性，减轻脑细胞的损害。

2．冷疗的禁忌

（1）循环障碍：冷可使血管收缩，加重血液循环障碍，导致局部组织缺血、缺氧而坏死，故休克、微循环障碍、周围血管疾病、神经病变、水肿等的患者禁忌。

（2）慢性炎症或深部化脓病灶：冷可使局部血流减少，延缓炎症的吸收。

（3）对冷过敏者：用冷后可出现皮疹、关节疼痛等现象。

（4）禁冷部位

①枕后、耳廓、阴囊处：防止冻伤。

②心前区：防止引起反射性心率减慢、心律不齐。

③腹部：防止腹泻、腹痛。

④足底：防止反射性末梢血管收缩而阻碍散热，警惕引起一过性冠状动脉收缩。

3．冷疗的方法

（1）冰袋或冰囊：属局部冷疗。

①作用：降温，止血，消炎，镇痛。

②方法：小冰块装入冰袋或冰囊内约 1/2 满，排尽空气。为高热患者降温时，冰袋置于前额或头顶，冰囊可置于体表大血管分布处，如腋下、腹股沟。扁桃体切除术后冰囊置于颈前颌下，防止出血。鼻出血者将冰囊置于鼻根部，轻微接触，防止压迫。

③注意事项：冷疗时间不超过 30 分钟，以防发生继发效应。冰袋冷疗后 30 分钟测量体温并记录。体温降到 39℃以下可停用冷疗。注意观察用冷部位的皮肤情况，每 10 分钟查看一次皮肤色泽，注意倾听患者主诉，如有异常应停止用冷。需长时间应用冷疗时，应间隔 1 小时再使用。

（2）冰帽和冰槽：属局部冷疗。

①作用：头部降温，防止脑水肿，减轻脑细胞损害。

②方法：患者后颈部、双耳廓与冰帽接触的部位垫海绵，将患者头部置冰帽中。使用冰槽降温者，需在耳内塞不脱脂棉球，防止冰水流入耳内，双眼覆盖凡士林纱布，保护角膜。

③注意事项：每 30 分钟测量生命体征一次，维持肛温在 33℃左右，不低于 30℃，防止低温诱发房颤、室颤等心律失常。观察头部皮肤变化，每 10 分钟观察一次，尤其注意耳廓部位是否有青紫、麻木。用冷时间不超过 30 分钟，如需继续使用，应间隔 1 小时。冰块融化后，应及时更换或添加。

（3）冷湿敷：属局部冷疗。

①作用：降温，消肿，镇痛。

②方法：在治疗部位涂凡士林，其上盖一层纱布，下垫橡胶单和治疗巾；敷布浸入冰水中，双手各持一把长钳将敷布拧至不滴水，敷于患处。每 2～3 分钟更换一次敷布，治疗时间以 15～20 分钟为宜。

③注意事项：观察局部皮肤情况及患者反应，每 10 分钟查看一次皮肤颜色。如冷湿敷部位为开放性伤口，应遵守无菌操作原则。

（4）乙醇或温水拭浴：属全身冷疗。通过乙醇或温水的蒸发和传导作用来增加散热。

①作用：乙醇是一种挥发性液体，拭浴时在皮肤上蒸发迅速，带走大量热量。同时乙醇还可刺激皮肤血管扩张，易于机体散热。

②方法：乙醇浓度 25%～35%，量 200～300ml，温度 32～34℃。小毛巾浸入乙醇溶液或温水中，拧至半干，缠于手上，以离心方向拭浴，顺序为双上肢、背腰部、双下肢。每侧肢体或背部擦拭 3 分钟，全过程不超过 20 分钟。拭浴后 30 分钟测量体温，若低于 39℃，取下头部冰袋。

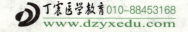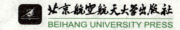

③注意事项：头部置冰袋，减轻头部充血，并有助于降温。足底置热水袋，促进血管扩张，利于散热。擦至腋窝、肘窝、手心、腹股沟等处稍用力并延长停留时间，以促进散热。拭浴过程中随时观察患者皮肤有无发红、苍白、出血点。如患者出现寒战、面色苍白、脉搏及呼吸异常，应停止拭浴，报告医生及时处理。乙醇拭浴禁用于新生儿、血液病患者及乙醇过敏者。

三、热疗法的应用

1．热疗的作用

（1）促进炎症消散和局限：热可扩张局部血管，加快血液循环，促进毒素排出。炎症早期可促进炎性渗出物吸收消散；炎症后期可促进白细胞释放蛋白溶解酶，有助于坏死组织的清除和组织修复，使炎症局限。如软组织损伤48小时后，用热湿敷促进组织淤血吸收、水肿消散。

（2）减轻深部组织充血：热疗法使皮肤血管扩张，体表血流增加，全身血量重新分布，相对减轻深部组织充血。

（3）减轻疼痛：降低痛觉神经的兴奋性，减轻炎性水肿，以解除对神经末梢的压力。同时可增强结缔组织伸展性，减轻肌肉痉挛、僵硬，从而缓解疼痛。

（4）保暖：扩张血管，促进血液循环，使患者感到温暖舒适。适用于年老体弱、早产儿、末梢循环不良者。

2．热疗的禁忌

（1）急腹症诊断未明确：以免掩盖疼痛，贻误诊断和治疗。

（2）软组织损伤早期48小时内：可因局部血管扩张而加重出血、肿胀和疼痛。

（3）急性炎症：因局部循环血量增加，有利于细菌生长、繁殖。

（4）面部危险三角区感染：血管丰富且无静脉瓣，可造成颅内感染或脓毒症。

（5）各种脏器内出血：加重脏器出血。

（6）恶性肿瘤部位：可加速肿瘤生长、扩散和转移。

（7）感觉障碍、意识不清者：可能被烫伤。

3．热疗的方法

（1）热水袋：属干热法。

①作用：是保暖、解痉和镇痛最简单的方法。

②方法：调节水温为60～70℃。向热水袋灌水至容积的1/2～2/3，驱出袋内空气，检查无漏水后装入布套内，袋口朝身体外侧。热疗30分钟后撤去热水袋。用毕倒空热水袋，倒挂晾干，吹入少量空气，防止内面粘连，旋紧塞子，置阴凉处备用。

③注意事项：昏迷、麻醉未清醒、感觉障碍等的患者及婴幼儿、老年人，水温应调节在50℃以内，并用大毛巾包裹，以免烫伤。若皮肤潮红、疼痛，应立即停止使用，并在局部涂凡士林以保护皮肤。如持续使用，应30分钟检查一次水温，及时更换热水。

（2）红外线灯：属干热法。

①作用：消炎，消肿，解痉，镇痛，促进创面干燥结痂，促进肉芽组织生长。

②方法：烤灯距治疗部位30～50cm，以患者感觉到温热为宜，治疗时间为20～30分钟。

③注意事项：照射前胸、面颈部时，应注意保护眼睛，佩戴有色眼镜或用纱布遮盖。照射过程中观察皮肤色泽，出现桃红色均匀红斑为剂量合适；如出现紫红色斑，应立即停止照射，局部涂凡士林，保护皮肤。照射后应嘱患者15分钟内不要离开，防止感冒。

（3）热湿敷：属湿热法。

①作用：消炎，消肿，解痉，镇痛。

②方法：在治疗部位涂凡士林，其上盖一层纱布，下垫橡胶单和治疗巾；敷布浸入 50～60℃水中，双手各持一把长钳将敷布拧至不滴水，敷于患处。每 3～5 分钟更换一次敷布，及时更换盆内热水，治疗时间以 15～20 分钟为宜。

③注意事项：观察皮肤颜色，防止烫伤。面部热敷后 15 分钟方可外出。开放性伤口应按无菌原则操作。

（4）热水坐浴：属湿热法。

①作用：消炎，消肿，镇痛，使局部清洁、舒适。适用于会阴、肛门及盆腔等疾病。

②方法：排空大小便，清洗坐浴部位。水温 40～45℃，倒入盆内达 1/2 满。坐浴时间以 15～20 分钟为宜。

③注意事项：观察患者面色、脉搏、呼吸，倾听患者主诉，如有异常，应停止坐浴。如坐浴部位有伤口，应遵守无菌操作原则。女性患者在月经期、妊娠后期、产后 2 周内及患有阴道出血和盆腔急性炎症等病症时，均不宜坐浴，以免引起感染。

（5）温水浸泡：属湿热法。

①作用：消炎，镇痛，清洁，消毒伤口。

②方法：水温 43～46℃，浸泡时间以 30 分钟为宜。

③注意事项：如浸泡部位有伤口，应遵守无菌操作原则。浸泡过程中，注意观察患者局部情况，有发红、疼痛等情况，应停止浸泡并给予相应处理。

1. 拭浴时所用乙醇的浓度为
A. 55%～65%　　　　　B. 45%～55%　　　　　C. 40%～45%
D. 35%～40%　　　　　E. 25%～35%

2. 热疗法如需反复使用，为防止继发效应，中间应间隔
A. 20 分钟　　　　　　B. 30 分钟　　　　　　C. 45 分钟
D. 1 小时　　　　　　E. 2 小时

3. 禁用热水坐浴的疾病是
A. 盆腔急性炎症　　　　B. 内痔术后　　　　　C. 会阴疾患
D. 外阴部充血　　　　　E. 肛裂感染

4. 禁忌乙醇擦拭的部位是
A. 颈前颌下　　　　　　B. 腋窝　　　　　　　C. 腹股沟
D. 肘窝　　　　　　　　E. 足底

5. 婴幼儿使用热水袋的水温应低于
A. 45℃　　　　　　　　B. 50℃　　　　　　　C. 55℃
D. 60℃　　　　　　　　E. 65℃

6. 患者，女，25 岁。肌腱炎，给予湿热敷。患者开始感觉敷布很热。这是由于机体发生了
A. 心理适应　　　　　　B. 社会适应　　　　　C. 技术适应
D. 生理效应　　　　　　E. 继发效应

7. 患者，女，78 岁。因腹泻待查收入院。患者四肢冰冷，护士用热水袋进行保暖。正确的操

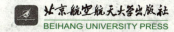

作措施是

A. 热水袋灌入水至 1/2 ~ 2/3 满　　　　B. 调节热水袋水温至 60 ~ 70℃

C. 热水袋放置时，袋口朝向身体内侧　　D. 使用时将热水袋与患者皮肤直接接触

E. 使用过程中发现皮肤潮红、疼痛，应暂停 10 分钟后使用

8. 患者，女，23 岁。急性胃肠炎，腹痛，怕冷，可以在患者腹部

A. 放置热水袋　　　　　　　B. 湿热敷　　　　　　　　C. 红外线照射

D. 湿冷敷　　　　　　　　　E. 乙醇按摩

9. 患者，女，19 岁。爬山时左踝部扭伤，导致局部肿胀、疼痛，立即来医院就诊，正确的处理措施是

A. 按摩患处　　　　　　　　B. 热湿敷　　　　　　　　C. 局部用冰块冷敷

D. 局部用热水袋热敷　　　　E. 用红外线烤灯照射

（10 ~ 12 题共用题干）

　　患者，男，32 岁。因脑外伤入院。神志不清，查体：体温 39.8℃，脉搏 65 次 / 分，呼吸 16 次 / 分，血压 160/90mmHg。医嘱给予降温，静脉滴注甘露醇。

10. 问题 1：此时降温的主要目的是

A. 减轻充血　　　　　　　　B. 减轻出血　　　　　　　C. 减轻脑水肿

D. 促进炎症局限　　　　　　E. 加速神经冲动传导

11. 问题 2：此时最主要的降温方式是

A. 乙醇拭浴　　　　　　　　B. 温水拭浴　　　　　　　C. 腋窝置冰袋

D. 头部戴冰帽　　　　　　　E. 腹股沟置冰袋

12. 问题 3：患者降温时应注意将肛温持续在

A. 33℃左右　　　　　　　　B. 34℃左右　　　　　　　C. 35℃左右

D. 35.5℃左右　　　　　　　E. 36℃左右

答案： 1. E。2. D。3. A。4. E。5. B。6. D。7. A。8. A。9. C。10. C。11. D。12. A。

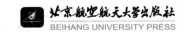

第 16 章　病情观察

一、概　述

1. 病情观察的意义　可以为疾病的诊断、治疗和护理提供临床资料和科学依据；可以有助于判断疾病的发展趋向和转归；及时了解治疗效果和用药后的反应；助于及时发现危重症患者病情变化的征象等，以便采取有效措施及时处理。

2. 护理人员应具备的条件　护理人员必须具备广博的医学知识，严谨的工作作风，一丝不苟、高度的责任心及训练有素的观察能力，做到"五勤"，即勤巡视、勤观察、勤询问、勤思考、勤记录。通过有目的、有计划、认真仔细的观察，及时、准确地掌握和预见病情变化，为危重患者的抢救赢得时间。

3. 病情观察的方法

（1）直接观察法：包括视诊、听诊、触诊、叩诊、嗅诊。

（2）间接观察法：指通过与医生、患者家属亲友的交流、床边和书面交接班、阅读病历、检验报告、会诊报告及其他相关资料，获取有关病情的信息。

二、病情观察的内容

1. 生命体征的变化

（1）体温：体温突然升高，多见于急性感染，高热不退或超高热，提示病情严重；体温过低，多见于休克和极度衰竭患者，持续不升提示病情危重。

（2）脉搏：观察脉搏的快慢、强弱和节律是否正常。脉搏过快或过慢，出现间歇脉、脉搏短绌、交替脉、奇脉、水冲脉等，表示病情有变化。

（3）呼吸：观察呼吸的频率、节律、深浅及呼吸音是否正常。出现叹息样呼吸、潮式呼吸、毕奥呼吸、库斯莫呼吸等，表示病情严重。

（4）血压：如收缩压持续 < 70mmHg 或脉压 < 20mmHg，是休克的表现；如血压 > 180/100mmHg，是重度高血压的表现，有可能出现高血压并发症。

2. 意识状态

（1）以觉醒度改变为主的意识障碍

①嗜睡：是最轻度的意识障碍。患者处于持续睡眠状态，但能被言语或轻度刺激唤醒，醒后能正确、简单而缓慢地回答问题，但反应迟钝，刺激去除后又很快入睡。

②昏睡：患者处于熟睡状态，不易被唤醒。压迫眶上神经、摇动身体等强刺激可被唤醒，醒后答话含糊或答非所问，停止刺激后又很快进入熟睡状态。

③昏迷：是最严重的意识障碍。突出的特点是患者意识完全丧失，各种强刺激不能使其觉醒，失去有意识的自主活动，不能自发睁眼。

a. 浅昏迷：患者意识完全丧失，可有较少的无意识自发动作，对声、光刺激无反应，对压迫眶上缘等疼痛刺激可有痛苦表情及躲避反应。瞳孔对光反射、角膜反射、眼球运动、吞咽反射、咳嗽反射等可存在。呼吸、心率、血压无明显改变，可有大小便失禁或潴留。

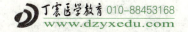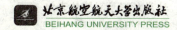

b．中昏迷：患者对外界正常刺激均无反应，自发动作少。对强刺激的防御反射、角膜反射及瞳孔对光反射减弱，大小便潴留或失禁，生命体征发生变化。

c．深昏迷：患者对各种刺激均无反应。全身肌肉松弛，肢体呈弛缓状态，各种反射均消失，眼球固定，瞳孔散大，仅能维持循环与呼吸的最基本功能，呼吸不规则，血压下降，大小便失禁。

（2）以意识内容改变为主的意识障碍

①意识模糊：程度较嗜睡深，表现为思维和语言不连贯，对时间、地点、人物的定向力完全或部分发生障碍，可有错觉、幻觉、躁动不安、谵语或精神错乱。

②谵妄：是一种以兴奋性增高为主要特征的急性脑功能障碍，患者对周围环境的认识及反应能力下降，语言功能障碍，出现错觉、幻觉、睡眠觉醒周期紊乱等，可表现为紧张、恐惧和兴奋不安，甚至可有冲动和攻击行为。

（3）意识状态的评估　采用格拉斯哥昏迷计分法（GCS），对睁眼、言语和运动3个方面评分，用相同程度的语言和疼痛刺激，对患者的反应作动态分析。最高15分表示意识清醒，低于8分表示昏迷，分数越低意识障碍越严重（表1-18）。

表1-18　格拉斯哥昏迷计分法（GCS）

睁眼反应	计分	言语反应	计分	运动反应	计分
自动睁眼	4	回答正确	5	遵嘱活动	6
呼唤睁眼	3	回答错误	4	刺痛定位	5
刺痛睁眼	2	胡言乱语	3	躲避刺痛	4
不能睁眼	1	只能发声	2	刺痛肢屈	3
		不能发声	1	刺痛肢伸	2
				不能活动	1

3．瞳孔　正常瞳孔呈圆形，位置居中，边缘整齐，两侧等大，在自然光线下直径为2～5mm。

（1）瞳孔缩小：直径＜2mm。＜1mm称为针尖样瞳孔。单侧瞳孔缩小常提示同侧小脑幕切迹疝早期。双侧瞳孔缩小常见于有机磷农药、巴比妥类、吗啡等药物中毒。

（2）瞳孔散大：直径＞5mm。一侧瞳孔散大、固定，常提示同侧颅内病变（如颅内血肿、脑肿瘤等）所致的小脑幕切迹疝的发生。双侧瞳孔散大,常见于颅内压增高、颅脑损伤、阿托品类药物中毒及濒死状态。

（3）对光反射：迟钝或消失见于危重或深昏迷患者，双侧瞳孔散大并伴有对光反射消失可见于濒死状态、癫痫发作患者。

4．一般情况

（1）面容和表情

①急性病容：表情痛苦，面颊潮红，呼吸急促，鼻翼扇动，口唇疱疹等。见于急性感染性疾病患者。

②慢性病容：面色苍白或晦黯，面容憔悴，目光黯淡，消瘦无力等。常见于慢性消耗性疾病患者，如肺结核、肝硬化、恶性肿瘤等。

③病危面容：面容枯槁，面色灰白或铅灰，表情淡漠，眼眶深陷，皮肤湿冷。常见于严重脱水、大出血、重度休克、急性腹膜炎等患者。

④贫血面容：面色苍白，结膜色淡，表情疲惫。

⑤二尖瓣面容：双颧紫红，口唇发绀。见于风湿性二尖瓣狭窄患者。

⑥甲亢面容：**面容惊愕**，眼裂增宽，眼球凸出，目光炯炯有神。

⑦满月面容：面如满月，皮肤菲薄。见于库欣综合征和长期使用糖皮质激素的患者。

（2）营养状态：根据患者皮肤的光泽度和弹性、皮下脂肪的厚度、肌肉发育等情况进行综合判断。

（3）体位：常见的有自动体位、被动体位和强迫体位。

（4）步态：有醉酒步态、慌张步态、共济失调步态，间歇性跛行等。

（5）皮肤和黏膜：可反映疾病的病情变化。如休克患者皮肤潮湿，黄疸患者巩膜和皮肤黄染，心肺功能不全患者可有皮肤、黏膜特别是口唇发绀，贫血患者面色苍白，脱水患者皮肤干燥、弹性差。

---

1. 意识障碍中，属最轻度的是

A. 烦躁　　　　B. 昏睡　　　　C. 嗜睡　　　　D. 浅昏迷　　　　E. 意识模糊

2. 用格拉斯哥昏迷评分量表测定意识障碍程度，浅昏迷评分是小于

A. 15 分　　　B. 12 分　　　C. 9 分　　　D. 7 分　　　E. 3 分

3. 伤寒患者常见的热型是

A. 间歇热　　　B. 不规则热　　C. 波状热　　　D. 稽留热　　　E. 弛张热

4. 脉搏短绌常见于

A. 甲状腺功能亢进的患者　　　　B. 甲状腺功能减退的患者
C. 主动脉狭窄的患者　　　　　　D. 主动脉瓣关闭不全的患者
E. 心房纤维性颤动的患者

5. 瞳孔呈椭圆形并伴散大，常见于

A. 虹膜粘连　　　B. 颅内压增高　　C. 阿托品中毒　　D. 青光眼　　　E. 吗啡中毒

6. 瞳孔散大的标准是瞳孔直径

A. ＜ 2mm　　　B. 2 ～ 3mm　　C. 3 ～ 4mm　　D. 4 ～ 5mm　　E. ＞ 5mm

7. 患者，男，36 岁。因脑外伤急诊入院已 3 天，呈睡眠状态，可以唤醒但随即入睡，可以回答问题但有时<u>不正确</u>。该患者的意识状态是

A. 浅昏迷　　　B. 昏睡　　　　C. 嗜睡　　　　D. 意识模糊　　　E. 谵妄

（8 ～ 10 题共用题干）

患者，男，22 岁。近日来感觉身体极度不适，伴发热，逐入院治疗。入院当天体温最高时达 39.4℃，最低时为 37.6℃。

8. 问题1：发热的热型为

A. 稽留热　　　B. 弛张热　　　C. 间歇热　　　D. 回归热　　　E. 不规则热

9. 问题2：该热型常见的疾病是

A. 肺炎球菌性肺炎　B. 伤寒　　　C. 癌症　　　D. 疟疾　　　E. 风湿热

10. 问题3：护士为该患者测量体温的间隔时间是

A. 2 小时　　　B. 4 小时　　　C. 6 小时　　　D. 8 小时　　　E. 12 小时

答案：1. C。2. D。3. D。4. E。5. D。6. E。7. D。8. B。9. E。10. B。

第 17 章　危重患者的抢救和护理

一、常用抢救技术

（一）心肺复苏技术

1. 概述

（1）心肺脑复苏：使心搏、呼吸骤停的患者迅速恢复循环、呼吸和脑功能的抢救措施称为心肺脑复苏。

（2）心搏、呼吸骤停的原因

①心脏因素：是指导致原发性心肌损害的疾病，如冠心病、急性病毒性心肌炎、原发性心肌疾病、瓣膜病、先天性心脏病及严重的心律失常等。其中，冠心病是成人心脏性猝死最常见的原因。

②呼吸因素：是指导致通气不足、上呼吸道阻塞及呼吸衰竭的疾病，如中枢神经系统疾病、气道异物阻塞、呼吸道感染、哮喘、肺水肿、肺栓塞等。

③循环因素：是指导致有效循环血量不足、血流循环梗阻的疾病，如出血性休克、感染性休克、张力性气胸等。

④代谢因素：电解质紊乱，如低钾血症、高钾血症、低钙血症等。

⑤中毒因素：药物、毒物中毒。

⑥环境因素：淹溺、触电等。

（3）诊断依据：典型三联症包括突发意识丧失、呼吸停止和大动脉搏动消失。

（4）心肺复苏时间：因大脑缺血缺氧超过 4～6 分钟即可发生不可逆的损害，因此，要求心肺脑复苏应在呼吸、心搏骤停后 4～6 分钟进行，避免脑细胞死亡。

2. 基础生命支持（BLS）　关键步骤包括：立即识别心脏骤停，启动急救反应系统，早期心肺复苏，快速除颤。

（1）胸外按压（chest compressions，C）：胸外心脏按压是心脏骤停后急救处理的第一个步骤。有效的胸外心脏按压可产生 60～80mmHg 的动脉压，对成功复苏极为关键。

①复苏体位：将患者放置于仰卧位，平躺在坚实平面上。

②按压部位：胸骨下段，即胸骨下 1/3 处，乳头连线与胸骨交界处。

③按压手法：施救者跪在患者一侧，双手掌根部相叠，十指交叉相扣，身体稍前倾，肩、肘、腕关节呈一条直线，以上身的重力垂直按压。按压应快速、用力。为保证每次按压后胸廓完全回弹，放松时手掌应离开胸壁，施救者不可倚靠患者，也不得采用冲击式按压。

④按压频率和深度：按压频率 100～120 次 / 分；使胸骨下陷 5～6cm。

⑤按压通气比例：单人施救时，应首先从进行 30 次按压开始心肺复苏，之后再给予 2 次通气。每个周期 5 组，大约 2 分钟。成人不论两人施救还是单人施救，均为 30∶2。

⑥按压和放松时间：比例为 1∶1 时，心排血量最大。

⑦施救轮换：胸外按压时，施救者易疲劳，故两人或两人以上施救时，应每 2 分钟（即 5 个按压呼吸周期）轮换一次，以保持按压的质量。每次轮换应在 5 秒内完成，按压中断的时间应不超过 10 秒。

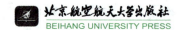
丁震医学教育 010-88453168
www.dzyxedu.com
北京航空航天大学出版社
BEIHANG UNIVERSITY PRESS

（2）开放气道（airway，A）：解开患者衣领、皮带，清除口鼻分泌物、呕吐物及义齿。在患者无明显头、颈部外伤时采用仰头提颏法。怀疑有头、颈部外伤采用推举下颌法。

（3）人工呼吸（breathing，B）：非窒息性心脏骤停后的最初几分钟，通气并不重要，不能因为给予通气而延误或中断心脏按压。但为了维持一定水平的血氧含量，人工呼吸是必需且有效的。方法有口对口（鼻）人工呼吸、口对屏障装置呼吸、球囊 - 面罩通气、高级气道通气（气管插管）等。最简易、有效、及时的人工呼吸法是口对口（鼻）人工呼吸。球囊 - 面罩通气时，挤压一次球囊的空气量约 500 ～ 1000ml。

（4）早期除颤：迅速除颤是治疗室颤最好的方法。

（5）复苏成功的标志

①神志：出现眼球运动、对光反射、手足抽动、发出呻吟等意识恢复表现。

②面色及口唇颜色：由发绀转为红润。

③大动脉搏动：若停止按压，脉搏依然存在，说明患者已恢复自主心跳。

④瞳孔：缩小。

⑤自主呼吸恢复：出现较强的自主呼吸。

3. 高级生命支持（ACLS）

（1）建立给药途径：心脏骤停时给药途径以静脉给药为主，有条件者建立中心静脉通路。无法建立静脉通路时，可选择骨髓腔给药，也可用气管内给药。

（2）常用药物

①肾上腺素：是心脏复苏的首选药物。

②胺碘酮：是目前临床应用最广泛的抗心律失常药，用于治疗对心肺复苏、除颤和血管加压药物无反应的室颤或无脉性室速。

③利多卡因：在无法获得胺碘酮时考虑使用。

④硫酸镁：是用于治疗或防止尖端扭转型室性心动过速复发的辅助药物，不建议常规使用。

⑤阿托品：可减弱心肌迷走神经反射，提高窦房结的兴奋性，促进房室传导，对心动过缓有较好疗效。

⑥碳酸氢钠：只在心脏骤停前已存在代谢性酸中毒、高钾血症、三环类抗抑郁药物过量等情况下适当补充，不作为常规用药。

（3）控制气道与氧疗。

4. 脑复苏的主要治疗和护理措施

（1）降温治疗：低温可减少脑耗氧量，将体温降至 32 ～ 34℃，维持 12 ～ 24 小时。

（2）维持适当的血压水平：维持正常或稍高于正常水平的血压，保证有足够的脑灌注压维持脑血流。

（3）脱水治疗：20% 甘露醇或 25% 山梨醇，每次 200 ～ 250ml，快速（15 ～ 30 分钟）静脉滴注。可防治脑水肿。

（4）糖皮质激素：可降低颅内压，抑制血管内凝血，降低毛细血管通透性，维持脑血屏障的完整性，防止细胞自溶和死亡。

（5）解除脑血管痉挛：常用钙通道阻滞剂。

（6）高压氧治疗。

5. 脑复苏后的主要治疗和护理措施

（1）专人监护心率、心律：理想心率为 80 ～ 120 次 / 分。对心动过缓、过速或心律失常应及时采取防治措施。

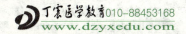
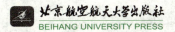

（2）维持良好的呼吸功能：保持呼吸道通畅，及时清除呼吸道分泌物。

（3）防治肾衰竭：监测尿量及血生化改变，防治肾衰竭。

（4）确保有效循环稳定：理想血压为 80～90/50～60mmHg。

（5）防治并发症：及时发现并治疗肋骨骨折、血气胸等严重并发症。注意观察神经系统变化，头部抬高 10°～30°，以利于头部的静脉回流，预防脑水肿。

（6）预防感染，复苏后应常规使用抗生素。

（二）氧气吸入法

1. 缺氧的分类

（1）低张性缺氧：常见于慢性阻塞性肺部疾病（COPD）、先天性心脏病、高山病等。由于外呼吸功能障碍或吸入空气氧分压低，使动脉血氧含量减少，组织供氧不足。吸氧的疗效最好。

（2）血液性缺氧：常见于贫血、一氧化碳中毒等。由于血红蛋白量和质的改变，造成血液携氧能力下降。

（3）循环性缺氧：常见于休克、心力衰竭、血栓栓塞等。由于组织血流量减少造成全身性或局部性循环缺氧。

（4）组织性缺氧：常见于氰化物中毒、大量放射线照射等。由于组织中毒、细胞损伤等原因造成细胞利用氧异常。

2. 氧疗指征和缺氧程度的判断　　血气分析检查是氧疗的客观指标。PaO_2 是反映缺氧的敏感指标，是决定是否给氧的重要依据，$PaO_2 < 50mmHg$（6.6kPa），应给予吸氧。PaO_2 正常值为 95～100mmHg（12.6～13.3kPa），$PaCO_2$ 正常值为 35～45mmHg（4.7～6.0kPa），SaO_2 正常值为 95%～98%。缺氧程度的判断见表 1-19。

表1-19　缺氧程度的判断及氧疗

缺氧程度	血气分析		临床表现			氧　疗
	PaO_2（mmHg）	SaO_2（%）	发绀	呼吸困难	神志	
轻度	50～70	>80	无或轻度	不明显	清	一般不需要
中度	30～50	60～80	明显	明显	清或烦躁	需要
重度	<30	<60	显著	严重，三凹征	昏迷	绝对适应证

3. 氧疗方法　　分为鼻导管给氧法、鼻塞法、面罩法、氧气头罩、氧气枕法。

（1）双侧鼻导管给氧法：是目前临床最常用的给氧方法。将双侧鼻导管插入鼻孔内约 1cm，患者无不适，适合长期吸氧的患者。

（2）鼻塞法：将鼻塞直接塞入患者一侧鼻前庭。刺激性小，两侧鼻孔可交替使用，适合长期吸氧的患者。

（3）面罩法：将面罩置于患者口鼻部，氧气自下端输入，呼出的气体从面罩两侧孔排出。适用于张口呼吸及病情较重、烦躁不安的患者。成人氧流量 6～8L/min，小儿 1～3L/min。

（4）氧气头罩：适用于新生儿、婴幼儿供氧，长期给氧不易发生氧中毒。患儿头部罩氧气头罩，罩面有多个开孔，头罩内可保持一定的氧浓度、温度和湿度。患儿颈部与头罩之间应留有适当空隙，防止呼出的二氧化碳再吸入。

（5）氧气枕法：可用于家庭氧疗、危重患者的抢救或转运途中，代替氧气装置。

4．氧气吸入的浓度与流量换算

（1）氧气吸入的浓度：氧气在空气中的比例约为21%，故低于25%的氧浓度无治疗价值。

（2）氧浓度与流量的换算法：吸氧浓度（%）= 21+4× 氧流量（L/min）。常见疾病吸氧流量、氧浓度及方式见表1-20。

5．长时间吸入高浓度氧的不良反应　高于60%的氧浓度若吸入持续超过24小时，可发生多种不良后果。

（1）氧中毒：肺实质改变，表现为胸骨下不适、疼痛、灼热感，严重时出现呼吸增快、恶心、呕吐、烦躁、干咳等。

（2）肺不张：吸入高浓度氧可置换肺泡内的氮气，如因患者呼吸道分泌物增多，出现支气管阻塞时，氧气可被肺循环迅速吸收，肺泡失去氮气的支撑作用，可导致吸入性肺不张。表现为烦躁，呼吸、心率增快，血压上升，甚至呼吸困难、发绀及昏迷。

（3）新生儿视网膜病：多见于早产儿。由于视网膜纤维化，导致不可逆的失明。

6．用氧注意事项

（1）严格遵守操作规程，注意用氧安全，做好"四防"，即防震、防火、防热、防油。氧气筒应放于阴凉处，周围严禁烟火及放置易燃品，距明火＞5m，距暖气＞1m。搬运时避免倾倒撞击。氧气表及螺旋口勿涂油。

表1-20　常见疾病吸氧流量、浓度及方式

疾　病	氧流量（L/min）	氧浓度（%）	吸氧方式
氧气雾化吸入法	6～8	45～53	不湿化
面罩氧疗法	6～8	45～53	
急性心力衰竭	6～8	45～53	20%～30%乙醇湿化吸氧
急性呼吸窘迫综合征（ARDS）		＞50	呼吸末正压（PEEP）
急性心肌梗死	4～6	37～45	
成人休克型肺炎	4～6	37～45	
Ⅰ型呼吸衰竭		＞35	
Ⅱ型呼吸衰竭		＜35	
慢性心力衰竭	2～4	29～37	
心绞痛	2～4	29～37	
肥厚型心肌病	2～4	29～37	
成人肺炎链球菌肺炎	2～4	29～37	
慢性阻塞性肺疾病（COPD）	1～2	25～29	每天给氧不少于15小时，尤其夜间不可间断
慢性肺源性心脏病	1～2	25～29	

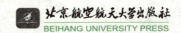

（2）使用氧气前先检查导管是否通畅。应先调节流量后再插导管。停用氧气时，应先拔出导管，再关闭氧气开关。中途改变氧气流量，先将氧气和鼻导管分离，调节流量后再接上，以免误操作，使大量气体冲入呼吸道，损伤肺组织。

（3）氧气筒内氧气不可用尽，压力表下降不低于 0.5MPa（5kg/cm²），以免灰尘进入筒内，再充气时引起爆炸。

（4）对未用完或已用完的氧气筒，应分别悬挂"满"或"空"的标志。

（5）湿化瓶具有湿化氧气和观察氧流量两个作用，内装 1/3 ～ 1/2 冷开水或蒸馏水。

（6）不同氧疗方法的更换时间分别为：鼻导管应每天更换 2 次以上，鼻塞每天更换，面罩 4 ～ 8 小时更换 1 次。

（三）吸痰法

1. **概念**　吸痰法是指利用负压原理，经口、鼻腔或人工气道吸出气道分泌物，以保持呼吸道通畅的方法。适用于不能有效咳嗽、排痰者，如年老体弱、新生儿、危重、昏迷、麻醉未清醒等。

2. **电动吸引器吸痰法**

（1）要点

①调节负压 300 ～ 400mmHg（40.0 ～ 53.3kPa），小儿＜ 300mmHg（40kPa）。

②患者去枕仰卧，头转向操作者一侧。昏迷患者用开口器打开口腔，取出活动义齿，舌后坠者用舌钳拉出。

③连接吸痰管，先试吸少量生理盐水，确保吸痰管通畅，并润滑吸痰管前端。

④护士一手反折吸痰管导管末端；另一手持无菌镊夹吸痰管插入患者口咽部。插管时不可打开负压，以免损伤黏膜。

⑤松开吸痰管反折处，先吸净口咽部分泌物，更换吸痰管后，在患者吸气时顺势将吸痰管向下插入 10 ～ 15cm，吸出气管内分泌物。为气管切开患者吸痰，严格执行无菌技术操作，应先吸气管切开处，再吸鼻、口咽部。

⑥吸痰时动作轻柔、敏捷，左右旋转，从深部向上提拉。每次吸痰时间不超过 15 秒，以免患者缺氧。

⑦退出的吸痰管，应立即抽吸生理盐水冲洗，避免痰液堵塞。

（2）注意事项

①严格执行无菌技术操作，治疗盘内吸痰用物每天更换 1 次或 2 次。吸痰导管每次更换；气管切开者，每次进入气管抽吸后均需更换吸痰管。

②使用呼吸机或缺氧严重者，吸痰前后给予高流量氧吸入。

③贮液瓶内的液体应及时倾倒，不超过 2/3。

④痰液黏稠者在吸痰前可给予胸部叩击、超声雾化吸入等方法促进痰液排出。痰不易吸出时不可增大负压吸引力。

3. **中心负压吸引装置吸痰法**　将贮液瓶装置插入墙上负压吸引装置，连接导管，打开开关，调节负压。其余操作步骤同电动吸引器吸痰法。

（四）洗胃法

1. **目的**

（1）解毒：清除胃内毒物或刺激物，减少毒物吸收。服毒 6 小时内洗胃效果最好。

（2）减轻胃黏膜水肿：用于幽门梗阻患者。

（3）胃肠道手术或检查前的准备。

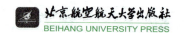

2．方法

（1）口服催吐法：适用于病情较轻、清醒且能合作的患者。液体温度 25 ～ 38℃，每次饮液量 300 ～ 500ml，用压舌板刺激舌根催吐。

（2）漏斗胃管洗胃法：利用虹吸原理。同鼻饲法经口腔插入漏斗胃管，漏斗高于头部高度 30 ～ 50cm，将洗胃液缓慢倒入漏斗 300 ～ 500ml。当漏斗剩余少量液体时，迅速倒转漏斗低于胃的位置，引流洗胃液。

（3）电动吸引器洗胃法：调节吸引器负压约 100mmHg（13.3kPa）。

（4）全自动洗胃机洗胃法。

3．注意事项

（1）急性中毒患者，应迅速采用口服催吐法，以减少毒物吸收，必要时进行洗胃。

（2）不论采用哪种洗胃方法，均应掌握先吸后洗的原则。

（3）当毒物性质不明时，应先抽吸胃内容物送检以明确毒物性质，洗胃溶液可选用温开水或生理盐水。待毒物性质明确后，再采用相应对抗剂洗胃。

（4）强酸、强碱等强腐蚀性毒物中毒禁忌洗胃，以免导致胃穿孔。

（5）食管阻塞、消化性溃疡、食管 - 胃底静脉曲张、胃癌等患者禁忌洗胃。昏迷患者洗胃应谨慎，防止误吸。

（6）每次灌入量以 300 ～ 500ml 为宜，不可超过 500ml。灌入量与引出量应平衡。灌入量过多可导致急性胃扩张，胃内压上升，加快毒物吸收，或引起液体反流，导致窒息；急性胃扩张还可兴奋迷走神经，有心脏骤停的危险。

（7）幽门梗阻患者洗胃宜在饭后 4 ～ 6 小时或空腹时进行。并记录胃内潴留量，了解梗阻情况。

（8）洗胃过程应密切观察患者生命体征、面色、意识变化及抽出液的性质和有无腹痛等。如灌洗引出液体呈血性或血压下降，应立即停止洗胃，通知医生，协助紧急处理。

4．各种药物中毒的灌洗溶液和禁忌药物　见表 1-21。

（五）人工呼吸器的使用

1．概念　人工呼吸器是进行人工呼吸最有效的方法之一，可通过人工或机械装置产生通气，对通气障碍的患者进行辅助呼吸，达到增加通气量，改善换气功能的目的。

2．简易呼吸器

（1）组成：由呼吸囊、呼吸活瓣、面罩及衔接管组成。

（2）操作步骤

①患者去枕仰卧，头后仰，护士站在患者头顶侧，托起患者下颌，开放气道。

②面罩紧扣患者口鼻部，避免漏气。

③有节律地挤压呼吸囊，频率为 16 ～ 20 次 / 分，一次挤压可有约 500ml 空气进入肺内。如患者有自主呼吸，应与之同步。

3．人工呼吸机

（1）主要参数

①呼吸频率（R）：10 ～ 16 次 / 分。

②每分钟通气量（VE）：8 ～ 10L/min。

③潮气量（Vr）：10 ～ 15ml/kg（范围在 600 ～ 800ml）。

④吸 / 呼比值（I/E）：1：1.5 ～ 1：2.0。

⑤呼气压力（EPAP）：0.147 ～ 1.96kPa，一般＜ 2.94kPa。

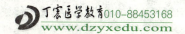
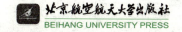

⑥呼气末正压（PEEP）：0.49～0.98kPa（渐增）。

⑦供氧浓度（FiO$_2$）：30%～40%，一般＜60%。

表1-21　各种药物中毒的灌洗溶液和禁忌药物

毒　物	灌洗药物溶液	禁忌药物	禁忌原因
酸性物	洗胃：镁乳，牛奶，蛋清水	强酸药物洗胃	
碱性物	洗胃：5%醋酸，蛋清水，牛奶	强碱药物洗胃	
1605、1059、4049（乐果）	洗胃：2%～4%碳酸氢钠	高锰酸钾洗胃	可氧化为毒性更强的物质
敌百虫（美曲磷酯）	洗胃：1%盐水或清水，1：15 000～1：20 000高锰酸钾	碳酸氢钠洗胃	遇碱性药物可分解出毒性更强的敌敌畏
敌敌畏	洗胃：2%～4%碳酸氢钠，1%盐水，1：15 000～1：20 000高锰酸钾		
DDT、666	洗胃：温开水或生理盐水 导泻：硫酸镁	油性泻药	
巴比妥类	洗胃：1：15 000～1：20 000高锰酸钾 导泻：硫酸钠（高渗透作用）	硫酸镁导泻	硫酸镁对心血管和神经系统有抑制作用，会加重巴比妥类药物的中毒
氰化物	引吐：3%过氧化氢 洗胃：1：15 000～1：20 000高锰酸钾		
灭鼠药（磷化锌）	洗胃：1：15 000～1：20 000高锰酸钾，0.5%硫酸铜，配合引吐	鸡蛋、牛奶、脂肪及其他油类食物	因磷化锌易溶于油类物质，忌用脂肪性食物，以免促使磷的溶解吸收

（2）观察通气量

①通气量合适：吸气时胸廓隆起，听诊呼吸音清晰，生命体征平稳。

②通气量不足：二氧化碳潴留，患者可出现多汗、皮肤潮红、烦躁不安、血压升高、脉搏加速等。

③通气过度：患者可出现昏迷、抽搐等呼吸性碱中毒症状。

（3）注意事项

①密切观察病情变化，定期测定血气分析和电解质。

②注意呼吸机工作情况，各参数是否符合患者需要，各管道连接是否紧密，有无脱落和漏气。简易呼吸器活瓣是否漏气。

③预防和控制感染：充分湿化呼吸道，促进有效排痰。设备应定期检查、保养、维修。每天更换呼吸机各管道，更换螺纹管、呼吸机接口、雾化器等，并用消毒液浸泡消毒，防止感染。病室空气每天消毒。

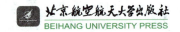

二、危重患者的护理

1. **病情观察与记录**　密切观察生命体征，出现呼吸、心率异常甚至骤停，应立即通知医生，并协助进行应急处理。

2. **保持呼吸道通畅**　协助清醒患者叩背，预防坠积性肺炎。昏迷患者易因呼吸道分泌物堵塞引起窒息，应使患者头偏向一侧，及时吸出呼吸道分泌物，保持呼吸道通畅。

3. **加强基础护理**

（1）眼的护理：眼睑不能自行闭合的患者，可涂金霉素眼膏或盖凡士林纱布保护角膜，防止角膜长时间暴露、干裂引起溃疡。

（2）口腔护理：定期口腔护理，防止口腔感染。

（3）皮肤护理：做好皮肤清洁护理，预防压疮。

（4）肢体被动活动：为患者做肢体被动活动，防止肌肉萎缩、关节僵直。配合按摩，促进血液循环，预防静脉血栓形成。

（5）补充营养及水分：维持体液平衡，防止水、电解质紊乱。

（6）维持排泄功能：协助大、小便，防治便秘、尿潴留。加强留置导尿护理，预防尿路感染。

（7）保持引流管通畅：各种引流管应妥善固定，防止脱落、受压、堵塞。严格执行无菌技术操作，防止逆行感染。

（8）做好心理护理。

4. **注意安全**　对意识丧失、谵妄或昏迷的患者，必要时可使用保护具。牙关紧闭、抽搐的患者，在上下臼齿之间垫牙垫，防止舌咬伤。调暗病室内灯光，治疗护理动作要轻，避免刺激患者引起抽搐。

5. **常用的急救药物**

（1）中枢兴奋药：尼可刹米（可拉明）、洛贝林（山梗菜碱）。

（2）升压药：盐酸肾上腺素、去甲肾上腺素、多巴胺、间羟胺（阿拉明）。

（3）强心药：去乙酰毛花苷丙（毛花苷 C、西地兰）、毒毛花苷 K。

（4）抗心律失常药：胺碘酮、利多卡因、普鲁卡因胺、阿托品。

（5）抗心绞痛药：硝酸甘油。

（6）支气管扩张药：氨茶碱。

（7）止血药：卡巴克络（安络血）、酚磺乙胺（止血敏）、垂体后叶素、维生素 K_1。

（8）镇静、镇痛、抗惊厥药：哌替啶（度冷丁）、吗啡、地西泮（安定）、苯巴比妥（鲁米那）、氯丙嗪（冬眠灵）、硫酸镁。

（9）抗过敏药：异丙嗪（非那根）、苯海拉明。

（10）激素类药：氢化可的松、地塞米松。

（11）利尿脱水药：呋塞米（速尿）、利尿酸钠、20% 甘露醇、25% 山梨醇。

（12）解毒药：阿托品、碘解磷定、氯解磷定、硫代硫酸钠。

（13）碱性药：5% 碳酸氢钠、11.2% 乳酸钠。

1. 对危重患者的护理，下列措施正确的是
A. 保持平卧，尽量少翻动患者　　　　　　B. 保持病房安静，减少家属探视
C. 保持口腔清洁，口腔护理每日 2 次　　　D. 发现患者心脏骤停，首先通知医生
E. 为保护患者自尊，意识丧失者不应使用保护具

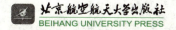

2. 氧气雾化吸入时，正确的是

A. 患者吸气时用手指堵住出气管　　　B. 药液应稀释在 10ml 以内

C. 湿化瓶内加冷开水 1/2 瓶　　　　　D. 氧流量调节至 6～8L/分

E. 嘱患者吸气时松开出气口

3. 医院内工作人员做到"四轻"，是为了给患者

A. 创造良好的社会环境　　　　　　　B. 创造安静的环境

C. 建立良好的护患关系　　　　　　　D. 创造安全的环境

E. 树立良好的职业形象

4. 使用人工呼吸机对潮气量一般为

A. 1～5ml/kg　　　　　　B. 5～10ml/kg　　　　　　C. 10～15ml/kg

D. 15～20ml/kg　　　　　E. 20～25ml/kg

5. 漏斗胃管洗胃法是利用

A. 空吸原理　　　　　　　B. 虹吸原理　　　　　　　C. 负压原理

D. 液体静压原理　　　　　E. 正压原理

6. 患者，女，24岁。因服毒昏迷不醒，被送入医院急诊室抢救，其家属不能准确地说出毒物名称，此时护士的正确处理方法是

A. 请家属立即查清毒物名称后洗胃　　B. 抽胃内容物送检后用温开水洗胃

C. 鼻饲牛奶或蛋清水，以保护胃黏膜　D. 生理盐水清洁灌肠，减少毒物吸收

E. 禁忌洗胃，待清醒后用催吐法排出毒物

7. 患者，男，46岁。脑外伤昏迷，$PaCO_2$ 7.0kPa，为保持患者呼吸道通畅，护士为其实施吸痰术，下列操作中不妥的是

A. 用张口器助其张口　　　　　　　　B. 先吸口腔内痰液，再吸气管内痰液

C. 每次吸痰时间不超过 15 秒　　　　D. 吸痰导管必须每次更换

E. 吸痰前可先加大吸氧流量再吸痰

8. 患者，男，50岁。需进行氧气治疗。氧气浓度 65%，持续 48 小时吸氧后，出现烦躁，呼吸、心率增快，血压上升，继而出现呼吸困难、发绀、昏迷。患者可能出现的问题是

A. 氧中毒　　　　　　　　B. 肺不张　　　　　　　　C. 呼吸抑制

D. 呼吸道分泌物干燥　　　E. 晶状体后纤维组织增生

9. 患者，男，65岁。脑出血昏迷，患者咳嗽反射迟钝，导致痰液沉积较深，需要给患者气管内吸痰，下列方法正确的是

A. 洗净口腔痰液后继续气管内吸痰　　B. 插管时打开负压吸引

C. 吸痰时深部向上提拉，左右旋转　　D. 一次吸痰不超过 30 秒

E. 吸痰后将管内痰液吸水冲净后再用

10. 患者，男，76岁。因呼吸困难，咳嗽、咳痰，给予吸入。因需进食停用氧气，应采取最佳措施是

A. 先关流量开关，后拔管　　　　　　B. 先关总开关，后拔管

C. 分离氧气管道，鼻导管保留　　　　D. 先拔出鼻导管再关流量开关

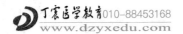 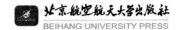

E. 边进食边吸氧

11. 患者误服硫酸后，需保护胃黏膜时可选用的溶液是
A. 镁乳　　　　　　　　　　B. 白醋　　　　　　　　　　C. 高锰酸钾
D. 过氧化氢　　　　　　　　E. 碳酸氢钠

12. 关于行心肺复苏术时中途换人的叙述，正确的是
A. 抢救中断时间不得超过 2 ～ 3 秒　　B. 随时可换人　　　　　　C. 吹气间隙换人
D. 心脏按压间隙换人　　　　　　　　E. 按压、吹气间隙换人

13. 胸外心脏按压与口对口人工呼吸的比例二人法为
A. 15 : 2　　　B. 30 : 2　　　C. 3 : 2　　　D. 30 : 1　　　E. 2 : 1

（14 ～ 15 题共用题干）
　　患者，女，45 岁。在为果树喷洒敌百虫农药时，出现头痛、无力、恶心、呕吐、腹痛、腹泻等中毒症状，被急送入院，医护人员立即给予洗胃。

14. 问题 1：应选择的洗胃的溶液是
A. 蛋清水　　　　　　　　　B. 4% 碳酸氢钠　　　　　　C. 淡石灰水
D. 1 : 15 000 ～ 1 : 20 000 高锰酸钾溶液　E. 5% 醋酸

15. 问题 2：过程中，护士发现有血性液体流出，同时患者腹痛加剧，此时正确的做法是
A. 观察的同时继续洗胃　　　　B. 继续缓慢洗胃　　　　　　C. 快速洗胃
D. 立即停止洗胃　　　　　　　E. 休息片刻，继续洗胃

（16 ～ 18 题共用题干）
　　患儿，男，7 岁。在河边玩耍时不慎溺水窒息。

16. 问题 1：被救上岸后，首要的急救步骤是
A. 加压给氧　　　　　　　　B. 清除呼吸道异物和分泌物
C. 挤压简易呼吸器　　　　　D. 肌内注射呼吸兴奋剂
E. 口对口人工呼吸

17. 问题 2：对患儿进行心肺复苏技术 ABC，其中"B"指的是
A. 人工呼吸　　　　　　　　B. 开放气道　　　　　　　　C. 药物治疗
D. 胸外心脏按压　　　　　　E. 电击除颤

18. 问题 3：使用简易呼吸器，简易呼吸器挤压一次入肺的空气量约为
A. 100 ～ 200ml　　　　　　B. 300 ～ 400ml　　　　　　C. 500 ～ 1000ml
D. 1000 ～ 1200ml　　　　　E. 1000 ～ 15000ml

答案：1. C。2. D。3. B。4. C。5. B。6. B。7. B。8. B。9. C。10. D。11. A。12. E。
13. B。14. D。15. D。16. B。17. A。18. C。

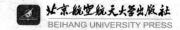

第 18 章　临终护理

一、概　述

1. 濒死与死亡的定义

（1）濒死：即临终，由于各种疾病或损伤造成人体主要器官趋于衰竭，经治疗无生存希望，各种迹象显示生命活动即将终结的状态。

（2）死亡：死亡是指个体生命活动和新陈代谢的不可逆终止。死亡的诊断依据是脑死亡，脑死亡即全脑死亡。

2. 死亡的标准　1968 年世界第 22 次医学会上美国哈佛大学提出诊断脑死亡的 4 个标准：不可逆的深度昏迷，自主呼吸停止，脑干反射消失，脑电波消失。

3. 死亡过程分期　分 3 个阶段。

（1）濒死期：又称临终状态，是死亡过程的开始阶段。此期人体各器官的功能严重紊乱，中枢神经系统脑干以上部位的功能处于深度抑制状态。表现为呼吸困难，心搏减弱，血压下降，意识模糊或丧失，大小便失禁，各种反射减弱，肌张力减退。此期生命处于可逆阶段，如抢救治疗得当，生命有复苏的可能；反之，则进入临床死亡期。但猝死、严重的颅脑损伤患者可直接进入临床死亡期。

（2）临床死亡期：此期中枢神经系统的抑制过程已由大脑皮质扩散到皮质下部位，延髓处于极度抑制状态。表现为心搏、呼吸完全停止，各种反射消失，瞳孔散大，但各种组织细胞仍有微弱而短暂的代谢活动。此期一般持续 5～6 分钟，如抢救治疗及时有效，生命仍有复苏的可能；超过这个时限，大脑将发生不可逆的变化。但在低温条件下，临床死亡期可长达 1 小时或更久。

（3）生物学死亡期：是指全身脏器、组织、细胞新陈代谢终止，也称为细胞死亡，是死亡过程的最后阶段，整个机体无任何复活的可能。随着生物学死亡期的进展，相继出现尸冷、尸斑、尸僵、尸体腐败等现象。

①尸冷：死亡后 24 小时后，尸温接近环境温度。

②尸斑：血液循环停止，重力作用使血液坠积于尸体的最低部位，皮肤出现暗红色斑块或条纹。一般在死后 2～4 小时开始出现于尸体的最低部位。

③尸僵：从小块肌肉开始，由咀嚼肌、颈部向下至躯干、四肢肌肉。死后 1～3 小时出现，4～6 小时扩散至全身，12～16 小时达到高峰，24 小时后缓解。

④尸体腐败：死后 24 小时先从右下腹开始，逐渐扩展至全腹，最后波及全身。

二、临终关怀

1. 概念　临终关怀是指由社会各层次人员组成的团队向临终患者及家属提供的一种生理、心理、社会等方面的一种全面性支持和照顾，使临终患者的生命质量得以提高，使患者家属的身心得到维护和增强。

2. 临终关怀的发展　1967 年英国桑得斯博士在伦敦创办了世界上第一家临终关怀院 —— 圣·克里斯多福临终关怀医院。1988 年 7 月，天津医学院成立了中国内地第一个临终关怀研究机构。

1988 年 10 月，上海成立第一个临终关怀机构 —— 南汇护理院。2006 年 4 月中国生命关怀协会在首都人民大会堂宣布成立，标志着中国的临终关怀事业迈出了历史性的一步。

3. **研究对象**　主要以临终患者及家属的心理需求、临终患者的全面照顾、临终患者家属的照顾、死亡教育、临床关怀模式为主要研究内容。

4. **组织形式和理念**

（1）组织形式：独立的临终关怀院、临终关怀机构、居家式临终关怀、癌症患者俱乐部。

（2）理念：以照顾为中心、维护人的尊严和权利、提高临终患者的生命质量、加强死亡教育使其接纳死亡、为患者提供全面的整体照护等。

三、临终患者的护理

1. **临终患者的躯体状况变化及护理**

（1）肌张力变化：肌张力丧失，吞咽困难，二便失禁。肢体软瘫，无法维持功能位。希氏面容，即面部消瘦呈铅灰色、眼眶下陷、双眼半睁、目光呆滞、下颌下垂、嘴微张等。护理应注意协助患者采取舒适体位。

（2）循环功能减退：脉搏快而弱、不规则或测不出，血压降低。护理应密切观察生命体征，加强保暖。

（3）呼吸功能减退：表现为呼吸困难、呼吸减慢，潮式呼吸，间断呼吸，叹息样呼吸，最终呼吸停止。护理可给予吸氧，保持呼吸道通畅，必要时吸痰。

（4）胃肠功能减退：表现为呃逆、腹胀、便秘等。护理应补充营养，适当喂水，做好口腔护理和排泄护理。

（5）感知觉改变：全身疼痛，面容痛苦。视觉、语言功能减退。听觉常为最后消失的感觉，因此，护士应避免在患者周围谈论病情、窃窃私语。做好眼部护理，采取有效的止痛措施，遵医嘱应用止痛药物。

（6）意识改变：表现为不同程度的意识障碍。护理应注意保持病室安静，适当调暗灯光，增加患者的安全感。

（7）皮肤黏膜改变：表现为苍白、发绀，皮肤湿冷。护理应保持床褥舒适、整洁，预防压疮。加强会阴和肛周护理。

2. **临终患者的心理变化及护理**

（1）临终患者的心理变化

①否认期：是临终患者心理反应的第一期。患者得知自己病重面临死亡，常见的心理反应是"不，怎么可能是我？一定是他们搞错了"。极力否认患病的事实，心存侥幸，四处求医，希望是误诊。否认反应是一种防御机制，可使患者暂时逃避现实。

②愤怒期：当患者对其病情的否认无法继续，出现气愤、怨恨和嫉妒的情绪，心理反应常表现为"为什么是我？老天太不公平！我怎么这么倒霉！"。怨天尤人，或迁怒于家属、医护人员，对医院的住院制度及治疗护理百般挑剔。

③协议期：患者开始接受病重或临终事实，希望奇迹能够出现。为了延长生命，做出许多承诺作为交换条件。心理反应常表现为"请让我好起来，我一定……"、"假如给我一年的时间，我会……"。患者对生存怀有希望，能够努力配合治疗。

④忧郁期：又称为抑郁期。患者的身体更虚弱，病情恶化，内心被强烈的失落感所占据。"好吧，那就是我！"出现悲伤、情绪低落、抑郁和绝望，希望家人、朋友能够时常陪伴在身旁。逐渐对周围事物失去兴趣，少言寡语，反应迟钝。

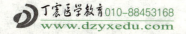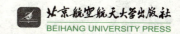

⑤接受期：是临终心理反应的最后阶段。患者最终开始坦然接受面临死亡的现实，"好吧，既然是我，那就去面对吧"、"我准备好了"。喜欢独处，表情淡漠，睡眠时间增加甚至嗜睡，静静等待死亡的到来。

（2）临终患者的心理护理措施

①否认期

a．护士应坦诚地回答患者提出的问题，注意医护人员对病情解释的一致性，顺势诱导，耐心解答患者的提问，不应欺骗患者，也不应打击患者的心理防御。

b．保持患者适当的希望，不回避与患者一起讨论死亡问题，使患者逐步面对死亡。

c．护理人员应采取理解、同情的态度。经常陪伴在患者身旁，注意非语言沟通的交流技巧，使患者能感受到被关心、爱护的温暖。

②愤怒期

a．护士应具有足够的耐心和爱心，倾听患者的内心感受，理解患者的痛苦，一定程度上应允许患者的迁怒，适度的情绪宣泄是正常的适应性心理反应。对其不合作行为耐心劝导，加以安抚和疏导，同时防止意外发生。

b．做好患者家属的心理工作，给予患者理解、宽容和关爱。

③协议期

①患者具有积极配合治疗的心态，护士应给予指导和关心，尽可能实现患者的愿望，减轻疾病痛苦，更好地配合治疗。

②患者的协议行为有时不易被发现，护士应加强与患者沟通，鼓励其诉说内心的感受。

④忧郁期

a．护士应允许患者用不同方式宣泄情感，如忧伤、哭泣等。耐心倾听患者诉说，安慰患者，调动其积极情绪。

b．安排与亲朋好友见面，尽量让家属陪伴身旁。注意安全，防范自杀。

c．如患者因心情忧郁忽视个人卫生，护士应协助做好皮肤、口腔护理，保持卫生和舒适。

⑤接受期

a．加强基础护理，保证患者临终前的生活质量。

b．尊重患者，不强迫与其交谈，提供安静舒适的环境，保持适当的陪伴，帮助患者了却未完成的心愿。

四、死亡后护理

1．**概述**　包括死亡者的尸体护理和死者家属的护理。尸体护理是为临终患者实施整体护理的最后步骤。死者家属护理是护理人员对家属给予情绪上支持和心理疏导，缓解身心痛苦，早日从悲痛中解脱出来。

2．**尸体护理**

（1）目的：使尸体整洁，维护良好的外观，易于辨认。安慰家属，减轻哀痛。

（2）操作方法

①填写尸体识别卡。劝慰患者家属，暂时离开病房或共同进行尸体护理。

②备齐用物至床旁，屏风遮挡，维护死者隐私。

③撤去输液管、吸氧管、导尿管等一切治疗用物，放平病床，使尸体仰卧，头下垫枕，防止面部淤血变色。

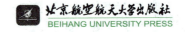

④洗脸，闭合口、眼，对家属是一种安慰。

⑤用棉花填塞口、鼻、耳、阴道、肛门等孔道，以免体液外溢。注意棉花勿外露。

⑥清洁尸体，胶布痕迹用松节油擦净，有创口者更换敷料，有引流管者拔出后缝合伤口或用胶布封闭包扎。

⑦穿衣裤，将第 1 张尸体识别卡系于尸体右手手腕，将尸体放入尸袋。将第 2 张尸体识别卡缚于尸体腰前的尸袋上。移尸体于平车，送往太平间。将第 3 张尸体识别卡系于尸屉外。

⑧清点患者遗物交与家属。如家属不在场，应由两名护士共同清点，贵重物品列清单交给护士长。

⑨处理床单位。在体温单记录死亡时间，注销各种执行单。清洁、消毒患者用过的物品，传染病患者的床单位与用物按终末消毒法处理。

（3）注意事项

①患者死亡后，应首先由医师开具死亡诊断书，并得到家属许可后，护士才可行尸体护理。

②尸体护理应尽快，以防僵硬。

③认真填写尸体识别卡，避免认错。

④尸体护理时用屏风遮挡，以维护死者隐私，同时避免引起其他患者的不良情绪。

⑤尸体护理时护士态度应严肃认真，以示对死者的尊重，同时满足家属合理要求。

⑥传染病患者的尸体应使用消毒液清洁，注意执行隔离技术操作，用不透水的尸袋包裹。

五、临终患者亲属与丧亲者护理

1．临终患者家属的护理

（1）临终患者家属的心理反应：临终患者家属也会经历否认期、愤怒期、协议期、忧郁期、接受期 5 个心理反应阶段。主要表现为：

①个人需求的推迟或放弃。

②家庭中角色与职务的调整与再适应。

③压力增加及社会性互动减少。

（2）对临终患者家属的护理措施

①满足患者家属照顾患者的需要。

②鼓励患者家属表达感情。

③指导家属对患者的生活照顾。

④协助维持家庭的完整性。

⑤满足患者家属本身的生理、心理和社会方面的需求。

2．丧亲者护理

（1）丧亲者的心理反应　根据安格乐理论，丧亲者的心理反应可分 4 个阶段。

①震惊与不相信：这是一种防卫机制，此期在急性死亡事件中最明显。

②觉察：意识到亲人确实死亡，痛苦、空虚、气愤伴随而来，此期的特征常常是哭泣。

③恢复期：患者家属带着悲痛的情绪处理死者的后事，准备丧礼。

④释怀：随着时间的流逝，患者家属逐渐从悲哀中得以解脱，将逝者永远怀念。

（2）对丧亲者的护理措施

①认真进行尸体护理。

②鼓励患者家属宣泄感情，针对不同心理反应阶段制定护理措施。

③安慰患者家属面对现实。

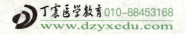
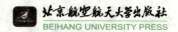

④尽力提供生活指导、建议。
⑤丧亲者随访。

1. 进行尸体护理的做法，<u>错误</u>的是
A. 撤去治疗用物
B. 放低头部
C. 装上义齿
D. 洗脸闭合眼睑
E. 用户单包裹尸体

2. 死亡后尸体温度逐渐降低，尸温与温度相同大约需要的时间是
A. 6 小时　　　　B. 12 小时　　C. 24 小时　　D. 36 小时　　E. 48 小时

3. 尸体护理时，<u>错误</u>的是
A. 撤去治疗用物，去枕，放低头部
B. 洗脸，闭合眼睑
C. 有义齿代为装上
D. 擦净躯体，必要时填堵孔道
E. 穿上尸衣裤并用尸单包裹

4. 对尸体进行护理评估时其内容<u>不正确</u>的是
A. 诊断与治疗
B. 尸体清洁程度
C. 死亡原因、时间
D. 有无伤口及管路
E. 家属准备情况

5. 尸体护理中涉及文字工作<u>不正确</u>的是
A. 填写尸体识别卡 2 张
B. 完成各项护理记录
C. 体温单上记录死亡时间
D. 注销治疗执行单及药卡
E. 按出院手续办理结账

6. 对于丧亲者的护理，<u>不妥</u>的是
A. 认真进行尸体护理
B. 鼓励家属宣泄感情
C. 尽力提供经济支持
D. 进行心理疏导
E. 对丧亲者随访

7. 护理时将尸体仰卧，头下垫枕的主要目的是
A. 易于鉴别
B. 保持良好姿势
C. 便于尸体护理
D. 延缓尸僵速度
E. 防止面部淤血变色

8. 患者，男，67 岁。病情危重，为减轻感知觉改变对患者的影响，护士应采取的正确措施是
A. 环境要热闹一些，避免患者孤独
B. 光线可以暗一点，避免刺眼
C. 嘱咐家属不要窃窃私语，避免给患者心理压力
D. 可以用湿纱布覆盖双眼，防止角膜溃疡
E. 多与患者交谈，使其感受家人的温暖

9. 患者，男，65 岁。肝癌晚期，极度衰弱。此时医护人员应采取的主要措施是
A. 以对症照料为主
B. 以治愈疾病为主
C. 尽量延长患者的生存时间
D. 实施安乐死
E. 放弃一切治疗

(10 ～ 11 题共用题干)
患者，女，53 岁。乳腺癌晚期，身体极度衰竭，卧床不起，情绪暴躁、常无端发脾气。

10. 问题1：患者的心理反应是

A．否认期　　　　B．愤怒期　　　C．协议期　　　D．忧郁期　　　E．接受期

11．问题 2：该患者此时，<u>不恰当</u>的护理措施是

A．劝患者不要轻易表达不良情绪　　　B．允许患者表达不良情绪

C．防止患者的过激行为　　　　　　　D．给予精神支持

E．做好与家属的沟通

（12～14 题共用备选答案）

A．1 小时

B．2～4 小时

C．6～8 小时

D．12～16 小时

E．24 小时

12．尸僵缓解发生在死亡后

13．尸斑开始出现的时间是死亡后

14．尸僵发展至高峰的时间是死亡后

答案：1．B。2．C。3．A。4．E。5．A。6．C。7．E。8．C。9．A。10．B。11．A。12．E。
　　　13．B。14．B。

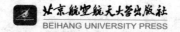

附录：专业实践能力历年跨科目考点

疾病或情况	附录：专业实践能力历年跨科目考点
冠心病	冠心病患者含硝酸酯制剂后常有头部胀痛、面色潮红、心悸等血管扩张的表现，用药后应立即平卧，以防直立性低血压的发生
慢性阻塞性肺疾病	COPD为Ⅱ型呼衰，氧疗应给予鼻导管持续低流量给氧，氧流量1～2L/min，一般吸入氧浓度28%～30%，每天吸氧时间>15小时，夜间不可间断。氧疗有效的指标：呼吸困难减轻、呼吸频率减慢、发绀减轻、心率减慢、活动耐力增加
癫痫	保持呼吸道通畅是癫痫发作时的首要护理措施
肝硬化	肝性脑病是晚期肝硬化的最严重并发症，是最常见的死亡原因。呼吸有肝臭味，提示肝昏迷
促进有效排痰	促进有效排痰的护理措施包括深呼吸、咳嗽、胸部叩击、体位引流和机械吸痰等一组胸部物理治疗措施。气道湿化适用于痰液黏稠不易咳出者；有效咳嗽适用于神志清醒，一般状况良好、能够配合的患者；体位引流适用于肺脓肿、支气管扩张症等有大量痰液排出不畅时；机械吸痰适用于痰液黏稠无力咳出、意识不清或建立人工气道；拍背与胸壁震荡适用于适用于久病体弱、长期卧床、排痰无力者
20%甘露醇的用药护理	20%甘露醇属利尿脱水药，可迅速提高血浆渗透压，利尿脱水，降低颅内压，长期大剂量使用可引起肾小管损害，应注意观察尿量
甲状腺激素	碘和甲状腺球蛋白是甲状腺激素合成的基本原料；甲状腺激素是由甲状腺球蛋白中含碘酪氨酸残基缩合而成
消化性溃疡	急性穿孔时最重要的护理措施是禁食和胃肠减压
急性膀胱炎	主要表现为尿频、尿急、尿痛
Ca^{2+}的生理功能	是构成骨髓和牙齿的重要成分；调节心脏和神经的传导以及肌肉的收缩；参与凝血过程；是多种酶的激活剂；降低毛细血管和细胞膜的通透性
维生素B_2	维生素B_2为黄素酶类的辅酶，参与细胞的氧化还原反应，维持正常视觉功能；此外，维生素B_2还参与血红蛋白的合成，主要用于预防和治疗维生素B_2缺乏症，如口角炎、舌炎、角膜炎、结膜炎、视网膜炎、视神经炎、阴囊炎、脂溢性皮炎及四肢躯干的皮炎等
腰椎穿刺	腰椎穿刺后出现颅内压过低，可牵张颅内静脉窦和脑膜组织引起头痛
淹溺	首要的紧急治疗是尽快恢复通气和供氧，以最快的速度为淹溺者清除口鼻的水、异物及分泌物，保持呼吸道通畅

1. 冠心病患者吞下给药时，最佳的体位是
A. 仰卧位　　　　B. 侧卧位　　　C. 俯卧位　　　D. 半卧位　　　　E. 端坐位

2. 患者，女，66岁。出现胸闷气短，杵状指，桶状胸，叩诊过清音，听诊呼吸音减弱，P_2亢

进，胸透见右心室大。最佳的吸氧方法是

A. 持续高流量吸氧   B. 间断中流量吸氧   C. 持续低流量吸氧

D. 间断高流量吸氧   E. 间断低流量吸氧

3. 患者，男，18岁。因癫痫发作突然跌倒，此时急救的首要步骤是

A. 口对口人工呼吸   B. 胸外心脏按压   C. 氧气吸入

D. 应用简易呼吸机   E. 清除呼吸道分泌物

4. 肝功能不全的患者做特殊口腔护理时发现患者出现肝臭味，提示

A. 肝功能逐渐好转   B. 患者出现消化不良   C. 病情无变化

D. 肝性脑病前兆   E. 合并其他腹腔疾病

5. 痰液黏稠不易咳出时，为促进排痰应

A. 指导有效咳嗽   B. 拍背与胸壁震荡   C. 湿化呼吸道

D. 体位引流   E. 机械吸痰

6. 使用时需要观察尿量的药物是

A. 硫酸镁注射液   B. 西地兰   C. 20% 甘露醇

D. 50% 葡萄糖   E. 5% 碳酸氢钠

7. 构成甲状腺激素的主要成分是

A. 磷   B. 碘   C. 锌   D. 铁   E. 钙

8. 胃肠穿孔患者宜采用的饮食是

A. 普通饮食   B. 软质饮食   C. 流质饮食

D. 半流质饮食   E. 禁食

9. 可出现尿频、尿急、尿痛症状的是

A. 膀胱造瘘   B. 妊娠压迫   C. 膀胱炎症

D. 膀胱结核   E. 急性肾盂肾炎

10. 能降低毛细血管和细胞膜通透性的物质是

A. 铁   B. 钙   C. 磷   D. 硫   E. 锌

11. 患者，女，24岁。长期口角溃烂，最可能缺乏的营养素是

A. 维生素 B_1 B. 维生素 B_2 C. 维生素 B_6

D. 维生素 B_{12} E. 维生素 PP

13. 腰椎穿刺后的患者颅压过低引起头痛的机制是

A. 脑部血液循环障碍   B. 脑代谢障碍   C. 脑部缺血、缺氧

D. 牵张颅内静脉窦和脑膜   E. 脑膜受刺激

14. 患者，男，20岁。因在游泳过程中不幸溺水，打捞上岸后意识丧失，大动脉搏动及呼吸消失，皮肤青紫，抢救的首要步骤是

A. 应用呼吸中枢兴奋剂   B. 给予氧气吸入   C. 仰卧、人工呼吸

D. 清理呼吸道   E. 松开领口及腰带

答案：1. A。2. C。3. E。4. D。5. C。6. C。7. B。8. E。9. C。10. B。11. B。13. D。14. D。

护师专业实践能力单科试卷一

一、以下每一道考题下面有 A、B、C、D、E 五个备选答案，请从中选择一个最佳答案。并在答题卡上将相应题号的相应字母所属的方框涂黑。

1. 在灌肠过程中，患者感觉腹胀，有便意，处理方法是
   A. 拔出肛管，停止灌肠
   B. 降低灌肠筒，嘱患者深呼吸
   C. 稍移动肛管，观察流速
   D. 嘱患者忍耐片刻，加大压力并快速灌入
   E. 挤捏肛管，嘱患者忍耐片刻

2. 现场抢救猝死患者首选的方法是
   A. 口对口人工呼吸
   B. 口对鼻人工呼吸
   C. 胸外心脏按压
   D. 俯卧压背人工呼吸
   E. 简易呼吸器加压人工呼吸

3. 在以下患者的健康资料中，属于主观资料的是
   A. 体温 39℃
   B. 水肿
   C. 腹部有压痛
   D. 伤口渗血
   E. 胸闷

4. 在诸多环境类别中，保障人类健康中起决定作用的是
   A. 健康的生理环境
   B. 健全的心理环境
   C. 安全的自然环境
   D. 优良的社会环境
   E. 友善的治疗性环境

5. 对自我的评价属于自我概念中的
   A. 自我认知
   B. 身体心象
   C. 角色表现
   D. 自我特征
   E. 自尊

6. 个体在其环境中保持平静、安宁的精神状态，是身心健康、没有疼痛和焦虑、轻松自在的感觉，其概念是指
   A. 舒适
   B. 休息
   C. 健康
   D. 安康
   E. 锻炼

7. 对于病情观察，护士应采用的最佳途径是
   A. 阅读病历，检验报告
   B. 床边交接班时
   C. 与医生、家属亲友交流
   D. 经常查看护理记录
   E. 与患者日常接触中

8. 护理学四个基本概念不包括
   A. 健康
   B. 急救
   C. 人
   D. 护理
   E. 环境

9. 口对口人工呼吸时吹气毕，放开鼻孔的主要目的是
   A. 防止吹气量过大
   B. 及时引流鼻腔分泌物
   C. 排出呼吸道内气体
   D. 利于肺泡再次扩张
   E. 及时降低腹腔压力

10. 颅脑损伤昏迷患者出现鼾声呼吸，属于异常呼吸中的

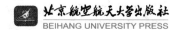

A. 音响异常

B. 音调异常

C. 叹息样呼吸

D. 摩擦样呼吸

E. 频率节律异常

11. 护理的描述, **不正确**的是

  A. 人是生理、心理、社会、精神、文化的统一整体

  B. 人是一个开放系统

  C. 护理的主要功能是帮助个体的人维持机体各系统或各器官功能的协调平衡

  D. 护理中的人包括个人、家庭、社区和社会四个层面

  E. 护理的最终目标是提高整个人类社会的健康水平

12. 饮食经造瘘管滴入时溶液的温度为

  A. 37℃

  B. 38℃～39℃

  C. 39℃～40℃

  D. 40℃～41℃

  E. 41℃～42℃

13. 关于要素饮食的描述, 正确的是

  A. 适用于腹泻及休克患者

  B. 适用于没有胃肠功能的患者

  C. 含有各种分子水平的营养成分

  D. 不能连续输注

  E. 配制后 48 小时内用完

14. 最佳健康模式的提出者是

  A. 纽曼

  B. 邓恩

  C. 席尔

  D. 奥伦

  E. 佩皮劳

15. 在压力理论中不祥的预感属于

  A. 生理性压力源

  B. 心理性压力源

  C. 社会性压力源

  D. 物理性压力源

  E. 文化性压力源

16. 肾脏移植手术后患者应采取

  A. 严密隔离

  B. 呼吸道隔离

  C. 接触隔离

  D. 消化道隔离

  E. 保护性隔离

17. 解除非尿路梗阻所致的尿潴留, **不适合首先**采用

  A. 下腹部热敷

  B. 按摩下腹部

  C. 听流水声

  D. 温水洗外阴

  E. 导尿术

18. 分散患者注意力的方法达到消除紧张情绪, 减轻疼痛, 缓解和促进睡眠的目的, 称为

  A. 心理治疗

  B. 无痛治疗

  C. 运动治疗

  D. 松弛术

  E. 控制术

19. 输液引起肺水肿的典型症状是

  A. 呼吸困难, 咳粉红色泡沫样血痰

  B. 心悸, 胸痛, 烦躁不安

  C. 胸痛, 咳嗽, 呼吸加快

  D. 发绀, 胸闷, 胸痛难忍

  E. 面色苍白, 血压下降

20. 中度缺氧时, PaO_2 为

  A. 1～1.67kPa

  B. 2～2.67kPa

  C. 3～3.67kPa

  D. 4～6.67kPa

  E. 7～8.67kPa

21. 注射时减轻疼痛的做法正确的是

  A. 患者注意力要集中

  B. 刺激性强的药物先注射

  C. 取侧卧位, 上腿弯曲, 下腿伸直

  D. 推药的速度要稍快

  E. 刺激性强的药物做深部注射

22. 少尿是指 24 小时尿量少于

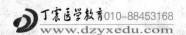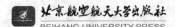

A. 100ml

B. 200ml

C. 300ml

D. 400ml

E. 500ml

23. 关于电动吸引器吸痰，<u>错误</u>的是

    A. 使用前检查吸引器性能

    B. 昏迷者可用压舌板帮助张口

    C. 吸痰时动作轻稳，左右旋转，上下提拉

    D. 每次吸痰时间不超过 15 秒

    E. 痰液黏稠时进行超声雾化吸入使痰液稀释

24. 中国第一所护士学校开办的时间和地点是

    A. 1820 年，上海

    B. 1835 年，广州

    C. 1860 年，江西

    D. 1884 年，武汉

    E. 1888 年，福州

25. 排泄物的消毒宜用

    A. 戊二醛

    B. 苯扎溴铵

    C. 甲醛

    D. 含氯消毒剂

    E. 碘伏

26. 为鼻饲患者灌注食物时，间隔时间<u>不少于</u>

    A. 0.5 小时

    B. 1 小时

    C. 1.5 小时

    D. 2 小时

    E. 2.5 小时

27. 纽曼保健系统模式中的"初级预防"是指

    A. 当压力源穿透正常防御线引起机体反应后，采取的早期诊断、治疗和护理措施

    B. 预防应激源侵犯或减少侵犯的可能，加强机体正常防御

    C. 帮助患者预防并发症

    D. 帮助患者进行康复锻炼

    E. 采取预防措施，增强抵抗力，以防止复发

28. 医院内的临床护理工作主要包括

    A. 护理管理和护理科研

    B. 基础护理和社区护理

    C. 内科护理和外科护理

    D. 基础护理和专科护理

    E. 护理管理和护理教育

29. 美国护理学家佩皮劳提出了

    A. 健康系统模式

    B. 人际关系模式

    C. 适应模式

    D. 自理模式

    E. 环境模式

30. 耳部滴药前清洁外耳道选用

    A. 70% 乙醇

    B. 3% 双氧水

    C. 无菌生理盐水

    D. 温开水

    E. 0.1% 苯扎溴铵

31. 全补偿护理系统适用于

    A. 步行新入院的患者

    B. 术后意识清醒行动自如的患者

    C. 治愈准备出院的患者

    D. 普通感冒的门诊患者

    E. 昏迷患者

32. 关于破伤风抗毒素脱敏注射，正确的是

    A. 分 2 次，等剂量注射，每隔 20 分钟注射 1 次

    B. 分 2 次，剂量由少到多，每隔 30 分钟注射 1 次

    C. 分 3 次，等剂量注射，每隔 20 分钟注射 1 次

    D. 分 4 次，剂量由少到多，每隔 20 分钟注射 1 次

    E. 分 4 次，等剂量注射，每隔 30 分钟注射 1 次

33. 对护理工作中护士法律责任的叙述，<u>错误</u>的是

    A. 护士要慎重对待口头医嘱

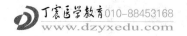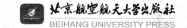

B. 护士要慎重对待"必要时"等形式的医嘱

C. 患者对医嘱有质疑时，护士应该核实

D. 护士如发现医嘱有错误，应马上修改

E. 护士应认真、准确地做好临床护理记录

34. 关于 ROM 练习的叙述，正确的是

A. 尽早、频繁地进行 ROM 练习

B. 每天坚持练习 5 ～ 10 次

C. 患者疼痛时加快操作速度

D. 每个关节每次做 20 ～ 30 下

E. 活动时比较两侧关节活动情况

35. 人工呼吸机的各预置参数设置时，潮气量一般设置为

A. 1 ～ 5ml/kg

B. 5 ～ 8ml/kg

C. 8 ～ 10ml/kg

D. 10 ～ 15ml/kg

E. 20 ～ 25ml/kg

36. 大脑活动能量的来源是

A. 脂肪和糖类

B. 蛋白质

C. 糖类

D. 脂肪

E. 糖类和蛋白质

37. 测尿肌酸时，尿标本中加入的甲苯防腐的方法是

A. 每 30ml 尿液加 1 滴，第一次排尿倒入后加入

B. 每 100ml 尿液加 10ml，第一次排尿倒入后加入

C. 每 30ml 尿液加 5ml，第一次排尿倒入后加入

D. 每 100ml 尿液加 5ml，第一次排尿倒入后加入

E. 每 100ml 尿液加 1 滴，第一次排尿倒入后加入

38. 护理目标是经过护理活动后

A. 需要进一步落实护理措施

B. 进一步提高护理质量要求

C. 患者期望达到的护理效果

D. 能够达到疾病痊愈的指标

E. 期望患者达到的健康状态

39. 术前清洁肠道，口服硫酸镁不同于口服甘露醇的是

A. 术前 3 天进半流饮食

B. 术前 3 天每晚服用

C. 术前 1 天下午 2:00 ～ 4:00 服用

D. 原理均为在肠道内形成高渗环境，增加肠道水分，刺激肠蠕动，促进排便

E. 服用后密切观察排便性质和次数

40. 护理长期鼻饲患者时，不正确的操作是

A. 每天进行 2 次口腔护理

B. 两次喂食间隔时间不少于 2 小时

C. 注入流质饮食或药物的前后应注入少量温开水

D. 新鲜果汁鱼牛奶应分别灌入

E. 胃管应每天更换，晚上拔出，次晨再由另一鼻孔插入

41. 罗伊适应模式的描述正确的是

A. 健康是一种完整的适应状态

B. 人在适应环境变化时无需付出能量

C. 人是一个适应系统，只具有生物属性

D. 护理的目标是促进人在生理功能上的适应

E. 人是通过生理调节维持身体平衡而达到适应

42. 腰椎穿刺后的患者取去枕平卧位的目的是

A. 防止脑压低引起缺血缺氧

B. 稳定脑压减轻脑膜刺激征

C. 防止呕吐物流入气管内

D. 预防颅内压降低引起头痛

E. 防止发生一过性昏迷休克

43. 胰胆管造影的患者应采取的体位是

A. 半卧位

B. 头低足高位

C. 俯卧位

D. 头高足低位

E. 去枕平卧位

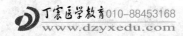 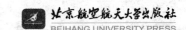

44. 使用微波消毒灭菌时正确的叙述是
    A. 微波的频率是 30MHz ～ 300MHz
    B. 微波的波长在 0.1m ～ 10m 左右
    C. 对人体有伤害只能小剂量长期接触
    D. 可使用金属物品盛装需要消毒物品
    E. 用湿布包裹物品可提高消毒效果

45. 基本医德在基础护理的运用体现在
    A. 认真、准确执行医嘱
    B. 具备严谨的工作作风
    C. 服务热情周到
    D. 具有创新精神
    E. 积极主动、善于学习

46. 护士与患者沟通交流方法正确的是
    A. 避免与患者有目光的接触
    B. 及时纠正患者叙述的内容
    C. 适当点头或轻声说"是"
    D. 对患者谈话的内容及时做出是非判断
    E. 不断提问引导谈话的进行

47. 在下列药物中毒中，禁止洗胃的是
    A. 硝酸
    B. 敌百虫
    C. 巴比妥钠
    D. 磷化锌
    E. 氰化钾

48. 护士在执行医嘱的过程中，做法错误的是
    A. 不可修改医嘱
    B. 一般不执行口头医嘱
    C. 患者对医嘱提出疑问时，护士应核实医嘱
    D. 发现医嘱有明显错误时，护士有权不执行医嘱
    E. 护士向医生指出医嘱中的错误后，医生仍执意要求护士执行时，护士应遵医嘱执行

49. 能降低毛细血管和细胞膜通透性的物质是
    A. 铁
    B. 钙
    C. 磷
    D. 硫

    E. 锌

50. 意识障碍中，属最轻度的是
    A. 烦躁
    B. 昏睡
    C. 嗜睡
    D. 浅昏迷
    E. 意识模糊

51. 三级医院的中心工作是
    A. 医疗
    B. 教学
    C. 科学研究
    D. 预防和社区医疗
    E. 指导一、二级医院的业务

52. 丧偶引起情绪悲哀，身体不适属于
    A. 心理性压力源
    B. 生理性压力源
    C. 社会性压力源
    D. 文化性压力源
    E. 生物性压力源

53. 对低蛋白饮食说法不正确的是
    A. 蛋白质供给量低于 40g
    B. 肾功能衰竭尿毒症期蛋白质供给量低于 20 ～ 30g
    C. 肾功能衰竭患者应忌食豆类
    D. 肝性脑病患者应多摄入动物蛋白
    E. 急性肾炎患者应多摄入糖类

54. 使用无菌容器操作正确的是
    A. 取物时，打开容器盖，内面向下置于稳妥处
    B. 容器盖拿在手中内面斜向上方
    C. 手持无菌容器时,应一手托住容器底部，一手握容器边缘，以便持物牢靠
    D. 开盖 30 分钟内盖好，以防污染
    E. 手指不可触及容器内面及边缘

55. 患者，女，20 岁。急性阑尾炎，次日于硬膜外麻醉下行阑尾切除手术，目前患者病情稳定，术前准备工作已做好，但仍焦虑不安，忧郁。这是因为未能满足患者的
    A. 生理需要

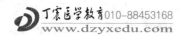
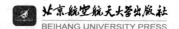

B. 安全需要

C. 爱与归属的需要

D. 尊重的需要

E. 自我实现需要

56. 患者，男，32 岁。脚底被铁锈钉刺伤。遵医嘱注射破伤风抗毒素。皮试结果：红肿大于 1.5cm，周围红晕达 6cm。采用脱敏注射，正确的注射方法是

    A. 分 4 等分，分次注射

    B. 分 5 等分，分次注射

    C. 分 4 次注射，剂量渐减

    D. 分 5 次注射，剂量渐增

    E. 分 4 次注射，剂量渐增

57. 患者，男，16 岁。误服浓硫酸，首选的抢救方法是

    A. 饮用清水反复洗胃

    B. 饮用蛋清水 200ml

    C. 温开水洗胃

    D. 生理盐水洗胃

    E. 口服 5% 硫酸镁导泻

58. 患者，男，76 岁。因呼吸困难、咳嗽、咳痰，给予吸入。因需进食停用氧气，应采取最佳措施是

    A. 先关流量开关，后拔管

    B. 先关总开关，后拔管

    C. 分离氧气管道，鼻导管保留

    D. 先拔出鼻导管再关流量开关

    E. 边进食边吸氧

59. 给一出生 3 天的新生儿进行卡介苗接种时，其正确的部位及方法是

    A. 前臂掌侧下段，皮内注射

    B. 三角肌下缘，皮内注射

    C. 上臂外侧，皮下注射

    D. 臀小肌，皮下注射

    E. 股外侧肌，皮下注射

60. 患者，女，56 岁。咳嗽、气短，满肺哮鸣音，在输液过程中感到胸闷、异常不适，并出现呼吸困难和严重发绀，心前区听诊可闻及一个响亮持续的"水泡声"，应考虑发生了

A. 过敏反应

B. 发热反应

C. 肺水肿

D. 空气栓塞

E. 右心衰竭

61. 患者，男，52 岁。有胃溃疡病史，近日来上腹部疼痛加剧，医嘱做粪便隐血试验，检查前 3 天能给患者食用的菜谱是

    A. 卷心菜，五香牛肉

    B. 菠菜，红烧青鱼

    C. 菱白，炒鸡蛋

    D. 油豆腐，鸡血汤

    E. 青菜，炒鸡肝

62. 患儿，2 岁。因病毒性腹泻需为其做肌内注射，护士操作错误的是

    A. 注射时固定肢体

    B. 刺入针梗的 1/2

    C. 注射时固定针头

    D. 选择臀大肌注射

    E. 注射时分散患儿的注意力

63. 患者，男，28 岁。患尿毒症 1 年余，近日 24 小时尿量为 300ml，患者的排尿状况属于

    A. 无尿

    B. 尿闭

    C. 少尿

    D. 多尿

    E. 正常

64. 患者，男，22 岁。因失恋服毒自杀被送入医院急诊室抢救，现患者昏迷不醒，不知毒物为何种，此时护士的正确处理方法为

    A. 冰水洗胃，减少毒物吸收

    B. 生理盐水清洁灌肠，减少毒物吸收

    C. 禁忌洗胃，应尽快保护胃黏膜

    D. 抽胃内容物送检后用温开水洗胃

    E. 插胃管注入胃黏膜保护药

65. 患者，男，18 岁。因食用了苍蝇叮咬过的食物，1 周后出现全身不适，体温 39.0 ～ 40.0℃，呈稽留热，脉搏 70 次 / 分，表情淡漠。第 2 周出现玫瑰疹。该患者应采取

A．保护性隔离

B．接触隔离

C．昆虫隔离

D．肠道隔离

E．呼吸道隔离

66．患者表现无精打采，注意力极不易集中，此种心理反应属于

A．退化

B．退缩

C．否认

D．依赖

E．卑微

67．患者，男，46 岁。颅内肿瘤切除术后。患者昏迷，拟行胃插管鼻饲。判断胃管在胃内的最好方法是

A．用注射器抽出胃液

B．注入 10ml 空气听气过水声

C．注入 10ml 温开水听气过水声

D．将胃管末端放入盛水碗中观察有无气泡逸出

E．晃动患者身体，腹部听诊胃部有无声响

68．患者，男，50 岁。司机，车祸后造成严重颅脑损伤，需随时观察、抢救，应给予的护理等级是

A．特级护理

B．四级护理

C．三级护理

D．二级护理

E．一级护理

69．患者，男，25 岁。因发热、咳嗽、呼吸困难而住院，患者神志清楚。在收集资料的过程中属于主要来源的是

A．文献资料

B．心理医生

C．患者家属

D．患者本人

E．主治医生

70．患者，男，73 岁。静脉输液发生急性肺水肿，立即停止输液，其后给予的最简便措施是

A．呼吸机加压给氧

B．通知医生

C．四肢轮扎

D．使患者取端坐位两腿下垂

E．静脉缓慢推注强心药

71．患者，男，23 岁。腿部外伤后发展为气性坏疽，为其换药用的止血钳消毒灭菌的最佳方法是

A．新洁尔灭浸泡

B．燃烧

C．微波

D．高压蒸汽

E．煮沸

二、以下提供若干个案例，每个案例下设若干个考题。请根据各考题题干所提供的信息，在每题下面的 A、B、C、D、E 五个备选答案中选择一个最佳答案，并在答题卡上将相应字母所属的方框涂黑。

(72-73 题共用题干)

患者，男，35 岁。炎热夏季，在野外进行高压线维修工作 4 小时后出现头晕、恶心、体温高达 41℃，脉搏 112 次 / 分，呼吸 24 次 / 分，诊断为中暑。

72．问题 1：遵医嘱为患者灌肠正确的做法是

A．28℃～ 32℃生理盐水保留灌肠

B．4℃生理盐水大量不保留灌肠

C．液面距肛门不超过 30cm

D．灌肠后保留 10 ～ 20 分钟再排便

E．排便后立即测体温并记录

73．问题 2：灌肠中患者有便意，正确的应对措施是

A．转动肛管

B．加速灌完

C．张口呼吸

D．立即拔管

E．患者俯卧

(74-76 题共用题干)

患者，男，40 岁。因车祸导致左大腿骨折。行复位后石膏固定并骨牵引治疗，现石膏已去除，开始进行功能康复训练。

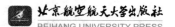

74. 问题1：患者左腿可抬离床面，但不能对抗阻力，那么此腿肌肉的肌力属于
    A. 0 级
    B. 1 级
    C. 2 级
    D. 3 级
    E. 4 级

75. 问题2：护士指导患者进行左腿肌肉锻炼，不妥的做法是
    A. 运动前后应做准备及放松运动
    B. 使患者充分理解、合作并掌握运动的要领
    C. 运动时如有明显的疼痛，鼓励患者坚持锻炼
    D. 应协助患者进行室外活动
    E. 每次运动达到肌肉的适度疲劳，运动后有适当的间歇

76. 问题3：经过一段时间的肌肉锻炼，患者已能借助拐杖行走，他的活动能力属于
    A. 0 度
    B. 1 度
    C. 2 度
    D. 3 度
    E. 4 度

(77-78 题共用题干)

患者，男，35 岁。体检：收缩压 160mmHg（21.3kPa），连续监测一周，收缩压始终在此数值之上。

77. 问题1：患者血压数值符合的诊断是
    A. 正常血压
    B. 临界高血压
    C. 轻度高血压
    D. 中度高血压
    E. 重度高血压

78. 问题2：有关测量血压的描述，不正确的是
    A. 测量血压前患者休息 10 分钟
    B. 患者取坐位或卧位
    C. 测量时使肱动脉与心脏在同一水平
    D. 袖带松紧度以放进一指为宜

E. 充气后以每秒 5kPa 的速度放气

(79-81 题共用题干)

患者，女，26 岁。因停经 6 周，阴道少量出血就诊，诊断为先兆流产，需肌内注射黄体酮。

79. 问题1：吸取药液操作不妥的是
    A. 认真查对无误
    B. 将安瓿用两手对搓
    C. 消毒安瓿颈部，折断安瓿
    D. 选择细长针头
    E. 针头斜面向下置入安瓿内液面下吸药

80. 问题2：注射时，患者的正确姿势是
    A. 上腿伸直，下腿弯曲
    B. 上腿弯曲，下腿伸直
    C. 两腿均伸直
    D. 两腿均弯曲
    E. 足尖分开，足跟相对

81. 问题3：正确的注射部位是
    A. 从臀裂顶点向左或向右划一水平线，从髂前上棘作一垂直线，取外上 1/4 处避开内角
    B. 髂前上棘和臀裂连线的外上 1/3 处
    C. 示指尖和中指尖分别置髂前上棘和髂嵴下缘，在髂嵴、示指、中指构成三角形内角内
    D. 髂前上棘内侧 3 横指处，以患者自己手指宽度为标准
    E. 大腿中段外侧，膝关节以上

(82-83 题共用题干)

患者，女，32 岁。上呼吸道感染，遵医嘱给予补液抗感染治疗。在第二瓶液体刚换上不久，患者自诉胸闷异常不适，随之出现呼吸困难，严重发绀，听诊心前区可闻及响亮持续的"水泡声"。

82. 问题1：该患者出现了
    A. 急性肺水肿
    B. 坠积性肺炎
    C. 空气栓塞
    D. 气道阻塞
    E. 右心衰竭

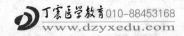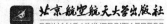

83. 问题2：应立即采取的措施是
    A. 立即氧气吸入
    B. 立即清理呼吸道
    C. 立即行体位引流
    D. 取端坐位两腿下垂
    E. 取左侧卧位并头低脚高

(84-86 题共用题干)

患者，男，64 岁。突然出现胸骨后压榨性疼痛并放射到左肩和左侧小指，不能忍受，面色苍白、出冷汗、心率快，心电图可见 ST 段压低、T 波倒置，使用消心痛 5 分钟后疼痛缓解。

84. 问题1：患者的疼痛属于世界卫生组织（WTO）对疼痛程度分级的
    A. 0 级
    B. 1 级
    C. 2 级
    D. 3 级
    E. 4 级

85. 问题2：患者疼痛的原因是
    A. 温度刺激
    B. 物理损伤
    C. 化学损伤
    D. 病理改变
    E. 心理因素

86. 问题3：对患者进行健康指导，错误的是
    A. 宜摄入低脂肪低胆固醇食物
    B. 不宜饮浓茶避免刺激性食物
    C. 病情缓解期可适当参加活动
    D. 食物中宜高糖，适量纤维素
    E. 宜平时携带保健盒以备急用

三、以下提供若干组考题，每组考题共同在考题前列出的 A、B、C、D、E 五个备选答案。请从中选择一个与考题关系最密切的答案，并在答题卡上将相应字母所属的方框涂黑。每个备选答案可能被选择一次，多次或不被选择。

(87-88 题共用备选答案)
    A. 沉默
    B. 反馈
    C. 倾听

    D. 核对
    E. 倾诉

87. 护士耐心与患者交流，集中注意力，不随便打断患者的话，使用的沟通技巧是

88. 护士与患者交流时，询问"您刚才说您晚上经常胃痛，是吗"，使用的沟通技巧是

(89-90 题共用备选答案)
    A. 弗洛伊德
    B. 荣格
    C. 艾瑞克森
    D. 皮亚杰
    E. 马斯洛

89. 心性发展学说的创建者是

90. 通过对儿童行为的详细观察发展了认知发展学说的是

(91-92 题共用备选答案)
    A. 呼吸、心跳停止
    B. 各种反射均消失
    C. 延髓处于极度抑制状态
    D. 机体新陈代谢停止
    E. 循环衰竭、桡动脉搏动变弱

91. 濒死期机体变化包括

92. 生物学死亡期机体变化包括

(93-94 题共用备选答案)
    A. 4 小时
    B. 12 小时
    C. 24 小时
    D. 48 小时
    E. 72 小时

93. 已开启的无菌溶液，其瓶口按无菌操作处理，瓶内剩余溶液可保存

94. 注射室用消毒液浸泡的无菌持物钳其使用时间不超过

(95-96 题共用备选答案)
    A. 30℃
    B. 33℃
    C. 36℃
    D. 39℃
    E. 42℃

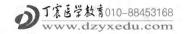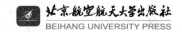

95. 取下头部冰袋的条件是全身用冷后 30 分钟所测体温应低于

96. 用冰槽进行头部降温肛温<u>不应</u>低于

(97-98 题共用备选答案)

    A. 普通饮食

    B. 软质饮食

    C. 流质饮食

    D. 半流质饮食

    E. 禁食

97. 恢复期患者宜采用的饮食是

98. 胃肠穿孔患者宜采用的饮食是

(99-100 题共用备选答案)

    A. 乙醇

    B. 甲醛

    C. 碘酊

    D. 氯己定

    E. 过氧乙酸

99. <u>不能</u>与肥皂、洗衣粉混用的消毒剂是

100. 需现配现用的消毒剂是

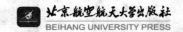

护师专业实践能力单科试卷二

一、以下每一道考题下面有 A、B、C、D、E 五个备选答案，请从中选择一个最佳答案。并在答题卡上将相应题号的相应字母所属的方框涂黑。

1．禁用鼻饲饮食的患者是
  A．上消化道出血患者
  B．拒绝进食者
  C．昏迷患者
  D．早产儿
  E．破伤风患者

2．不宜应用高温灭菌的是
  A．搪瓷罐
  B．刀、剪
  C．玻璃器皿
  D．敷料
  E．橡胶管

3．需加锁专人保管的药物是
  A．毒毛花苷 K
  B．咖啡因
  C．吗啡、度冷丁
  D．盐酸肾上腺素
  E．硝酸甘油片

4．患者，男，40 岁。主诉头昏、头痛、耳鸣 1 周。查体：血压 160/100mmHg，心率 60 次 / 分，身高 176cm，体重 65kg。每天主食 8 两，副食荤素搭配。平日工作紧张，每天工作约 15 小时。睡眠差，需服安定片辅助入睡。吸烟 10 年，每天 5 支。其父患冠状动脉硬化性心脏病 5 年。引起患者血压升高的因素是
  A．营养失调，高于机体需要量
  B．睡眠型态紊乱
  C．保持健康能力改变
  D．遗传因素引起
  E．焦虑状态

5．"黄体酮 20mg，im，biw"，biw 指
  A．一天 1 次
  B．一天 2 次
  C．每周 2 次
  D．每周 1 次
  E．隔日 1 次

6．甲状腺吸 ^{131}I 功能测定前，应禁食的食物是
  A．鸡蛋
  B．牛奶
  C．香蕉
  D．紫菜
  E．鸭肉

7．不属于患者一般资料收集内容的是
  A．患者的家族史、过敏史
  B．患者的心理应对情况
  C．患者家庭成员的婚育史
  D．患者的活动方式及自理程度
  E．患者的职业、民族、文化程度

8．属于高度危险物品的是
  A．衣服
  B．压舌板
  C．口罩
  D．穿刺针
  E．被褥

9．护理诊断描述的内容是
  A．患者对健康问题所做出的身心反应
  B．患者所患疾病的病理解剖变化
  C．患者所患疾病的病理生理状态
  D．患者生活中诱发疾病的不健康行为
  E．患者对生命健康的愿望

10．预防交叉感染的措施是
  A．无菌物品与非无菌物品分开存放
  B．无菌物品应放在清洁、干燥、固定的地方

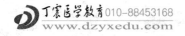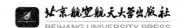

C．一份无菌物品只供一位患者使用

D．定期检查有效期

E．用无菌持物钳夹取无菌物品

11．佩皮劳将人际关系分为 4 个连续的阶段，其中<u>不包括</u>

    A．认识期

    B．确认期

    C．工作期

    D．开拓期

    E．解决期

12．应用奥伦自理模式护理患者时，护理系统的选择主要取决于

    A．患者的自理要求

    B．医生的医嘱

    C．患者的病情

    D．病房护士的编制

    E．患者的自理能力

13．为糖尿病患者留尿作尿糖定量检查，采集尿标本的方法是

    A．留清晨第 1 次尿约 100ml

    B．随时留尿 100ml

    C．饭前留尿 100ml

    D．留 24 小时尿

    E．留中段尿 5ml

14．可用于伤口冲洗的化学消毒剂是

    A．过氧乙酸

    B．甲醛

    C．碘酊

    D．苯扎溴铵

    E．乙醇

15．休克患者留置导尿管最主要的目的是

    A．保持床单位清洁干燥

    B．引流尿液

    C．收集尿标本

    D．预防感染

    E．测尿量及比重

16．雾化吸入的目的<u>不包括</u>

    A．稀化痰液

    B．增加吸入氧浓度

C．解除支气管痉挛

D．减轻呼吸道的炎症

E．间歇吸入抗癌药物治疗肺癌

17．除水以外，构成人体的主要成分是

    A．脂肪

    B．糖类

    C．维生素

    D．蛋白质

    E．纤维素

18．挤压呼吸气囊，每次可进入肺内的空气量是

    A．100～150ml

    B．200～300ml

    C．350～450ml

    D．500～1000ml

    E．1200～1500ml

19．马斯洛的人类基本需要层次论其最高层次是

    A．安全需要

    B．生理需要

    C．自我实现

    D．爱与归属感

    E．尊敬与自尊

20．给患者鼻饲饮食，下列叙述<u>错误</u>的是

    A．一般成人插管长度为 45～55cm

    B．胃管插入至 25cm 处嘱患者做吞咽动作

    C．每次鼻饲量不应超过 200ml

    D．每次鼻饲间隔时间不少于 2 小时

    E．昏迷患者插管前，取去枕平卧位

21．有关护士仪表的叙述，<u>不正确</u>的是

    A．护士的衣服应体现护士的职业特征

    B．衣服的样式应简洁、大方

    C．淡妆可以增加护士的自信心

    D．护士的姿态应体现护士的高傲品质

    E．护士的步速快、步幅小而均匀

22．收集 24 小时尿液进行尿蛋白定量、尿糖定量时需加的防腐剂是

    A．40% 甲醛

    B．60% 甲醛

    C．浓硫酸

    D．浓盐酸

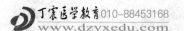
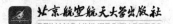

E．甲苯

23．患者，男，30岁。井下矿工。近日感胸闷、气急，呼吸困难，X线检查怀疑矽肺。该患者诊治的最佳医院是
    A．专科医院
    B．综合医院
    C．一级医院
    D．职业病医院
    E．全民所有制医院

24．长期卧床患者由于缺乏活动带来的心血管系统危害是
    A．深静脉血栓
    B．血液黏稠度降低
    C．静脉血液回流顺畅
    D．对血管内膜无影响
    E．血压升高

25．临床死亡期的特征<u>不包括</u>
    A．呼吸停止
    B．心跳停止
    C．瞳孔散大
    D．反射消失
    E．组织细胞新陈代谢停止

26．肾上腺素 0.5mg，H，st 是
    A．长期医嘱
    B．短期医嘱
    C．定时医嘱
    D．备用医嘱
    E．即刻医嘱

27．<u>不正确</u>的取用药液的方法是
    A．药瓶标签应放于掌心
    B．取不足1毫升药液用滴管取用
    C．取水剂前将药液摇匀
    D．取油剂药液可先在杯中加入少许冷开水
    E．2种以上药液应分别放置

28．乙醇拭浴后，患者应取下头部冰袋时的体温是降至
    A．37.5℃
    B．38℃
    C．38.5℃
    D．39℃
    E．39.5℃

29．护士未与患者及家属沟通，为患者施行了导尿术。该护士的行为被认为是
    A．合法行为
    B．疏忽大意
    C．渎职行为
    D．犯罪行为
    E．侵权行为

30．除臀大肌外，躯体可供多次肌内注射的部位还有
    A．三角肌下缘
    B．上臂三角肌
    C．股外侧肌
    D．前臂外侧
    E．腹部

31．患者，男，30岁。左侧胫骨骨折处石膏固定后局部疼痛剧烈，难以入睡，且睡眠不深，患者出现的睡眠障碍属于
    A．原发性睡眠障碍
    B．原发性失眠
    C．发作性睡眠
    D．异常睡眠
    E．继发性失眠

32．要素饮食应用于小儿时，最大浓度应低于
    A．10.5%
    B．11%
    C．12.5%
    D．14%
    E．15.5%

33．使用人工呼吸机，通气过度的症状是
    A．皮肤潮红
    B．出汗面色苍白
    C．浅静脉充盈
    D．抽搐昏迷
    E．吸气时胸廓隆起

34．长期鼻饲患者的护理措施中<u>不正确</u>的是
    A．鼻饲 200ml/ 次
    B．胃管应每天更换，晚上拔出，次晨再由

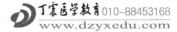 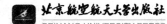

另一鼻孔插入

C. 鼻饲温度 38～40℃

D. 每次鼻饲前要确定胃管在胃内

E. 新鲜果汁和牛奶应分别灌入

35. 用尸单包裹尸体前一般将一张尸体识别卡系于尸体的

A. 颈部

B. 踝部

C. 腰部

D. 腕部

E. 停尸屉外

36. 世界卫生组织（WHO）提出当今人们广为接受的"健康"定义是在

A. 1945 年

B. 1948 年

C. 1957 年

D. 1965 年

E. 1977 年

37. 罗伊适应模式对四个护理学基本概念的阐述，正确的是

A. 健康是一种完整的适应状态

B. 人在适应环境变化时无需付出能量

C. 护理的目标是促进人在生理功能上的适应

D. 人是一个适应系统，具有生物、心理和社会属性

E. 人是通过生理调节维持身体平衡达到适应

38. 昏迷患者出现鼾声呼吸，属于异常呼吸中的

A. 声音异常

B. 呼吸困难

C. 深浅度异常

D. 频率异常

E. 节律异常

39. 患者，男，70 岁。头痛后意识不清，呼吸有鼾声，需要鼻饲供给营养，为提高鼻饲插管成功率，操作方法正确的是

A. 插管前将患者的头部前倾

B. 患者头和颈部保持水平线

C. 插管 15cm 时托起患者头部

D. 插管困难时可做吞咽动作

E. 插管有呛咳时顺势进行插入

40. 促进性器官及性功能正常发育的物质是

A. 磷

B. 锌

C. 铁

D. 钙

E. 碘

41. 洗胃时一次灌入洗胃液量过多，可能引起的危险不包括

A. 疼痛

B. 急性胃扩张

C. 胃内压升高

D. 增加毒物吸收

E. 反射性心跳骤停

42. 再次使用青霉素需重做皮肤过敏试验的要求是

A. 同一批号药品，两次使用间隔≥3 天

B. 同一批号药品，两次使用间隔≥7 天

C. 同一批号药品，两次使用间隔≥10 天

D. 不同批号药品，两次使用间隔≥3 天

E. 不同批号药品，两次使用间隔≥7 天

43. 淤血红润期的压疮，主要表现是

A. 局部受压的部位呈红色

B. 局部有硬结

C. 局部有水疱形成

D. 局部有溃疡

E. 局部组织发黑

44. 外科换药时，如伤口为厌氧菌感染，换药时应选用的消毒液

A. 生理盐水

B. 碘伏

C. 3% 过氧化氢

D. 0.02% 氯己定溶液（洗必泰）

E. 攸琐溶液

45. 压疮炎性浸润期的表现不包括

A. 受压的部位呈现紫红色

B. 皮下出现硬节

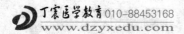
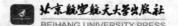

C. 有水疱形成

D. 患者有痛感

E. 局部组织发黑

46. 为昏迷患者插胃管至15cm处，托起患者头部，使下颌靠近胸骨柄的目的是

    A. 减轻食道及胃肌收缩

    B. 减轻患者恶心及痛苦

    C. 避免损伤食道及胃患者

    D. 利于会厌软骨覆盖喉口

    E. 增大咽喉部通道的弧度

47. 一级医院指的是

    A. 一般市、县医院及省辖市的区级中心医院

    B. 军队医院、企业医院

    C. 城市街道医院、农村乡、镇卫生院和地市级的区医院

    D. 诊治专科疾病而设置的医院、职业病医院

    E. 全国、省、市直属的市级大医院、医学院附属医院

48. 护士为患者清洗会阴时未用屏风遮挡，导致患者不满而投诉，护士的行为是犯了

    A. 渎职罪

    B. 侵权

    C. 疏忽大意

    D. 故意犯罪

    E. 威胁罪

49. 资料进行记录时应注意的是

    A. 记录应清晰、简洁、生动

    B. 记录应准确、全面、简洁

    C. 记录必须反映护士的主观判断

    D. 主观资料的记录应使用专业术语

    E. 记录客观资料应尽量用患者的原话

50. 护理学中对"护理"概念的理解正确的是

    A. 护理服务的对象是患病的人

    B. 护理活动是实践与艺术的结合

    C. 护理实践是以经验为基础的活动

    D. 护理是有目的、有组织的被动性活动

    E. 护理工作的中心内容随时间的推移而

变化

51. 不宜洗胃的情况是

    A. 昏迷患者

    B. 毒物性质不明时

    C. 肝硬化伴食管胃底静脉曲张患者

    D. 有机磷农药中毒患者

    E. 氰化物中毒患者

52. 压力反应中全身适应综合征警告期的临床表现是

    A. 血糖减低

    B. 激素减少

    C. 血压下降

    D. 内环境稳定

    E. 肌紧张增加

53. 关于格拉斯哥昏迷评分，其包括的项目有

    A. 呼吸强弱

    B. 语言反应

    C. 血压情况

    D. 皮肤颜色

    E. 深反射

54. 应用冷疗法抑制细胞活动，降低神经末梢敏感性适用于

    A. 炎症早期患者

    B. 鼻出血的患者

    C. 阴囊水肿的患者

    D. 脑部水肿的患者

    E. 牙齿疼痛的患者

55. 患者，女，30岁。因乙型肝炎入传染科住院隔离治疗，限制其活动，该患者活动受限是属于

    A. 焦虑造成活动无力

    B. 运动系统功能受损

    C. 社会因素的需要

    D. 治疗措施需要

    E. 疾病影响机体活动

56. 患者，男，80岁。因急性心肌梗死入院。关于他的住院环境，不合适的是

    A. 适宜温度是18℃～22℃

    B. 适宜湿度是50%～60%

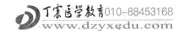

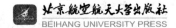

    C. 房间每天至少应通风 30 分钟

    D. 白天的噪声强度应控制在 35dB ～ 45dB

    E. 工作中护士应保持"四轻"：说话轻、走路轻、操作轻、关门轻

57. 患者，男，59 岁。心肌梗死，经抢救病情稳定，平时饮食精细，时常便秘，为其讲解预防便秘的知识，该患者复述的内容应予纠正的是

    A. 每天定时排便 1 次

    B. 适当翻身或下床活动

    C. 多食蔬菜，水果和粗粮

    D. 摄入足够的水分

    E. 每晚睡前使用开塞露

58. 患者，男，70 岁。患慢性支气管炎 5 年。因急性发作现正给予氧气吸入，患者进食时应

    A. 先关流量开关，再拔管

    B. 先拔管，再关流量开关

    C. 分离氧气管道，保留鼻导管

    D. 先关流量开关，后分离氧气管道

    E. 边进食边吸氧

59. 患者，男，77 岁。自诉便秘多天，护士拟采用人工取便的方法，谨慎选用该方法的患者是

    A. 慢性肠炎

    B. 脑卒中

    C. 心脏病

    D. 巨结肠症

    E. 骨盆骨折

60. 患者，男，36 岁。因脑震荡急诊入院已 3 天，患者呈睡眠状态，可以唤醒，可以回答问题，有时不正确，很快又入睡，请判断患者的意识状态

    A. 浅昏迷

    B. 昏睡

    C. 嗜睡

    D. 意识模糊

    E. 谵妄

61. 患儿，女，5 个月。因咳嗽、咳痰 3 天，气急伴发绀 2 小时入院。体检：体温 38.9℃，呼吸 76 次 / 分，心率 181 次 / 分，心音低钝，肝肋下 3.5cm。应给予的体位是

    A. 去枕平卧位

    B. 头高足低位

    C. 半卧位

    D. 侧卧位

    E. 头低卧位

62. 患者，男，25 岁。登山时右踝部扭伤，导致局部肿胀、疼痛，遂来医院就诊。下列处理措施正确的是

    A. 局部用冰块冷敷

    B. 冷热敷交替使用

    C. 按摩患处

    D. 热湿敷

    E. 局部用热水袋热敷

63. 患者，男，56 岁。胃癌住院，主诉：腹部疼痛明显，不能忍受，睡眠受干扰并要求护士给他用镇痛药。根据世界卫生组织对疼痛程度的分级此时的疼痛属于

    A. 0 级

    B. 1 级

    C. 2 级

    D. 3 级

    E. 4 级

64. 患者，男，38 岁。因疾病需要扩张小血管，护士在指导患者饮食时可以介绍其多吃

    A. 鱼肝油

    B. 蛋黄

    C. 海鱼

    D. 奶制品

    E. 花生

65. 患者，男，55 岁。急性胃肠炎，上午 8 时 30 分开始补液 1000ml。若 50 滴 / 分，则液体输完的时间是（按 1ml ＝ 15 滴计算）

    A. 中午 12 时 30 分

    B. 下午 13 时 30 分

    C. 下午 13 时

    D. 中午 12 时

    E. 下午 2 时

66. 患者，男，50 岁。患慢性胃溃疡 5 年，该患者胃部疼痛使用止痛药的最佳时机是

    A. 疼痛开始时

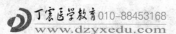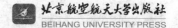

B. 疼痛最重时

C. 连续给药

D. 疼痛发生前

E. 尽量不使用止痛药

C. 肌内注射

D. 静脉注射

E. 静脉输液

67．患者，男，67岁。因心前区剧烈疼痛2小时，经休息和含服硝酸甘油无效入院，入院后突然意识丧失、发绀、抽搐，体检心音消失、脉搏触不到、瞳孔散大，护士确定瞳孔散大的标准是瞳孔直径

A. ＞2mm

B. ＞3mm

C. ＞4mm

D. ＞5mm

E. ＞6mm

68．患者，男，26岁。腿部外伤后发展为气性坏疽，为其换药用的剪刀最佳消毒方法是

A. 75%乙醇浸泡

B. 燃烧法

C. 微波消毒灭菌法

D. 高压蒸汽灭菌法

E. 煮沸法

69．患者，女，44岁。因慢性痢疾住院治疗，灌肠时该患者应采取的正确体位是

A. 仰卧位

B. 俯卧位

C. 左侧卧位

D. 右侧卧位

E. 截石位

70．患者，女，33岁。与家人争吵后服大量巴比妥钠后出现双侧瞳孔缩小，急需洗胃、导泻。选择洗胃液与导泻液分别为

A. 4%碳酸氢钠，硫酸钠

B. 0.1%硫酸铜，硫酸镁

C. 0.1%硫酸铜，硫酸钠

D. 1∶15 000 高锰酸钾，硫酸镁

E. 1∶15 000 高锰酸钾，硫酸钠

71．患者，女，54岁。2型糖尿病。医嘱给予胰岛素8U，H，ac，给药方法是

A. 皮内注射

B. 皮下注射

二、以下提供若干个案例，每个案例下设若干个考题。请根据各考题题干所提供的信息，在每题下面的A、B、C、D、E五个备选答案中选择一个最佳答案，并在答题卡上将相应字母所属的方框涂黑。

(72-73 题共用题干)

患者，男，78岁。肝癌晚期。入院后进行放疗并给予支持治疗。

72．问题1：预防压疮的护理措施，不正确的是

A. 2小时翻身1次

B. 在身体空隙处垫橡胶气圈

C. 保持床单位清洁、干燥

D. 定期用50%的乙醇按摩骨隆突处

E. 做到"七勤"

73．问题2：此患者沐浴宜选择的方法是

A. 淋浴

B. 盆浴

C. 床上擦浴

D. 乙醇拭浴

E. 温水拭浴

(74-75 题共用题干)

患者，女，26岁。因跟男友吵架后服毒自杀，被家人发现后送入医院，患者意识清楚，但不配合治疗，不愿意说出服毒的种类。

74．问题1：对该患者首先应采取的抢救措施是

A. 口服催吐

B. 生理盐水洗胃

C. 饮过氧化氢引吐

D. 温开水洗胃

E. 服蛋清中和

75．问题2：患者十分不配合，强行下漏斗胃管洗胃，首先应

A. 动员患者告知毒物

B. 从胃管吸取胃内容物送检

C. 用温开水洗胃

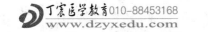 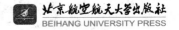

D. 灌入 1000ml 生理盐水

E. 用 2% 碳酸氢钠洗胃

(76-79 题共用题干)

患者，男，25 岁。中耳炎，医嘱青霉素过敏试验。

76．问题 1：过敏试验液的注入皮下剂量为

A. 10U

B. 50U

C. 100U

D. 500U

E. 2500U

77．问题 2：若发生过敏性休克，最早出现的呼吸道症状是

A. 胸闷

B. 打喷嚏

C. 呼气困难

D. 吸气困难

E. 哮喘发作

78．问题 3：该患者皮内注射青霉素 1 分钟后，局部皮肤发红，面色苍白，考虑<u>不可能</u>出现的情况是

A. 晕针

B. 血清病型反应

C. 呼吸道过敏反应

D. 皮肤过敏反应

E. 过敏性休克

79．问题 4：遇到上述情况，首先采取的处理措施是

A. 立刻平卧，皮下注射 0.15% 盐酸肾上腺素

B. 立刻平卧，给予升压药多巴胺

C. 立即平卧，静脉注射地塞米松

D. 立即平卧，给予呼吸兴奋药物洛贝林

E. 立即平卧，静脉注射葡萄糖酸钙

(80-81 题共用题干)

患者，女，48 岁。因劳累致胸痛胸闷急诊入院。

80．问题 1：患者的床边，摆满了亲朋好友送来的鲜花，这满足了她的

A. 自尊的需要

B. 生理的需要

C. 爱与归属的需要

D. 自我实现的需要

E. 安全的需要

81．问题 2：住院后，护士为其介绍病房的环境及有事时呼叫护士的措施，满足了她的

A. 生理的需要

B. 安全的需要

C. 自尊的需要

D. 爱与归属的需要

E. 自我实现的需要

(82-83 题共用题干)

患者，男，40 岁。肠腔高度胀气，遵医嘱行肛管排气。

82．问题 1：护理措施中，<u>不正确</u>的是

A. 取左侧卧位

B. 橡胶管留出足够长度并妥善固定

C. 保留肛管不超过 30 分钟

D. 排气不畅时，帮助患者变换体位或按摩腹部

E. 需要时，2～3 小时后再行肛管排气

83．问题 2：分析患者平日饮食习惯，给予健康指导，<u>不妥</u>的是

A. 多饮水

B. 少食豆类食物

C. 少食高糖类食物

D. 选用清淡、易消化食物

E. 少食水果、蔬菜等富含粗纤维素的饮食

(84-87 题共用题干)

患者，男，50 岁。收缩压 162mmHg（21.6kPa），舒张压 96mmHg（12.8kPa），血脂偏高，劳累后感到心前区疼痛，休息后可缓解，心电图检查 T 波低平。

84．问题 1：有关患者病情描述<u>不正确</u>的是

A. 患者血压为高血压

B. 患者血压为临界高血压

C. 患者脉压增大

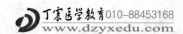
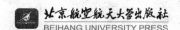

D．患者多有动脉硬化

E．心前区疼痛为心肌缺血所致

85．问题2：患者对自己的血压情况有些紧张，护士在对患者进行健康指导时<u>错误</u>的是

    A．嘱患者注意休息

    B．避免情绪激动

    C．低盐饮食

    D．安慰患者

    E．可少量饮酒

86．问题3：血压计袖带下缘距肘横纹的距离是

    A．0.5～1cm

    B．1.5cm

    C．2～3cm

    D．4～5cm

    E．6cm

87．问题4：患者左上肢正在输液，护士为其测量右侧上肢血压，右上肢血压通常比左上肢高

    A．7.5mmHg（1kPa）

    B．10～20mmHg（1.3～2.6kPa）

    C．21～23mmHg（2.8～3.1kPa）

    D．24～30mmHg（3.2～4.0kPa）

    E．31～40mmHg（4.1～5.0kPa）

三、以下提供若干组考题，每组考题共同在考题前列出的A、B、C、D、E五个备选答案。请从中选择一个与考题关系最密切的答案，并在答题卡上将相应字母所属的方框涂黑。每个备选答案可能被选择一次，多次或不被选择。

（88-89题共用备选答案）

    A．0.3g/d

    B．0.5g/d

    C．1.0g/d

    D．1.2g/d

    E．2.0g/d

88．低盐饮食要求成人每天可用食盐<u>不超过</u>

89．无盐低钠饮食除无盐外，每天需控制摄入食物中自然含钠量少于

（90-91题共用备选答案）

    A．沉默

    B．提问

    C．倾听

    D．核对

    E．反馈

90．护士在与患者交流时，集中注意力，不随便打断患者的谈话，适时地点头表示赞许，是应用沟通技巧的

91．护士在与患者交流时，询问"您刚才说您左边的手有些麻木，对吗"，是应用沟通技巧的

（92-93题共用备选答案）

    A．皮丘隆起，并出现红晕硬块，直径＞1cm，或红晕周围有伪足、痒感

    B．试验处皮肤有明显突起的风团或大丘疹，周围充血

    C．皮丘红肿，硬结＞1.5cm，红晕可＞4cm，有时出现伪足，主诉痒感

    D．局部有出血点，直径＞1cm

    E．局部有白斑、硬块，直径＞1cm

92．青霉素过敏试验局部反应阳性的判断标准是

93．破伤风抗毒素过敏试验局部反应阳性的判断标准是

（94-95题共用备选答案）

    A．健胃药

    B．退热药

    C．磺胺类药

    D．助消化药

    E．强心苷类药

94．服用前应测脉率的药物是

95．需餐前服用的药物是

（96-98题共用备选答案）

    A．4小时

    B．24小时

    C．3天

    D．7天

    E．20天

96．无菌溶液打开未用完，消毒瓶口、瓶塞后盖好，其有效保存期是

97．压力蒸汽灭菌后的无菌物品，其有效保存期是

98．铺好的无菌盘的有效期是

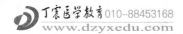
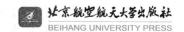

（99-100 题共用备选答案）
 A．生理应对
 B．心理应对
 C．自力救助
 D．专业辅助

 E．技术适应

99．个体通过完好的皮肤抵抗细菌的入侵，其防卫机制属于

100．个体通过阅读、听音乐等减少压力感，其防卫机制属于

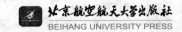

护师专业实践能力单科试卷三

一、以下每一道考题下面有 A、B、C、D、E 五个备选答案，请从中选择一个最佳答案。并在答题卡上将相应题号的相应字母所属的方框涂黑。

1．细菌性痢疾患者的粪便为
   A．脓血便
   B．果酱样便
   C．白色米泔水样便
   D．柏油样便
   E．白陶土色便

2．弗洛伊德人格结构理论"本我"指的是
   A．考虑现实
   B．遵循唯实原则
   C．受快乐原则支配
   D．是良心道德范畴
   E．受权威形象影响

3．面罩法吸氧必须有足够的氧流量，一般需要
   A．2～4L/min
   B．6～8L/min
   C．6～10L/min
   D．8～10L/min
   E．10L/min 以上

4．误服硫酸后须保护胃黏膜时可选用的溶液是
   A．镁乳
   B．白醋
   C．高锰酸钾
   D．过氧化氢
   E．碳酸氢钠

5．开颅手术后常采取的体位是
   A．头高足低位
   B．头低足高位
   C．俯卧位
   D．侧卧位
   E．仰卧屈膝位

6．纽曼认为护理干预是通过
   A．一级预防完成的
   B．二级预防完成的
   C．三级预防完成的
   D．四级预防完成的
   E．五级预防完成的

7．根据奥伦的观点，一般的自理需求是指
   A．包括不同生命时期的特殊的需求
   B．在生命的所有阶段都会出现的需求
   C．由于疾病和医源性因素引起的需求
   D．经常处理和预防不利因素时的需求
   E．成长过程中预防不利因素时的需求

8．护士在协助患者进餐，下列描述应除外
   A．按照患者进食习惯、次序与方法等喂食
   B．鼓励卧床的患者自行进食
   C．对视力障碍者可按照时钟平面图放置食物
   D．协助患者采取舒适的进餐姿势
   E．要先喂液体食物，后喂固体食物

9．对中效消毒剂不敏感的病原微生物是
   A．细菌芽胞
   B．真菌
   C．亲脂病毒
   D．细菌繁殖体
   E．结核杆菌

10．压力学之父是
   A．Selye
   B．Lazarus
   C．Maslow
   D．Erikson
   E．Bertalanffy

11．可出现尿频、尿急、尿痛症状的患者是

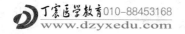

164

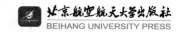

A. 膀胱造瘘

B. 妊娠压迫

C. 肾衰竭

D. 膀胱结核

E. 急性肾炎

12. 甲状腺功能检查忌碘饮食要求禁食海带、紫菜等含碘高的食物的具体时间是

A. 1 天

B. 3 天

C. 7 天

D. 14 天

E. 1 个月

13. 苯丙酸诺龙 25mg im biw，biw 的中文译意是

A. 每天 3 次

B. 每天 2 次

C. 每周 1 次

D. 每周 2 次

E. 每 4 小时 1 次

14. 护士与患者交谈时主要使用的距离是

A. 亲密距离

B. 个人距离

C. 社会距离

D. 公众距离

E. 安全距离

15. 不舒适的最高表现形式是

A. 烦躁

B. 失眠

C. 萎靡不振

D. 疼痛

E. 疲乏

16. 高热患者行乙醇拭浴时其散热方式是

A. 辐射

B. 对流

C. 蒸发

D. 传导

E. 接触

17. 患者，男，11 岁。放羊时不慎从山上摔下，引起多处软组织损伤，入院时发现有头虱，护士

应立即为患者做的清洁护理是

A. 床上洗发

B. 淋浴或盆浴

C. 床上擦浴

D. 口腔护理

E. 百部酊灭虱

18. 人际沟通的两种形式包括

A. 语言性沟通和非语言性沟通

B. 口头沟通和书面沟通

C. 语言沟通和表情沟通

D. 正式沟通和非正式沟通

E. 直接沟通和间接沟通

19. 当欢送患者出院时，护士使用语言不妥的是

A. 请按时服药

B. 请多保重

C. 请定期检查

D. 慢走，注意安全

E. 欢迎再来

20. 行尸体护理时，不正确的做法是

A. 放低头部，擦洗身体

B. 撤去一切治疗用物

C. 装上义齿，闭合嘴巴

D. 用不脱脂棉球填塞孔道

E. 尸单上挂上尸体识别卡

21. 输血引起枸橼酸钠中毒反应的表现是

A. 寒战、发热、恶心、呕吐

B. 四肢麻木、腰背剧痛、胸闷

C. 手足抽搐心率缓慢、出血倾向

D. 呼吸困难、咳粉红色泡沫样痰

E. 血管神经性水肿伴呼吸困难

22. 具有降低血液黏稠度，改善微循环作用的药物是

A. 低分子右旋糖酐

B. 10% 葡萄糖

C. 白蛋白

D. 水解蛋白

E. 中分子右旋糖酐

23. 隐血试验前 3 天禁忌的饮食是

A. 豆制品

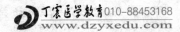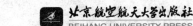

B. 马铃薯

C. 大白菜

D. 白萝卜

E. 绿叶菜

24. 1994 年建立的"健康新视野"战略框架指出未来工作方向的侧重点是

　　A. 生命的培育

　　B. 高质量的生活环境

　　C. 从疾病转向健康促进方面

　　D. 个体全面发展和健康的生活方式

　　E. 保持身体、精神和社会的适应能力

25. 对排便异常的描述，错误的是

　　A. 上消化道出血患者为柏油样便

　　B. 痔疮患者排便后有鲜血滴出

　　C. 胆道完全阻塞时，粪便呈暗黑色

　　D. 肠套叠患者可有果酱样便

　　E. 霍乱患者常为白色米泔水样便

26. 通过交谈收集资料的方法不正确的是

　　A. 让患者畅所欲言，切忌打断话题

　　B. 告知交谈的目的及所需的时间

　　C. 注意倾听，及时给患者反馈

　　D. 依交谈提纲收集资料

　　E. 选择适宜的交谈环境

27. 马斯洛提出的人类基本需要层次理论不包括

　　A. 生理的需求

　　B. 知识的需求

　　C. 安全的需求

　　D. 自尊的需求

　　E. 自我实现的要求

28. 对"护理工作中护士法律责任"的正确描述不包括

　　A. 护士要慎重对待口头医嘱

　　B. 护士要慎重对待"必要时"等形式的医嘱

　　C. 患者对医嘱有质疑，护士应核实

　　D. 护士如发现医嘱有错误，应马上修改

　　E. 护士应认真、准确地做好临床护理记录

29. 患者处于安全的需要最希望

　　A. 有知识、负责任护士的照顾

B. 了解有关用药方面的知识

C. 家属能够经常来院陪伴

D. 尽量不要用药物治疗

E. 获得一个安静的休养环境

30. 脑水肿濒死期患者常出现高热不退，其主要原因是

　　A. 丘脑下部受抑制

　　B. 延髓受抑制

　　C. 脑桥下部受抑制

　　D. 小脑受抑制

　　E. 脊髓受抑制

31. 阑尾切除术中急需 1 把阑尾拉钩，此器械宜采用的灭菌方法是

　　A. 环氧乙烷熏蒸法

　　B. 紫外线照射法

　　C. 压力蒸汽灭菌法

　　D. 乳酸熏蒸法

　　E. 戊二醛浸泡法

32. 皮肤护理的目的不包括

　　A. 促进皮肤血液循环

　　B. 减轻皮肤的天然屏障作用

　　C. 增强皮肤的排泄功能

　　D. 预防压疮等并发症

　　E. 使患者身体舒适、清洁

33. 临睡前给药的外文缩写是

　　A. st

　　B. qd

　　C. qh

　　D. qn

　　E. hs

34. 留 24 小时尿标本用浓盐酸进行防腐，其作用是

　　A. 延缓尿中化学成分分解

　　B. 防止尿中激素被氧化

　　C. 固定尿液中有机成分

　　D. 防止尿液被细菌污染

　　E. 防止尿液颜色改变

35. 面部危险三角区感染禁忌用热的主要原因为

　　A. 热疗可促进血液循环，加重皮下出血、

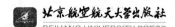

肿胀和疼痛
B. 热疗可导致细菌入血，使炎症扩散，造成颅内感染
C. 局部循环少，热疗效果差
D. 局部皮肤敏感性差，容易烫伤
E. 会掩盖病情贻误诊断和治疗

36. 应放入有色瓶或避光纸盒内，置于阴凉处保存的药物是
    A. 氨茶碱
    B. 胎盘球蛋白
    C. 胃复安
    D. 糖衣片
    E. 乙醇

37. 护士抽取生化检验血标本的时间要求是
    A. 饭前
    B. 早饭后
    C. 清晨空腹
    D. 睡前
    E. 即刻，无特殊要求

38. 急性肺水肿的治疗措施<u>不包括</u>
    A. 皮下注射吗啡
    B. 高流量吸氧
    C. 取坐位，两腿下垂
    D. 口服地高辛
    E. 静脉滴注氨茶碱

39. 已开过而未被污染的无菌包，其有效使用时间为
    A. 4 小时
    B. 8 小时
    C. 12 小时
    D. 16 小时
    E. 24 小时

40. 容易潮解的口服药物是
    A. 酵母片
    B. 胃蛋白酶
    C. 开瑞坦
    D. 苯巴比妥钠
    E. 硫酸镁

41. 护士对便秘患者进行健康指导时做法<u>不妥</u>的是
    A. 生活要有规律，按时排便
    B. 多食富有粗纤维的食物
    C. 卧床患者应定时给予便器
    D. 病情许可时，协助下床排便
    E. 定时采用简易通便法

42. 口对口人工呼吸，每次吹气量约为
    A. 200ml
    B. 400ml
    C. 600ml
    D. 800ml
    E. 1000ml

43. 使用破伤风抗毒素超过多长时间，再次使用时应重新做过敏试验
    A. 3 天
    B. 7 天
    C. 2 周
    D. 1 个月
    E. 2 个月

44. 用氧的指标是机体动脉血氧分压低于
    A. 6.6mmHg
    B. 6.66kPa
    C. 6.6kPa
    D. 66kPa
    E. 0.66kPa

45. 伤寒患者常见的热型是
    A. 间歇热
    B. 不规则热
    C. 波状热
    D. 稽留热
    E. 弛张热

46. 心肺复苏患者开放气道时行仰头提颏法的作用是
    A. 防止颈部肌肉无力
    B. 便于清除口腔异物
    C. 防止假牙脱落
    D. 减少痰液分泌
    E. 解除呼吸道阻塞

47. 可出现尿频、尿急、尿痛症状的是

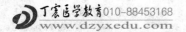
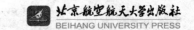

A．膀胱造瘘

B．妊娠压迫

C．膀胱炎症

D．膀胱结核

E．急性肾盂肾炎

48．应存放在有色瓶中保存的药物是

A．易氧化的药物

B．易潮解的药物

C．易挥发的药物

D．易燃烧的药物

E．易风化的药物

49．"您回到家要注意休息，按时服药并在规定的时间来复查。您慢走"，属于

A．招呼用语

B．介绍用语

C．电话用语

D．安慰用语

E．迎送用语

50．下列对尿液颜色的描述，正确的是

A．胆红素尿为棕红色

B．血红蛋白尿呈浓茶色

C．肾癌尿液呈黄褐色

D．乳糜尿呈红色

E．溶血反应的尿液呈红色

51．有关输血注意事项的叙述，错误的是

A．输血时须两人核对无误后方可输入

B．输入血液内不得加入其他药品，但钙剂除外

C．如用库血，必须认真检查库存血质量

D．如发生严重反应时，应立即停止输血

E．根据医嘱采集血标本，要求每次只为一位患者采集

52．患者，男，35 岁。5 天前在工地施工现场脚底被锈钉刺伤，近两天出现发热、厌食、说话张口受限、咀嚼吞咽困难，呈苦笑面容，急诊入院。患者应接受的隔离种类是

A．肠道隔离

B．血液、体液隔离

C．呼吸道隔离

D．昆虫隔离

E．接触性隔离

53．患者，女，25 岁。未婚，先兆流产入院，护士在收集资料时，能够对有效沟通起到促进作用的是

A．选择在无其他人的房间内沟通

B．不必回避任何人大方地提问

C．告诉患者先兆流产可能带来的严重后果

D．询问患者是否意识到婚前性行为的坏处

E．当患者谈话离题是立即提醒患者

54．患者，男，79 岁。肝区疼痛剧烈、腹水、呼吸困难，患者感到痛苦、悲哀，有轻生念头。患者心理反应属

A．否认期

B．愤怒期

C．协议期

D．忧郁期

E．接受期

55．患者，男，68 岁。肝性脑病昏迷 2 个月，近期发现其骶尾部呈紫红色，皮下有硬结和水疱，患者的压疮处于

A．淤血红润期

B．炎性红润期

C．炎性浸润期

D．淤血浸润期

E．坏死溃疡期

56．患儿，男，6 个月。因支气管炎住院治疗。护士帮助患儿服用止咳嗽药，正确的做法是

A．先服止咳糖浆，后服维生素

B．服止咳糖浆后，喂少量温水

C．止咳糖浆与牛奶混匀后一起喂服

D．最后喂服止咳糖浆，之后不宜立即喂水

E．喂服止咳糖浆后立即喂奶

57．患者，男，56 岁。贲门癌引起上腹部疼痛、呕吐、厌食、黑便，行胃大部切除术后。取半坐卧位，其目的是

A．减少局部出血

B．使静脉回流量减少

C．减轻肺部淤血

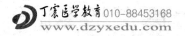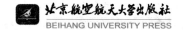

　　D．减少呼吸困难

　　E．减轻伤口缝合处张力

58．患儿，男，2岁。二月初突然恶寒、高热、头痛、呕吐，皮肤黏膜出现瘀点、瘀斑，有阵发性抽搐、颈部强直等脑膜刺激征，脑脊液呈化脓性改变、涂片和培养可找到脑膜炎双球菌。对患者应采取的隔离措施是

　　A．血液 - 体液隔离

　　B．呼吸道隔离

　　C．严密隔离

　　D．接触隔离

　　E．昆虫隔离

59．患者，男，25岁。患化脓性扁桃体炎，在注射青霉素数秒钟后出现胸闷、气促、面色苍白、出冷汗及濒危感，血压75/45mmHg。护士首先采取的急救措施是

　　A．给予氧气吸入

　　B．针刺人中、内关等穴位

　　C．皮下注射0.1%盐酸肾上腺素1ml

　　D．给予静脉输液

　　E．报告医师

60．患者，女，44岁。因车祸胸部严重外伤入院。患者存在多方面的需要。按照人的基本需要层次论，应首先满足的需要是

　　A．安全的需要

　　B．自尊的需要

　　C．生理的需要

　　D．爱与归属的需要

　　E．自我实现的需要

61．患者，男，56岁。食道底静脉曲张出血。大量呕血后，感到胸闷、心悸、呼吸急促、出冷汗、烦躁不安。查体：脉搏120次/分，血压65/40mmHg。护士应立即为其安置

　　A．仰卧位

　　B．坐位

　　C．休克卧位

　　D．俯卧位

　　E．截石位

62．患者，女，35岁。体温39.2℃，注射青霉

素后发生过敏性休克。最佳的处理方法是

　　A．停药、平卧、注射盐酸肾上腺素，保暖、吸氧

　　B．停药、平卧、吸氧、注射抗组胺药物、保暖

　　C．停药、平卧、测血压、注射呼吸兴奋剂、保暖

　　D．停药、吸氧、保暖、注射阿拉明、平卧

　　E．停药、吸氧、保暖、注射地塞米松、平卧

63．患者，女，20岁。因失恋服毒自杀，被家人发现后立即送往医院。患者意识清楚，但拒绝说出毒物名称。毒物不明时，洗胃液首选

　　A．50%硫酸镁

　　B．生理盐水溶液

　　C．1：15 000～1：20 000高锰酸钾溶液

　　D．2%～4%碳酸氢钠

　　E．蛋清水

64．患者，男，28岁。阿米巴痢疾，护士为患者进行保留灌肠，采取右侧卧位的目的是

　　A．减轻药物毒副作用

　　B．有利于药物保留

　　C．可提高治疗效果

　　D．减少对患者的局部刺激

　　E．使患者舒适安全

65．急性白血病初期阶段，患者常表现为焦虑不安，此时，最佳的心理护理方法是

　　A．坦率地告知患者，协助其正确对待自己的疾病

　　B．适当隐瞒真实病情，稳定患者情绪

　　C．科学地回答和解释患者提出的问题

　　D．主动接近患者，以消除其孤独感

　　E．耐心解释和安慰，增强患者抗病能力

66．患者，男，22岁。腰背部肌肉拉伤，给予冷疗，护士向患者介绍如需反复使用冷疗，中间要间隔

　　A．20分钟

　　B．30分钟

　　C．50分钟

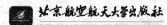

D. 1 小时

E. 1.5 小时

67. 患者，男，45 岁。2 型糖尿病，多食、多饮、多尿、消瘦。护士通过收集资料了解到患者存在知识缺乏，并为其制订护理计划。此时护士与患者处于护患关系发展时期的

A. 认识期

B. 确认期

C. 开拓期

D. 解决期

E. 结束期

68. 患者，女，37 岁。十二指肠溃疡出血，胃大部切除术。术后早期最适当的营养途径是

A. 鼻胃管饲

B. 胃造口管饲

C. 鼻肠管饲

D. 回肠造口管饲

E. 中心静脉营养支持

二、以下提供若干个案例，每个案例下设若干个考题。请根据各考题题干所提供的信息，在每题下面的 A、B、C、D、E 五个备选答案中选择一个最佳答案，并在答题卡上将相应字母所属的方框涂黑。

(69-70 题共用题干)

患者，女，40 岁。诊断为伤寒，住院 2 周。患者口唇干裂，口温 40℃，脉搏 120 次 / 分。

69. 问题 1：患者体温降至正常后，宜给予

A. 低糖饮食

B. 少渣饮食

C. 高膳食纤维饮食

D. 高蛋白饮食

E. 要素饮食

70. 问题 2：为患者进行乙醇拭浴，禁擦部位是

A. 头部、四肢

B. 腋窝、腹股沟

C. 足底、腹部

D. 手掌、腘窝

E. 两侧肾区

(71-72 题共用题干)

患儿，男，4 岁。患流行性脑脊髓膜炎 4 天，发热，咳嗽。

71. 问题 1：此患儿应采取的隔离措施是

A. 血液 - 体液隔离

B. 呼吸道隔离

C. 消化道隔离

D. 接触隔离

E. 昆虫隔离

72. 问题 2：关于此患儿的管理，不恰当的是

A. 可以与其他流脑患者同居一室

B. 进入隔离区的物件必须消毒

C. 工作人员进入病室需戴口罩、帽子

D. 患者的口鼻分泌物需经消毒处理后才能丢弃

E. 通向走廊的门窗应关闭

(73-74 题共用题干)

患者，女，45 岁。在为果树喷洒敌百虫农药时，出现头痛、无力、恶心、呕吐、腹痛、腹泻等中毒症状，被急送入院，医护人员立即给予洗胃。

73. 问题 1：应选择的洗胃的溶液是

A. 蛋清水

B. 4% 碳酸氢钠

C. 淡石灰水

D. 1：15 000 ～ 1：20 000 高锰酸钾溶液

E. 5% 醋酸

74. 问题 2：过程中，护士发现有血性液体流出，同时患者腹痛加剧，此时正确的做法是

A. 观察的同时继续洗胃

B. 继续缓慢洗胃

C. 快速洗胃

D. 立即停止洗胃

E. 休息片刻，继续洗胃

(75-77 题共用题干)

患者，男，28 岁。暴饮暴食后出现上腹正中刀割样剧痛，不能忍受，并伴有恶心、呕吐，急送至医院，诊断为急性胰腺炎。给禁食、胃肠减压，肠外营养支持治疗。2 周后病情稳定，

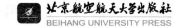

改为要素饮食，鼻饲提供营养。

75. 问题1：世界卫生组织（WHO）对疼痛程度的分级，该患者发病时的疼痛属于
    A. 0 级
    B. 1 级
    C. 2 级
    D. 3 级
    E. 4 级

76. 问题2：该患者要素饮食的特点<u>不包括</u>
    A. 营养价值高
    B. 营养成分全面
    C. 含少量纤维素
    D. 不需经过消化
    E. 肠道直接吸收

77. 问题3：要素饮食过程中的正确做法是
    A. 从高浓度、大剂量开始
    B. 溶液温度应保持在 35℃
    C. 鼻饲过程中出现恶心立即停用
    D. 若停用应逐渐减量
    E. 长期使用时无需补充维生素

(78-82 题共用题干)

患者，男，30 岁。患"化脓性扁桃体炎"，医嘱青霉素皮试，护士在做青霉素皮试后约五分钟，患者突感胸闷，面色苍白，出冷汗，脉细速，血压下降，呼之不应。

78. 问题1：此时患者最可能发生的是
    A. 心绞痛
    B. 低血容量性休克
    C. 心源性休克
    D. 过敏性休克
    E. 感染性休克

79. 问题2：抢救时首选的药物为
    A. 异丙肾上腺素
    B. 盐酸肾上腺素
    C. 地塞米松
    D. 多巴胺
    E. 去甲肾上腺素

80. 问题3：抢救中患者突发心跳骤停，首选的

急救方法为
    A. 立即静脉注射肾上腺素
    B. 心内注射异丙肾上腺素
    C. 行心脏胸外按压建立循环
    D. 给予氧气吸入，纠正缺氧
    E. 注射洛贝林以兴奋呼吸

81. 问题4：胸外心脏按压的频次至少为
    A. 60 次 / 分
    B. 70 次 / 分
    C. 80 次 / 分
    D. 90 次 / 分
    E. 100 次 / 分

82. 问题5：抢救过程中，该患者发生了室颤，护士采取的处理措施中正确的是
    A. 同步电复律
    B. 非同步电复律
    C. 心内注射利多卡因
    D. 立即肌注阿托品
    E. 立即给予患者心脏按压

(83-85 题共用题干)

患者，男，50 岁。主诉头痛、发热、乏力、全身酸痛、恶心，面色潮红、皮肤干燥、发烫，呼吸音粗糙，体温 38.5℃。

83. 问题1：属于客观资料的信息是
    A. 头痛
    B. 体温 38.5℃
    C. 乏力
    D. 全身酸痛
    E. 恶心

84. 问题2：在为该患者收集健康资料时，用的方法<u>不包括</u>
    A. 视觉观察
    B. 触觉观察
    C. 听觉观察
    D. 嗅觉观察
    E. 交谈

85. 问题3：此病的护理问诊重点是
    A. 患者的文化程度和职业
    B. 患者的既往病史和家庭史

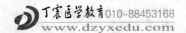
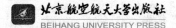

C. 此次发病的诱因和症状

D. 患者的生活状况和自理程度

E. 心理和社会状况

三、以下提供若干组考题，每组考题共同在考题前列出的 A、B、C、D、E 五个备选答案。请从中选择一个与考题关系最密切的答案，并在答题卡上将相应字母所属的方框涂黑。每个备选答案可能被选择一次，多次或不被选择。

(86-87 题共用备选答案)

A. 全补偿系统

B. 部分补偿系统

C. 支持 - 教育系统

D. 健康教育系统

E. 辅助系统

86. 患者，女，55 岁。糖尿病，自理能力良好。护士向其宣教饮食、活动等方面的健康知识，此种护理活动属于奥伦补偿系统中的

87. 患者，女，65 岁。脑血管意外，意识不清，长期卧床。根据奥伦的自理模式，护士提供的护理应属于

(88-89 题共用备选答案)

A. 亲密距离

B. 个人距离

C. 社会距离

D. 空间距离

E. 公众距离

88. 沟通双方距离小于 0.5m，称为

89. 沟通双方距离在 0.5m ～ 1.0m，称为

(90-92 题共用备选答案)

A. 高热量饮食

B. 软质饮食

C. 流质饮食

D. 半流质饮食

E. 低盐饮食

90. 肝硬化伴腹水患者应给予的饮食是

91. 活动性结核患者应给予的饮食是

92. 老年慢支患者，牙齿大半脱落，应给予的饮食是

(93-94 题共用备选答案)

A. 截石体位

B. 膝胸卧位

C. 屈膝仰卧位

D. 头高足低位

E. 头低足高位

93. 膀胱镜检查时采取

94. 乙状结肠镜检查和治疗时采取

(95-96 题共用备选答案)

A. 1 ～ 3 小时

B. 2 ～ 4 小时

C. 12 ～ 16 小时

D. 20 小时

E. 24 小时

95. 尸僵出现的时间是患者死亡后

96. 尸体腐败出现的时间是患者死亡后

(97-98 题共用备选答案)

A. 收缩毛细血管，减轻充血和出血

B. 减少脑细胞耗氧，利于脑细胞功能恢复

C. 放松肌肉、韧带等组织，解除疼痛

D. 促使白细胞释放蛋白溶解酶，溶解坏死组织

E. 降低毛细血管通透性，减轻组织对神经末梢的压迫

97. 脑外伤的患者头部冷疗的目的是

98. 在浅表性炎症后期热疗的目的是

(99-100 题共用备选答案)

A. 6 ～ 7cm

B. 7 ～ 10cm

C. 10 ～ 15cm

D. 15 ～ 20cm

E. 20 ～ 25cm

99. 取粪培养标本时无菌长棉签插入肛门的长度是

100. 用 10% 水合氯醛灌肠时肛管插入肛门至直肠的长度是

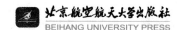

护师专业实践能力单科试卷四

一、以下每一道考题下面有 A、B、C、D、E 五个备选答案，请从中选择一个最佳答案。并在答题卡上将相应题号的相应字母所属的方框涂黑。

1. 奥伦理论的自我护理结构中失去双亲时的调整属于
   A. 普遍性护理需要
   B. 发展性自理需要
   C. 治疗性自理需要
   D. 康复性自理需要
   E. 健康偏离性自理需要

2. 自然环境下，尸斑多出现在死亡后
   A. 2～4 小时
   B. 3～6 小时
   C. 4～8 小时
   D. 6～8 小时
   E. 8～10 小时

3. 护士疏忽大意错给一位未做青霉素过敏试验的患者注射了青霉素，导致患者过敏性休克而死亡，该护士的行为属于
   A. 疏忽大意
   B. 失职过错
   C. 渎职罪
   D. 犯罪行为
   E. 无过失行为

4. 社区健康促进的内容不包括
   A. 慢性病治疗
   B. 社区健康教育
   C. 合理营养教育
   D. 让社区居民养成良好的生活方式
   E. 给社区居民提供安全饮用水

5. 2 岁以内婴幼儿肌内注射部位选用
   A. 上臂三角肌
   B. 臀大肌
   C. 臀中小肌
   D. 股外侧肌
   E. 腓肠肌

6. 有关人的基本需要的描述，不妥的是
   A. 包含生理、社会、精髓、知识、精神需要
   B. 人类的各种需要大量相同
   C. 各种需要相互联系，相互作用
   D. 各种需要相互联系，相互作用
   E. 多种因素影响需要的满足

7. 最有利于减轻切口疼痛的护理措施是
   A. 做好心理护理
   B. 转移患者注意力
   C. 防止伤口感染
   D. 保持环境安静
   E. 安置舒适体位

8. 深昏迷患者不能将痰液咳出的主要原因是
   A. 咳嗽反射迟钝
   B. 咳嗽反射消失
   C. 吞咽反射消失
   D. 痰液较稀薄
   E. 咳嗽较无力

9. 佩皮劳将护患关系的发展分为 4 个时期，其中不包括
   A. 认识期
   B. 确认期
   C. 开拓期
   D. 解决期
   E. 结束期

10. 属于语言性沟通形式的是
    A. 交流的环境与距离
    B. 眼神

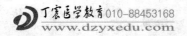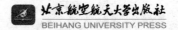

C. 健康宣教资料

D. 手势

E. 触摸

11. 患者，女，39岁。因上呼吸道感染使用青霉素治疗，在用药后 10 天，出现发热、皮肤瘙痒、关节肿胀，淋巴结肿大、腹痛等现象，根据症状患者最可能出现的是

A. 皮肤过敏反应

B. 呼吸道过敏反应

C. 消化道过敏反应

D. 速发型过敏反应

E. 血清病型反应

12. 患者住院期间由一名护士实行 8 小时在岗，24 小时负责的护理工作方式为

A. 个案护理

B. 综合护理

C. 功能制护理

D. 责任制护理

E. 小组制护理

13. 适宜患者休养的环境为

A. 新生儿病室，冬季室温应保持在 22～24℃

B. 产休室应保暖，不能开窗，以防产妇受凉

C. 肺炎患者室内湿度应保持在 35%

D. 破伤风患者室内光线应充足

E. 病床之间的距离不得少于 0.5m

14. 当时面对的需要立即适应的刺激属罗伊刺激分类的

A. 固有刺激

B. 相关刺激

C. 主要刺激

D. 次要刺激

E. 强烈刺激

15. 患者，男，50岁。有吸烟史，咳嗽 2 个月，咯血或痰中带血 2 周，胸片示左肺上叶有 1.5cm×2.0cm 病灶，患者入院后入睡困难，易觉醒。引起患者睡眠不佳的主要原因是

A. 环境改变

B. 焦虑情绪

C. 内分泌变化

D. 睡眠周期节律破坏

E. 病房不能吸烟

16. 刘老师是高三的班主任，最近觉得心前区不适到医院看病，医生要求他住院治疗，但其考虑到学生接近高考，自己又回到讲台上，其行为属于

A. 患者角色行为缺如

B. 患者角色行为冲突

C. 患者角色行为强化

D. 患者角色行为消退

E. 患者角色行为异常

17. 应用冷疗的目的是

A. 降低神经末梢敏感性

B. 减轻深部组织的充血

C. 增加毛细血管通透性

D. 使毛细血管扩张

E. 加速血液循环

18. 压力反应警告期的表现是

A. 肌紧张增加

B. 心率下降

C. 血压下降

D. 呼吸频率降低

E. 体重下降

19. 患者术后发生尿潴留，患者最可能进行的手术是

A. 肾手术

B. 肛门会阴手术

C. 颅脑手术

D. 心脏手术

E. 脊柱手术

20. 在急性死亡事件中丧亲者最明显的心理反应是

A. 震惊

B. 觉察

C. 悲痛

D. 抑郁

E. 释怀

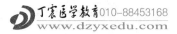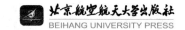

21. 社区卫生服务的目的是
    A. 提供社会救护服务
    B. 提供专科服务
    C. 提供健康教育指导
    D. 满足基本卫生服务需求
    E. 解决所有患者的健康问题

22. 属于一级医院的是
    A. 全国、省、市直属的市级大医院
    B. 一般市、县医院及省辖市的区级医院
    C. 农村乡、镇卫生院和城市街道医院
    D. 诊治专科疾病而设置的医院
    E. 医学院的附属医院

23. 超声雾化吸入的作用不包括
    A. 防止感染
    B. 解除痉挛
    C. 稀释痰液
    D. 消除炎症
    E. 纠正缺氧

24. 罗伊适应模式中对"人"的阐述不正确的是
    A. 人是一个适应系统
    B. 包括个体、家庭、群体、社区人群
    C. 人不断调整自己去适应变化的环境
    D. 人体的生理调节器和认知调节器构成了
       适应的过程
    E. 人的适应性反应体现在生理功能和角色
       功能保持平衡状态

25. 属于试验饮食的是
    A. 忌碘饮食
    B. 低纤维素饮食
    C. 低糖饮食
    D. 低蛋白质饮食
    E. 低脂饮食

26. 肝功能不全的患者做特殊口腔护理时发现患
者出现肝臭味,提示
    A. 肝功能逐渐好转
    B. 患者出现消化不良
    C. 病情无变化
    D. 肝性脑病前兆
    E. 合并其他腹腔疾病

27. 静脉输液中最不可能引起的输液反应是
    A. 空气栓塞
    B. 细菌污染
    C. 静脉炎症
    D. 发热反应
    E. 过敏反应

28. 维生素 D 的主要来源是
    A. 维生素 D 注射液
    B. 皮肤下 7- 脱氢胆固醇
    C. 植物食品中的维生素 D
    D. 牛奶中的维生素 D
    E. 蛋黄中的维生素 D

29. 当机体需要他人帮助、监护和教育时,其机
体活动能力属于
    A. 1 度
    B. 2 度
    C. 3 度
    D. 4 度
    E. 5 度

30. 在传染病区内护士穿隔离衣的方法,正确
的是
    A. 穿戴工作衣帽,取下手表,卷袖于肘下,
       洗手
    B. 穿隔离衣,其污染面应朝内对着操作者
    C. 穿衣袖时双手不可触及隔离衣的外面
    D. 两手在背后捏住隔离衣内外边缘对齐折
       叠系带
    E. 穿隔离衣后双臂保持在腰以下视线范
       围内

31. 有组织地、系统地收集患者的资料是护理程
序五个步骤中的
    A. 评价步骤
    B. 诊断步骤
    C. 实施步骤
    D. 计划步骤
    E. 评估步骤

32. 对尸体进行护理评估时其内容不正确的是
    A. 诊断与治疗
    B. 尸体清洁程度

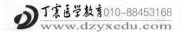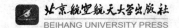

C. 死亡原因、时间

D. 有无伤口及管路

E. 家属准备情况

33. 青霉素注射液要求现用现配，主要是防止

A. 污染

B. 产生沉淀

C. 产生青霉烯酸

D. 产生致热物质

E. 产生结晶

34. 患者自护方面的缺陷属于奥伦护理系统结构的

A. 部分补偿系统中的护士活动

B. 全补偿系统中的护士活动

C. 部分补偿系统中的患者活动

D. 支持 - 教育系统中的患者活动

E. 支持教 - 育系统中的护士活动

35. 能够使用 50% 硫酸镁导泻的毒物种类是

A. DDT

B. 敌敌畏

C. 灭鼠药

D. 敌百虫

E. 酸性物

36. 不属于社区卫生服务原则的是

A. 量力而行的原则

B. 因地制宜的原则

C. 为人民服务的原则

D. 经济效益首位的原则

E. 人群需求为导向的原则

37. 胆汁酸能促进其吸收的维生素是

A. 维生素 C

B. 维生素 K

C. 维生素 B_1

D. 叶酸

E. 维生素 B_{12}

38. 抢救物品管理的"五定"不包括

A. 定数量品种

B. 定点放置

C. 定期更换

D. 定期检查维修

E. 定人保管

39. 初级卫生保健的承担者是

A. 基层医院

B. 社区卫生工作者

C. 卫生行政部门

D. 综合性医院的医生

E. 综合性医院的医生和护士

40. 对舒适和不舒适的描述，不正确的是

A. 舒适是自我满足的主观感受

B. 最高水平的舒适是一种健康状态

C. 影响舒适的因素包括身体、心理和社会三方面

D. 疼痛会给患者带来严重的不舒适

E. 舒适和不舒适没有严格的分界线

41. 护士与昏迷患者间适用的关系模式是

A. 主动 - 被动型模式

B. 指导 - 合作型模式

C. 指导 - 被动型模式

D. 共同参与型模式

E. 被动参与型模式

42. 为肺水肿患者进行加压吸氧的主要目的是

A. 降低动脉血氧分压增加毛细血管渗出

B. 增加肺泡内泡沫的表面张力

C. 使肺泡内压力增高减少肺泡毛细血管渗液

D. 降低肺泡表面张力改善肺部气体交换

E. 增加肺泡毛细血管渗出液的产生

43. "您好，我是您的责任护士小王，有需要请找我"，此种语言属于

A. 招呼用语

B. 介绍用语

C. 解释用语

D. 安慰用语

E. 欢迎用语

44. 密闭式膀胱冲洗术冲洗液滴入膀胱的速度为

A. 20 ～ 40 滴 / 分

B. 30 ～ 50 滴 / 分

C. 40 ～ 60 滴 / 分

D. 60 ～ 80 滴 / 分

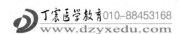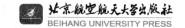

E. 80～100 滴 / 分

45. 以下外文缩写表示必要时（长期）医嘱，正确的是
   A. biw
   B. qd
   C. pc
   D. prn
   E. sos

46. 奥伦自理理论中的理论核心是
   A. 自我护理结构
   B. 护理目标结构
   C. 自理缺陷结构
   D. 三级预防结构
   E. 护理系统结构

47. 可以防止细菌污染，延缓尿液中化学成分分解的防腐剂是
   A. 甲醛
   B. 95% 乙醇
   C. 浓盐酸
   D. 乙酸
   E. 甲苯

48. 保留灌肠后，应保留的时间为
   A. 5～10 分钟
   B. 10～20 分钟
   C. 20～30 分钟
   D. 30～40 分钟
   E. 60 分钟以上

49. 压力蒸汽灭菌物品，保存时间不超过
   A. 1 天
   B. 3 天
   C. 5 天
   D. 14 天
   E. 30 天

50. 心脏外科护士，25 岁。护理部对她的专业素质进行考核，考核内容不包括
   A. 心脏外科专业理论知识
   B. 心脏外科手术后护理技能
   C. 心脏外科手术后的病情观察能力
   D. 与患者发生冲突时的忍耐力及自我控

制力
   E. 对患者及家属进行健康教育的能力

51. 在有创面的部位做热湿敷应特别注意
   A. 受敷部位下垫橡胶单和治疗单
   B. 受敷部位涂凡士林
   C. 保持水温为 50℃～60℃
   D. 严格执行无菌操作
   E. 防止烫伤

52. 在倾听技巧中，不可取的是
   A. 全神贯注
   B. 集中精神
   C. 双方保持一定距离
   D. 双方坐在同一高度
   E. 保持目光的接触

53. 患者，男，41 岁。慢性十二指肠溃疡，有规律性疼痛。给止痛药的正确做法是
   A. 在疼痛开始前给药
   B. 在疼痛开始时给药
   C. 持续给药
   D. 选择中枢镇痛药
   E. 疼痛最重时给药

54. 患者，女，35 岁。因丈夫突然出车祸去世后出现活动受限，生活不能自理等。其主要原因是
   A. 神经系统功能受损
   B. 心理因素
   C. 全身乏力
   D. 生理因素
   E. 严重疾病

55. 患者，男，65 岁。肺心病入院，护士为其进行静脉穿刺，进针时有回血，推药时患者疼痛明显，此时可能出现的问题是
   A. 针头未刺入血管内
   B. 针头未完全刺入血管内
   C. 针头刺破对侧血管壁
   D. 针头穿刺对侧血管壁
   E. 针头斜面部分穿透下面血管壁

56. 患者，女，35 岁。因糖尿病住院治疗，医嘱皮下注射普通胰岛素 8 个单位 ac，执行时

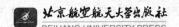

间是

A. 上午

B. 饭后

C. 临睡前

D. 饭前

E. 必要时

57. 患者，男，58岁。胃癌晚期，近几天反复出现呕血及黑便现象，患者情绪低落、沉默寡言，经常哭泣。其心理反应处于

A. 接受期

B. 忧郁期

C. 协议期

D. 愤怒期

E. 否认期

58. 患者，女，65岁。近日觉察力差，注意力较难集中，可见肢体发颤，抖动，心率快等中度焦虑症状，经过治疗焦虑程度有所减轻，此时护士应

A. 接受患者提出的各种要求

B. 避免患者知道自己有焦虑

C. 帮助患者认识自己的焦虑

D. 尽量将患者的情绪个体化

E. 鼓励能多与焦虑患者接触

59. 患者，男，40岁。因外伤需急诊进行胆总管探查术，需要一根T管，最佳的消毒方法是

A. 煮沸法

B. 压力蒸汽灭菌法

C. 流动蒸汽

D. 过氧乙酸浸泡法

E. 环氧乙烷熏蒸法

60. 患者，女，28岁。入院诊断甲型肝炎，经治疗3周后痊愈出院，护士进行终末消毒处理中，做法不正确的是

A. 被服及时送洗衣房清洗

B. 病床、桌椅用消毒液擦拭

C. 体温计用消毒液浸泡，血压计、听诊器进行熏蒸消毒

D. 室内空气可用紫外线照射

E. 个人用物经消毒后带出病区

61. 患者，女，68岁。慢性充血性心力衰竭伴水钠潴留。患者5天未排便，需灌肠以解除便秘，禁用的灌肠溶液为

A. 生理盐水

B. "1，2，3"溶液

C. 0.1%～0.2%肥皂液

D. 甘油和温开水

E. 油剂

62. 患者，女，56岁。输液过程中突然主诉胸部异常不适，胸骨后疼痛，呼吸困难，发绀，听诊心前区闻及一个响亮持续的"水泡音"。考虑患者发生了

A. 过敏性休克

B. 发热反应

C. 急性肺水肿

D. 右心衰竭

E. 空气栓塞

63. 患者，男，71岁。脑卒中，左侧偏瘫。护士查体时发现患者左腿可在床上移动，但不能抬离床面。该护士认为患者左腿的肌力为

A. 1级

B. 2级

C. 3级

D. 4级

E. 0级

64. 患者，男，60岁。患肝硬化10年。近日病情恶化突发肝昏迷，临床表现为意识错乱、睡眠障碍、行为失常。为控制其症状，宜采用酸性溶液灌肠，禁用肥皂水灌肠的主要原因是

A. 引起电解质平衡失调

B. 易发生腹胀

C. 减少氨的产生和吸收

D. 导致腹泻

E. 对肠患者刺激性大

65. 患者，男，50岁。因尿失禁留置导尿管，晨间护理时发现引流通畅但尿液色黄、浑浊，有较多絮状物沉淀。护士应该采取的护理措施是

A. 每天清洗尿道口2～3次

B. 立即拔出导尿管，重新插管

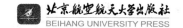

C. 膀胱内滴药消除炎症

D. 鼓励患者多饮水，促进排尿

E. 热敷按摩下腹部

66. 患儿，3 岁。诊断为缺铁性贫血，血红蛋白 80g/L。为改善贫血症状，最佳食物是

A. 米粉、橙汁

B. 动物肝脏、乳制品

C. 鱼、罐头、水果

D. 海带、紫菜

E. 紫皮茄子、白菜

67. 患者，女，36 岁。因支原体肺炎入院，予以红霉素静脉滴注，用药 3 天后，注射部位沿静脉走向出现条索状红线，伴红、肿、热、痛，下列护理措施不妥的是

A. 抬高患侧肢体

B. 局部给予理疗

C. 硫酸镁湿热敷

D. 增加患肢活动

E. 更换注射部位

68. 患者，男，70 岁。近日出现呼吸困难，烦躁不安，嗜睡，呼吸 28 次 / 分，此时患者主要的护理问题是

A. 有窒息的危险

B. 气体交换受损

C. 清理呼吸道无效

D. 低效性呼吸型态

E. 不能维持自主呼吸

69. 患者，女，27 岁。阑尾炎术后第 5 天，体温 36.8℃，刀口无渗血渗液。当日上午 9 时许，继续静脉点滴青霉素，30 分钟后，患者突然寒战，继之高热，体温 40℃，并伴有头痛、恶心、呕吐。导致上述反应的主要原因是

A. 溶液中含有对患者致敏的物质

B. 溶液中含有致热物质

C. 输液速度过快

D. 溶液温度过低

E. 患者是过敏体质

二、以下提供若干个案例，每个案例下设若干个考题。请根据各考题题干所提供的信息，

在每题下面的 A、B、C、D、E 五个备选答案中选择一个最佳答案，并在答题卡上将相应字母所属的方框涂黑。

(70-72 题共用题干)

患者，男，62 岁。食管癌中期入院。患者主诉疼痛明显，夜间偶尔会痛醒。查体见患者痛时面色苍白、轻呻吟，有节奏地用鼻深呼吸，并询问止痛药的应用情况。

70. 问题 1：患者疼痛程度属于 WHO 疼痛分级的

A. 0 级

B. 1 级

C. 2 级

D. 3 级

E. 4 级

71. 问题 2：护士向患者解释 "三阶段止痛疗法"，合适患者用的止痛药是

A. 吗啡

B. 阿司匹林

C. 哌替啶

D. 芬太尼

E. 曲马多

72. 问题 3：可用于患者物理止痛的方法不包括

A. 电磁疗法

B. 热疗法

C. 按摩

D. 针灸

E. 水疗

(73-75 题共用题干)

患儿，男，5 岁。因患手足口病收入传染病院，经治疗后病情好转，但因没有小朋友一起玩而闷闷不乐。

73. 问题 1：患儿未满足的需要是

A. 生理的需要

B. 安全的需要

C. 爱与归属的需要

D. 尊重的需要

E. 自我实现的需要

74. 问题 2：根据艾瑞克森的心理社会发展学说，

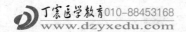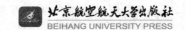

此年龄段患儿主要解决的危机是

    A．信任 - 不信任

    B．自主 - 疑虑

    C．勤奋 - 自卑

    D．主动 - 内疚

    E．自我认同 - 角色混乱

75．问题 3：如患儿危机解决不良，可能出现的人格障碍是

    A．对他人的不信任感、焦虑不安和退缩人格

    B．缺乏自信、消极、过于限制自己的活动

    C．自私、纵容自己、缺乏责任心

    D．角色混乱，迷失生活目标，甚至堕落

    E．缺乏人际交往能力、逃避责任

（76-77 题共用题干）

患者，女，25 岁。急性细菌性痢疾，腹泻，2 天未进食，医嘱为 5% 葡萄糖溶液 1000ml、0.9% 氯化钠溶液 1500ml、抗生素、维生素、氯化钾溶液静脉输液。

76．问题 1：给患者静脉输液的最主要目的是

    A．治疗与纠正酸中毒

    B．供给热量与补充电解质

    C．补充血容量与纠正渗透压

    D．治疗与补充血容量

    E．治疗与补充水分、电解质

77．问题 2：关于静脉输液的注意事项，表述错误的是

    A．输入 氯化钾时若出现疼痛滴速宜慢

    B．有计划安排输液的顺序，应先盐后糖

    C．墨菲管内液面保持 1/2 ～ 2/3 滴

    D．墨菲管液面过高，拔出液体瓶内针头降液面

    E．及时观察局部有无红肿、疼痛

（78-79 题共用题干）

患者，女，26 岁。因缺铁性贫血入院，需口服硫酸亚铁治疗。

78．问题 1：护士对患者进行有关服药的健康教育时，正确的是

    A．可用饮水管吸取药液

    B．可和茶同饮

    C．可空腹服用

    D．服用前必须测心率

    E．服用后对大便没有影响

79．问题 2：发药时，患者对用药有疑问，护士正确的做法是

    A．向患者保证用药没问题

    B．先给药，然后再答疑

    C．认真仔细查对后再给药

    D．询问其他的护理人员

    E．给药后，向护士长汇报

（80-81 题共用题干）

患者，男，62 岁。食道癌晚期伴肺转移。住院治疗 3 个月后，病情不断恶化。医护人员给予姑息疗法，尽量减轻其痛苦，最后患者平静离开人世，护士给予及时的尸体护理。

80．问题 1：关于尸体护理的目的，不正确的说法是

    A．保持尸体的清洁

    B．使尸体易于辨认

    C．有利于尸体保存

    D．安慰家属，减轻哀痛

    E．保持尸体良好的姿势

81．问题 2：尸体护理时头部垫枕的主要目的是

    A．安慰家属

    B．易于辨认

    C．使尸体位置良好

    D．防止胃内容物流出

    E．防止面部淤血变色

（82-83 题共用题干）

患者，男，50 岁。胃癌术后刚回病房，尚未清醒，四肢冰凉，护士安置好患者后用热水袋为其保暖。

82．问题 1：为患者的安置的体位是

    A．侧卧位

    B．中凹卧位

    C．去枕仰卧位

    D．屈膝仰卧位

    E．头低脚高位

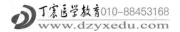 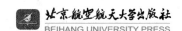

83. 问题2：热水袋水温<u>不超过</u>
    A. 50℃
    B. 60℃
    C. 70℃
    D. 80℃
    E. 90℃

（84-85题共用题干）

患者，25岁。因子宫肌瘤行子宫次全切除术，术前医嘱留置导尿管。

84. 问题1：术前留置导尿的主要目的是
    A. 测量膀胱容量
    B. 鉴别有无尿闭
    C. 减轻患者痛苦
    D. 排空膀胱，避免术中误伤
    E. 记录尿量，观察肾功能

85. 问题2：患者怕羞、怕痛苦、怕感染而拒绝插导尿管时，护士采取的护理措施<u>不妥</u>的是
    A. 耐心解释插管的目的
    B. 插管时用屏风遮挡患者
    C. 说明留置尿管的注意事项
    D. 插管时动作宜轻柔
    E. 报告医生改用其他方法

三、以下提供若干组考题，每组考题共同在考题前列出的A、B、C、D、E五个备选答案。请从中选择一个与考题关系最密切的答案，并在答题卡上将相应字母所属的方框涂黑。每个备选答案可能被选择一次，多次或不被选择。

（86-87题共用备选答案）
    A. 病室物品表面擦拭消毒
    B. 传染病室的终末消毒
    C. 注射前皮肤消毒
    D. 破伤风患者鼻咽分泌物消毒
    E. 冲洗阴道、膀胱及伤口黏膜创面消毒

86. 40%甲醛熏蒸适用于

87. 含氯消毒剂搅拌消毒可用于

（88-89题共用备选答案）
    A. 长期医嘱

    B. 临时医嘱
    C. 长期备用医嘱
    D. 临时备用医嘱
    E. 即刻医嘱

88. "地西泮（安定）5mg，po，prn"，属于

89. "哌替啶50mg，im，st"，属于

（90-91题共用备选答案）
    A. 鼻导管法
    B. 鼻塞法
    C. 面罩法
    D. 头罩法
    E. 氧气枕法

90. 可用于病情较重，氧分压明显下降者的吸氧方法是

91. 主要用于小儿的吸氧方法是

（92-94题共用备选答案）
    A. 清洁、消炎作用
    B. 润肤、软化痂皮、保护作用
    C. 保护、收敛作用
    D. 保护、消炎、润肤、止痒作用
    E. 消炎、止痒、杀菌作用

92. 搽剂具有

93. 软膏制剂具有

94. 外用溶液具有

（95-100题共用备选答案）
    A. 亲密距离
    B. 个人距离
    C. 工作距离
    D. 公众距离
    E. 社会距离

95. 护士为患者进行操作前解释时应使用的距离是

96. 护士为患者进行静脉穿刺时应使用的距离是

97. 护士通知患者做好进餐准备时应采用

98. 护士为患者查体时应采用

99. 护士为患者做健康宣教时应采用

100. 在护士办公室，护士和同事工作时应采用

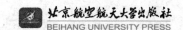

护师专业实践能力单科试卷一答案与解析

1．B。灌肠过程中若患者感觉腹胀或有便意，应放低灌肠筒，减慢流速，并嘱患者张口呼吸，减轻不适。

2．C。胸外心脏按压是心脏骤停后的急救处理的第一个步骤。有效的胸外心脏按压可产生 60～80mmHg 的动脉压，对成功复苏极为关键。复苏体位是将患者放置于仰卧位，平躺在坚实平面上。非窒息性心脏骤停后的最初几分钟，通气并不重要，不能因为给予通气而延误或中断心脏按压。

3．E。主观资料是指患者的主诉或主观感觉，是患者对自己健康状况的认知和体验，如头晕、乏力、瘙痒、恶心、疼痛等，护士主要通过交谈而获得，也可由患者亲属的代诉获得，无法被具体地观察或测量。客观资料是指护士通过观察、体检、仪器检查或实验室检查获得的资料，如体温升高、血压下降、脉搏不规则、心脏杂音、黄疸加重等。

4．D。社会环境中各种不完善的因素在间接或直接地影响着人类的健康，优良的社会环境是人类健康保障的决定因素。环境是人类赖以生存和发展的重要条件和基础，良好的环境可以帮助患者康复，促进健康。

5．E。北美护理诊断协会（NANDA）认为人的自我概念由身体心象、角色表现、自我特征和自尊 4 部分组成。其中自尊是指个人对自我的评价。

6．A。舒适是指个体身心处于轻松自在、满意、没有焦虑、没有疼痛的健康和安宁状态的一种自我感觉；由于文化背景和生活经历的差异，不同的个体对舒适可产生不同的理解和体验。

7．E。病情观察主要方法包括直接观察法和间接观察法。直接观察法是指护理人员运用各种感觉器官，全面准确收集患者资料，是病情观察的最佳途径。所以，在平日就应多与患者接触，以便了解患者的病情变化。间接观察法是指通过与医生、家属亲友的交流、床边和书面交接班、阅读病历、检验报告、会诊报告及其他相关资料，获取有关病情的信息。

8．B。护理学最基本的四个概念是人、健康、环境和护理。急救属专科护理的内容。

9．C。吹气毕，松开捏鼻孔的手，抢救者头稍抬起，侧转换气，同时注意观察胸部复原情况；患者借助肺和胸廓的自行回缩将气体排出；每次吹气时间不超过 2 秒。

10．A。呼吸声音异常主要有鼾声呼吸、蝉鸣样呼吸。鼾声呼吸表现为呼气时发出粗大的鼾声，由于气管或支气管内有较多分泌物积蓄所致；多见于深昏迷、睡眠呼吸暂停综合征患者。蝉鸣样呼吸表现为吸气时产生一种高音调的音响，似蝉鸣，由于声带周围组织受压迫所致；常见于喉头水肿、气管异物等患者。

11．C。护理的主要功能在于维护人们良好的状态，协助他们免于疾病，达到他们最高可能的健康水平，不能只关心机体各系统或器官功能的协调平衡，同时还应注意环境中的其他人、家庭、社区甚至更大的群体对机体的影响。

12．E。要素饮食口服温度是 37℃；鼻饲或造瘘管滴入液温度 41～42℃为宜。

13．C。要素饮食又称元素饮食，是一种化学精制食物，含有全部人体所需要的易于吸收的营养成分。无需经过消化过程，可直接被肠道吸收，是营养全面的无渣饮食。在无菌环境下配制，4℃以下冰箱内冷藏暂存，24 小时内用完。

14．B。1961 年 Dunn（邓恩）提出最佳健康模式，该模式特别强调促进健康与预防疾病。

15．B。压力源指任何能使人体产生压力反应的

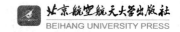

内外环境的刺激。常见的压力源有生理性压力源、心理性压力源、生物性压力源、物理性压力源、化学性压力源、社会文化性压力源。心理性压力源如焦虑、恐惧、生气、挫折、不祥的预感等。

16. E。肾脏移植手术后患者应采取保护性隔离。保护性隔离又称为反向隔离，是基于保护易感人群的隔离；适用于抵抗力特别低下的患者，如血液病、大面积烧伤、器官移植、艾滋病、早产儿等。

17. E。尿潴留患者的护理措施包括诱导排尿，如听细细的流水声，或用温水冲洗会阴；热敷下腹部，用手按摩下腹部。经上述处理仍不能解除尿潴留，可遵医嘱行导尿术。

18. D。松弛术可通过分散患者注意力的方法达到消除紧张情绪，减轻疼痛，促进睡眠的目的。松弛是解除身心紧张或应激的一种状态，冥想、瑜伽、念禅和渐进性放松运动等都是松弛术。

19. A。急性肺水肿是左心衰竭呼吸困难最严重的情况。急性肺水肿典型的表现就是咳粉红色泡沫样痰，是由于血浆渗入肺泡所致。

20. D。PaO_2 正常值为 95 ~ 100mmHg（12.6 ~ 13.3kPa），$PaCO_2$ 正常值为 35 ~ 45mmHg（4.7 ~ 6.0kPa），SaO_2 正常值为 95% ~ 98%。中度缺氧 $PaCO_2$ < 30 ~ 50mmHg（3.99 ~ 6.65），$SaO_2$60 ~ 80%。mmHg 与 kPa 换算：1kPa≈7.5mmHg，1mmHg≈0.133kPa。

21. E。注射时应做到无痛注射技术，即"二快一慢"；注射刺激性强的药物，针头宜粗长，且进针要深。先注射无刺激性或刺激性弱的药物，再注射刺激性强的药物，且推药速度宜更慢，以减轻疼痛。肌内注射时侧卧位时上腿伸直、下腿稍弯曲，使肌肉放松，分散患者的注意力。切勿将针梗全部刺入，防止针头从根部衔接处折断。

22. D。正常成人 24 小时尿量 < 400ml 或每小时尿量 < 17ml 者为少尿，主要见于心脏、肾脏疾病及休克等患者。正常 24 小时尿量为 1000 ~ 2000ml，平均 1500ml。成人 24 小时尿量 > 2500ml 者为多尿，见于糖尿病、尿崩症或急性肾衰竭的多尿期等患者。24 小时尿量 < 100ml

或 12 小时无尿者为无尿或尿闭，可见于严重的心脏、肾脏疾病及休克、药物中毒等患者。

23. C。吸痰前检查吸引器的装置，调节负压 300 ~ 400mmHg（40.0 ~ 53.3kPa），小儿 < 300mmHg（40kPa）。患者去枕仰卧，头转向操作者一侧。昏迷患者用开口器打开口腔，取出活动义齿，舌后坠者用舌钳拉出。吸痰时动作轻柔、敏捷，左右旋转，从深部向上提拉。每次吸痰时间不超过 15 秒，以免患者缺氧。痰液黏稠者在吸痰前可给予胸部叩击、超声雾化吸入等方法促进痰液排出。痰不易吸出时不可增大负压吸引力。退出吸痰管后，应立即抽吸生理盐水冲洗，避免痰液堵塞。

24. E。1888 年，美国护士 E. Johnson 在福州开办了我国第一所护士学校。

25. D。排泄物、被污染的物品（乙肝病毒、结核杆菌、细菌芽胞）消毒宜选用含氯消毒剂。消毒方法为分泌物、排泄物 5 份加含氯消毒剂 1 份搅拌，消毒后物品用清水冲洗干净。

26. D。为鼻饲患者灌注食物时，每次鼻饲量 ≤ 200ml，间隔时间 ≥ 2 小时。

27. B。纽曼的健康系统模式分为三级。其中初级预防是个体系统在应激反应产生之前就进行干预，其目的在于控制和减少应激源以及加强弹性防御线的功能。

28. D。临床护理工作主要包括基础护理和专科护理。基础护理是应用护理学的基本理论、基本知识和基本技能来满足患者的基本生活、心理、治疗和康复的需要，如膳食护理、排泄护理、病情观察、临终关怀等，基础护理是各专科护理的基础；专科护理以护理学及相关学科理论为基础，结合各专科患者的特点及诊疗要求，为患者提供护理，如各专科患者的护理、急救护理等。

29. B。佩皮劳是美国著名的护理学家，1952 年出版了《护理人际关系》一书，主要讲了人际关系的形成过程与终止过程。

30. B。滴耳药的目的是清洁，消炎，操作时嘱患者取坐位或卧位，头偏向健侧，患耳朝上。吸

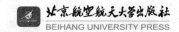

净耳道内分泌物，必要时用 3% 过氧化氢溶液反复清洗至清洁，以棉签拭干。

31．E。奥伦根据患者的自理需要和自理能力以及护士提供的帮助将护理系统分为三类，包括全补偿护理系统、部分补偿护理系统和支持 - 教育系统。其中全补偿系统指患者完全没有自理能力，需要护士给予全面的照顾，适用于在神志上和体力上均无法满足自理需要的患者，如昏迷患者、全身麻醉患者或植物人；神志虽然清醒，但在体力上无法满足自理需要的患者，如高位截瘫的患者或医嘱限制其活动的患者；体力上虽能满足其自理需求，但存在严重的智力缺陷或精神障碍的患者，如老年痴呆以及精神分裂症患者等。

32．D。破伤风抗毒素脱敏注射是采用多次剂量递增的方法，将 TAT 分为 0.1ml、0.2ml、0.3ml 和余量 4 组，分别加入生理盐水至 1ml，每隔 20 分钟注射 1 次。

33．D。对有疑问的医嘱，护士不可盲目执行，必须核对清楚后再执行。如护理人员发现医嘱有明显错误时，有权拒绝执行，并向医生提出质疑和申辩，擅自更改医嘱属于违法行为。

34．E。关节活动范围（ROM）的操作要点：让患者采取自然放松的姿势，面向并尽量靠近操作者。活动时要比较两侧关节活动情况，了解原来的关节活动程度。患者出现疼痛、痉挛、疲劳或抵抗反应时，应停止操作。每个关节每次可有节律地做 5 ～ 10 次完整的 ROM 练习。操作时关节应予以支托。

35．D。人工呼吸机潮气量一般设置为 10 ～ 15ml/kg（范围在 600 ～ 800ml）。

36．C。中枢神经系统能量的产生，主要依靠血液循环提供的葡萄糖进行需氧氧化，因此活动能量来源是糖类。

37．B。留取 12 小时或 24 小时尿标本时加入甲苯主要用于尿钾、钠、氯、肌酐、肌酸、尿糖、尿蛋白等定量检查，应在第 1 次尿液倒入后再加，按每 100ml 尿液加 0.5% ～ 1% 甲苯 10ml。

38．E。护理目标是指通过护理干预，护士期望患者达到的健康状态或在行为上的改变，也是护理效果的标准。制订护理目标可以明确护理工作的方向，指导护士为达到目标中期望的结果去设计护理措施。选择的护理目标是妇科护士和患者双方合作的结果，使患者提高自我护理的能力和适应环境的能力。

39．B。口服硫酸镁清洁肠道是术前 3 天每晚口服 50% 硫酸镁 10 ～ 30ml，术前 1 天口服硫酸镁 200ml（50% 硫酸镁 100ml ＋ 5% 葡萄糖 100ml）后再服温开水 1000ml，服后 15 ～ 30 分钟即可反复自行排便；口服甘露醇清洁肠道是术前 1 天口服甘露醇 1500ml，（20% 甘露醇 500ml ＋ 5% 葡萄糖 1000ml），服用后 15 ～ 20 分钟自行排便。因此口服硫酸镁清洁肠道与口服甘露醇的不同点是检查前 3 天每晚服用。

40．E。普通胃管每周换 1 次，硅胶胃管每月换 1 次，更换胃管时应在晚间末次灌食物后拔管，次日晨从另一侧鼻孔插管。长期鼻饲患者应每天进行口腔护理。两次喂食间隔时间不少于 2 小时。注食前先缓慢注入少量温开水，润滑胃管，防止鼻饲液附着；注食完毕，再注入少量温开水，避免食物在管腔积存变质。若通过鼻饲给药，药片应先研碎溶解后再注入，果汁和牛奶分别注入，防止产生凝块。

41．A。罗伊认为健康是个体"成为一个完整和全面的人的状态和过程"。健康是人的功能处于对刺激持续适应状态，若个体能不断适应各种改变即健康是适应的一种改变，并需要付出能量。人具有生物、心理和社会属性的有机整体，是一个适应系统。罗伊适应模式护理的目标是促进人在生理功能、自我概念、角色功能及相互依赖 4 个适应层面上的适应性反应。

42．D。腰椎穿刺后的患者取去枕平卧位的目的是预防颅内压降低引起头痛。

43．C。胰胆管造影的患者应采取的体位是俯卧位。俯卧位能使腹腔容积增大，还可以缓解胃肠胀气引起的腹痛，有利于造影检查。

44．E。水是微波强吸收介质，用湿布包裹物品或炉内放些水会提高消毒效果。微波消毒法可杀

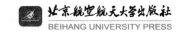

灭各种微生物，包括细菌繁殖体、真菌、病毒、细菌芽胞及真菌孢子等。微波是频率在 30 ～ 300 000MHz，波长在 0.001 ～ 1m 左右的电磁波。微波对人体有一定伤害，应避免大剂量照射和小剂量长期接触。微波无法穿透金属面，故不能使用金属容器盛放消毒物品。

45．E。基本医德在基础护理的运用体现在积极主动、善于学习。随着护理事业的不断发展进步，护士要不断加强自身素质的修养，要积极主动、善于学习、勤于思考，运用足够的知识实施各种护理措施和规范，娴熟的护理技能操作为患者提供安全的护理服务。

46．C。有效沟通的技巧应该是适当地参与可促进谈话的进程，经常保持目光的接触，不随便打断别人所说的话，不要过早做出判断，注意非语言性沟通等。适当点头或轻声说"是"，可以传递给患者的是在倾听，鼓励患者说下去。

47．A。硝酸属强酸药物，强酸、强碱等强腐蚀性毒物中毒禁忌洗胃，以免导致胃穿孔。

48．E。对有疑问的医嘱，护士不可盲目执行，必须核对清楚后再执行，若向医生指出医嘱中的错误后，医生仍执意要求护士执行时，护士可有权拒绝执行医嘱。医嘱必须经医生签名后方有效。护士一般不执行口头医嘱，在抢救、手术过程中医生向护士下达口头医嘱时，护士应将医嘱复诵一遍，双方确认无误后方可执行。抢救或手术结束后应及时据实补写医嘱。

49．B。钙离子参与细胞多种重要功能的调节，在治疗过敏性疾病时可降低毛细血管通透性，使渗出减少，也具有降低细胞膜通透性的作用。

50．C。嗜睡是最轻度的意识障碍。患者处于持续睡眠状态，但能被言语或轻度刺激唤醒，醒后能正确、简单而缓慢地回答问题，但反应迟钝，刺激去除后又很快入睡。

51．A。三级医院的中心工作是以医疗为中心，在提高医疗质量的基础上，保证教学和科研任务的完成，并不断提高教学质量和科研水平。同时做好扩大预防、指导基层和计划生育的技术工作。

52．C。凡是能够对身体施加影响而促发机体产生压力的因素均称为压力源。常见的有生理性压力源、心理性压力源、社会性压力源、物理性压力源、化学性压力源、文化性压力源。丧偶者引起的情绪悲哀主要是孤独的表现，其属于社会性压力源，常见的表现还有人际关系紧张、学习成绩不理想、工作表现欠佳等。

53．D。低蛋白饮食适用范围用于急性肾炎、尿毒症、肝性脑病等。饮食要求为：成人蛋白质供给量为每天 40g，根据病情酌情减至每天 20 ～ 30g。肾功能不全的患者应摄入动物蛋白，忌用豆制品，肝性脑病患者应以摄入植物蛋白为主。

54．E。使用无菌容器时应打开容器盖，平移离开容器上方，内面翻转向上置于稳妥处或拿在手中，注意手不可触及容器盖的边缘及内面，容器盖不可在容器的垂直上方翻转。取物后立即将容器盖翻转，内面向下，由近向远、由一侧盖向另一侧，盖严。手持无菌容器时，应托住容器底部，手指不可触及其边缘及内面。无菌容器一经打开，使用的有效期为 24 小时。

55．B。马斯洛的需要层次理论中人的基本需要层次有：生理的需要、安全的需要、爱与归属的需要、尊重的需要、自我实现的需要。其中安全的需要是指安全感、避免危险、生活稳定有保障。该患者术前表现为焦虑、恐惧、犹豫不决主要是担心术后的不良反应及预后情况，属于安全需要的范畴。

56．E。为破伤风患者采用多次剂量递增的方法进行脱敏疗法，将 TAT 分为 0.1ml、0.2ml、0.3ml 和余量 4 组，分别加入生理盐水至 1ml，每隔 20 分钟注射 1 次。

57．B。强酸、强碱等腐蚀性药物中毒时，禁忌洗胃，以免造成胃穿孔。可按医嘱给予药物或迅速给予物理性对抗剂，如牛奶、豆浆、蛋清、米汤等以保护胃黏膜。

58．D。使用氧气前先检查导管是否通畅。应先调节流量后再插导管。停用氧气时，应先拔出导管，再关闭氧气开关。中途改变氧气流量，先将氧气和鼻导管分离，调节流量后再接上，以免误

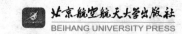

操作，使大量气体冲入呼吸道，损伤肺组织。

59．B。预防接种在三角肌下缘；药物过敏试验在前臂掌侧下段，因该处皮肤较薄，易于注射，且皮色较浅，局部反应易于辨认；局部麻醉在相应部位。针尖与皮肤成 5°角刺入皮内。进针深度是针尖斜面完全进入皮内。

60．D。该患者在输液过程中出现呼吸困难和严重发绀，听诊有水泡声，考虑发生了空气栓塞。空气栓塞时会出现突感胸部异常不适或胸骨后疼痛，呼吸困难，严重发绀，有濒死感；听诊心前区可闻及持续、响亮的水泡声；心电图示心肌缺血的表现，该患者的表现符合空气栓塞的特点。

61．C。隐血试验饮食检查前 3 天饮食要求禁食肉类、动物肝脏、血、含铁丰富的食物或药物、绿色蔬菜，以免造成假阳性；可食豆制品、土豆、冬瓜等非绿色蔬菜，米饭，馒头等。

62．D。2 岁以下婴幼儿臀部肌内注射应选用臀中肌、臀小肌，不宜选择臀大肌注射，因婴幼儿肌肉发育不完善，有损伤坐骨神经的危险。股外侧肌可供多次注射，因大血管、神经干很少通过，尤其适合于 2 岁以下婴幼儿。注射时刺入针梗的 1/2 并固定针头和小儿肢体，防止针头折断，可采取分散患儿的注意力。

63．C。正常成人 24 小时尿量＜400ml 或每小时尿量＜17ml 为少尿，主要见于心脏、肾脏疾病及休克等患者。24 小时尿量为 1000 ～ 2000ml，平均 1500ml。成人 24 小时尿量＞2500ml 者为多尿，见于糖尿病、尿崩症或急性肾衰竭的多尿期等患者。24 小时尿量＜100ml 或 12 小时无尿者为无尿或尿闭，可见于严重的心脏、肾脏疾病及休克、药物中毒等患者。

64．D。当毒物性质不明时，应先抽吸胃内容物送检以明确毒物性质，洗胃溶液可选用温开水或生理盐水。待毒物性质明确后，再采用相应对抗剂洗胃。

65．D。该患者表现为稽留热、玫瑰疹，基本可以判断为伤寒。伤寒的典型临床表现为持续发热、相对缓脉、神经系统与消化道中毒症状、肝脾肿大、玫瑰疹及白细胞减少等。伤寒应采取肠道隔离，肠道隔离主要通过粪便、消化道分泌物直接或间接传播的疾病，如伤寒、细菌性痢疾、病毒性肠炎、甲型肝炎、戊型肝炎、脊髓灰质炎等。

66．B。当患者发现身体状况日益恶化，协商无法阻止死亡来临，产生很强烈的失落感"好吧，那就是我"，出现悲伤、退缩、情绪低落、沉默、哭泣等反应，要求与亲朋好友见面，希望由他喜爱的人陪伴照顾。

67．A。确认胃管是否在胃内的方法有 3 种。抽液法是最常用、最准确的一种方法，接注射器抽吸，有胃液抽出。将听诊器置剑突下，向胃管内注入空气 10ml，能听到气过水声。将胃管末端置于盛水的碗内，观察无气泡逸出。

68．A。护理等级有特级护理、一级护理、二级护理、三级护理。其中特级护理适用于病情危重、大手术后或接受特殊治疗需严密观察病情的患者。该患者需密切观察病情，随时准备抢救，应给予特级护理。

69．D。主观资料主要是护士通过交谈而获得，也可由患者亲属的代诉获得，无法被具体地观察或测量。健康资料的主要来源是患者本人，在服务对象意识清楚、精神稳定、非婴幼儿的情况下，可以通过交谈、观察、身体评估等方法获取资料。当护理对象是婴幼儿、病情危重或神志不清的人时，其家属和关系密切的人便成为资料的主要来源。

70．D。急性肺水肿的紧急处理措施是要减少回心血量，改善缺氧，应立即停止输液，同时取端坐位，两腿下垂，以减少静脉回流，减轻心脏负担。

71．D。止血钳属于耐高温、耐高压、耐潮湿的物品，应首选压力蒸汽灭菌法。压力蒸汽灭菌法是物理灭菌法中应用最广、效果最可靠的首选灭菌方法，利用高压高温饱和蒸汽所释放的潜热杀灭所有微生物及其芽胞。燃烧法常用于破伤风梭菌、气性坏疽杆菌等特殊感染细菌的敷料处理；也适用于无保留价值的物品，如污染纸张、医用垃圾等的处理。急用耐高温的搪瓷类物品、金属器械时，在无其他灭菌条件时也可使用。煮沸法

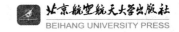

适用于耐高温、耐潮湿物品，如金属、搪瓷、玻璃、橡胶等，但不能用于外科手术器械的灭菌。浸泡法用于耐湿不耐热物品、器械的消毒，如锐利器械、精密仪器及化学纤维制品。

72．B。大量不保留灌肠的溶液温度一般为 39 ～ 41℃，降温时用 28 ～ 32℃，中暑时用 4℃的 0.9% 氯化钠溶液。

73．C。灌肠过程中若患者感觉腹胀或有便意，应放低灌肠筒，减慢流速，并嘱患者张口呼吸，减轻不适。

74．D。肌力程度一般分为 6 级。0 级：完全瘫痪、肌力完全丧失。1 级：可见肌肉轻微收缩但无肢体运动。2 级：肢体可移动位置但不能抬起。3 级：肢体能抬离床面但不能对抗阻力。4 级：能做对抗阻力的运动，但肌力减弱。5 级：肌力正常。

75．C。肌力锻炼不应该引起明显疼痛。疼痛常为损伤的信号，且反射性地引起前角细胞抑制，妨碍肌肉收缩，无法取得锻炼效果。

76．B。一般机体的活动能力可分 5 度：0 度完全独立，可自由活动。1 度需要使用设备或器械（如拐杖、轮椅）。2 度需要他人的帮助、监护和教育。3 度既需要他人的帮助，也需要设备或器械。4 度完全不能独立，不能参加活动。

77．D。依据"中国高血压防治指南 2010"，高血压定义为在未使用降压药物的情况下，非同日 3 次测量血压，均有收缩压≥ 140mmHg 和（或）舒张压≥ 90mmHg。该患者连续测血压 1 周的值均是收缩压 160mmHg（21.3kPa），判断其血压分级为 2 级高血压（中度）。2 级高血压（中度）是指收缩压 160 ～ 179mmHg 和（或）100 ～ 109mmHg（当收缩压和舒张压分属于不同级别时，以较高的分级为准）。

78．E。测血压前测量血压前患者休息，要保证患者的肱动脉与心脏应位于同一水平，坐位时手臂平第 4 肋软骨；仰卧位平腋中线。护士应驱尽袖带内空气，平整缠绕于上臂中部，下缘距肘窝 2 ～ 3cm，松紧以能塞入 1 根手指为宜。听诊器胸件置于肱动脉搏动最明显处，不可塞于袖带内。充气至动脉搏动音消失再升高 20 ～ 30mmHg，然后缓慢、均匀放气，汞柱下降的速度以 4mmHg 每秒为宜。

79．D。自安瓿内吸取药液时应严格执行查对制度和无菌原则。吸取混悬液及油剂（如黄体酮注射液）时应选用较粗的针头。如油剂黏稠，可用双手对搓药瓶加温，而不是选用细长针头。自安瓿内吸取药液时先将安瓿顶端药液弹至体部，用砂轮在安瓿颈部凹陷处划一痕迹，用 75% 乙醇棉签消毒后，用无菌棉球或纱布按住颈部，折断安瓿，若安瓿颈部有蓝点标记，则为易折安瓿，无须划痕。吸药时将针头斜面向下放入安瓿内的液面下吸取，手不可碰触针柄，以免污染针头及药液。

80．A。臀部肌内注射时的体位是侧卧位时上腿伸直、下腿稍弯曲，使肌肉放松。俯卧位时两足尖相对，足跟分开，头偏向一侧。仰卧位常用于危重和不能自行翻身的患者。坐位常用于门诊、急诊患者，坐椅稍高，注射侧腿伸直。

81．C。臀大肌注射定位法有两种：十字法是臀裂顶点向左或向右画一水平线，然后从髂嵴最高点作一平分线，取外上四分之一处（避开内角）为注射部位；连线法是髂前上棘和尾骨连线的外上 1/3 处为注射部位。臀中肌、臀小肌的血管、神经较少，且脂肪组织也较薄，故目前使用日趋广泛。定位法有两种：二指法即以示指尖和中指尖分别置于髂前上棘和髂嵴下缘处，这样髂嵴、示指、中指便构成了一个三角形，注射部位在示指和中指构成的内角内；三指法即髂前上棘外侧 3 横指处（以患者自己手指宽度为标准）。

82．C。结合病例及该患者在输液时出现的典型症状，可考虑为空气栓塞。空气栓塞与大量空气经静脉输液管进入血循环有关。主要表现为胸闷异常不适或胸骨后疼痛，随之出现呼吸困难和严重发绀，有濒死感觉。听诊心前区可闻及一个响亮的、持续的"水泡声"。

83．E。空气栓塞易引起右心室肺动脉入口阻塞，使血液不能进入肺内，此时应立即取左侧、头低足高位，使气体浮向右心室心尖部，避开肺

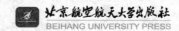

动脉入口。

84．D。世界卫生组织（WHO）4级疼痛分级法：0级：无痛；1级（轻度疼痛）：有疼痛但不严重，可忍受、睡眠不受影响；2级（中度疼痛）：疼痛明显、不能忍受、睡眠受干扰，要求用镇痛药；3级（重度疼痛）：疼痛剧烈、不能忍受、睡眠严重受干扰，需要用镇痛药。心绞痛患者应立即止痛，以减少心肌耗氧量，减轻心肌受损程度。

85．D。根据该患者的临床表现和心电图可诊断为心绞痛。冠状动脉发生粥样硬化、痉挛或小动脉病变，使冠状动脉出现固定狭窄或部分闭塞。心脏对机械性刺激并不敏感，但心肌缺血缺氧则引起疼痛。在体力劳动、情绪激动、饱餐、寒冷、吸烟等因素诱发下，心脏负荷突然增加，心肌耗氧量增加，而冠状动脉的供血却不能相应增加，以满足心肌对血液的需求时，即可引起心绞痛。

86．D。心绞痛发作时应立即停止活动，同时舌下含服硝酸甘油。缓解期可适当活动，避免剧烈运动，保持情绪稳定。平时携带保健药盒。宜低热量、低动物脂肪、低胆固醇、少糖、少盐、适量蛋白质、纤维素和丰富的维生素饮食，宜少食多餐，不宜过饱，不饮浓茶、咖啡，避免辛辣刺激性食物。

87．C。护患关系常用的沟通技巧有倾听、核实、提问、重复、澄清和阐明、沉默、触摸。其中倾听是指全神贯注地接受和感受交谈对象发出的全部信息（包括语言信息和非语言信息），并做出全面的理解。在倾听过程中要与对方保持适当的距离（1m左右为好），采取稍向对方倾斜的姿势，交谈过程中，保持良好的目光接触，用30%～60%的时间注视患者的面部，并面带微笑，避免分散注意力的动作。在倾听时，护士不要急于作出判断，应给予患者充分诉说的时间，从而更全面完整地了解情况。非必要时，护士避免随意插话或打断患者的话题，随意插话或制止患者说话均为不礼貌的行为。护士应待患者诉说完后再说明自己的观点。

88．D。护士询问患者"您刚才说您晚上经常

胃痛，是吗"此种提问方式应用的沟通技巧是核对。护患关系常用的沟通技巧有倾听、核实、提问、重复、澄清和阐明、沉默、触摸。其中核实是指交谈者在倾听过程中，为了核对自己对内容的理解是否准确所采用的交谈技巧，是一种反馈机制，体现了高度负责的精神，主要包括重述、改述、澄清和归纳总结4种方式。

89．A。弗洛伊德奥地利精神病学家，他通过精神分析法观察人的行为，创建了心性发展学说。

90．D。皮亚杰，瑞士杰出的心理学家，他认为儿童思维的发展并不是由教师或父母传授给儿童的，而是通过儿童主动与环境相互作用，主动寻求刺激、主动发现的过程。

91．E。濒死期又称临终状态，是死亡过程的开始阶段。此期人体各器官的功能严重紊乱，中枢神经系统脑干以上部位的功能处于深度抑制状态。表现为呼吸困难，心搏减弱，血压下降，意识模糊或丧失，大小便失禁，各种反射减弱，肌张力减退。

92．D。生物学死亡期是指全身脏器、组织、细胞新陈代谢终止，也称为细胞死亡，是死亡过程的最后阶段，整个机体无任何复活的可能。随着生物学死亡期的进展，相继出现尸冷、尸斑、尸僵、尸体腐败等现象。

93．C。无菌溶液使用完毕后在瓶签处注明开瓶日期和时间，已开启的无菌溶液有效期为24小时，余液只可用于清洁操作。

94．C。采用消毒液浸泡法保存的无菌持物钳及容器一般每周清洁、灭菌2次，使用频率高的部门（手术室、门诊换药室、注射室）应每天更换1次。采用干燥法保存的无菌持物钳每4小时更换1次。

95．D。乙醇或温水拭浴属全身冷疗。通过乙醇或温水的蒸发和传导作用来增加散热。拭浴后30分钟测量体温，若低于39℃，取下头部冰袋。

96．A。冰帽和冰槽属局部冷疗。在使用时每

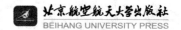

30 分钟测量生命体征 1 次，维持肛温在 33℃左右，不低于 30℃，防止低温诱发房颤、室颤等心律失常。

97. A。普通饮食适用于病情较轻或疾病恢复期、消化功能正常的患者。软质饮食适用于消化功能差，口腔疾病，低热，老、幼患者及术后恢复期的患者。流质饮食适用于病情危重、高热、口腔疾病、大手术后、急性消化道疾病等患者。半流质饮食适用于消化道疾病、发热、口腔疾病、吞咽咀嚼不便、手术后等患者。

98. E。胃肠穿孔患者腹部体征常表现为腹膜刺激征，应立即禁食，防止食物流入空腔脏器内。

99. D。不能与肥皂、洗衣粉混用的消毒剂是氯己定（洗必泰）、苯扎溴铵（新洁尔灭），因其是阳离子表面活性剂，不可与肥皂、洗衣粉等阴离子表面活性剂混用。

100. E。需现配现用的消毒剂是过氧乙酸。过氧乙酸对金属物品有腐蚀性，对纺织品有漂白作用，高温时容易发生爆炸，应在避光、阴凉处密闭存放，现用现配，避免与碱或有机物相混合。

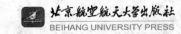

护师专业实践能力单科试卷二答案与解析

1．A。鼻饲饮食主要适用不能由口进食者，如昏迷、食管狭窄、口腔手术后、破伤风的患者，重危患者和早产儿，拒绝进食者。上消化道大量出血应禁食；少量出血，无呕吐、无明显活动出血患者，可选用温凉、清淡无刺激性流食；由食管-胃底静脉曲张引起的上消化道出血禁用鼻饲法。

2．B。刀剪为锐利金属器械，高温消毒会使之变钝，因此一般不采用高温灭菌，而采用浸泡法。

3．C。吗啡、度冷丁属于毒麻药。麻醉药、剧毒药及贵重药物专人负责，加锁保管，班班交接。

4．C。该患者血压较高，主要原因是生活作息不规律，导致高级神经中枢功能失调，引起小动脉收缩增强而导致高血压。其与保持健康能力的改变有较大的关系。健康的生活方式在任何时候、对任何高血压患者（包括正常高值血压），均是有效的治疗方法。

5．C。外文缩写 biw 中文译意代表每周 2 次。一天 1 次 qd。一天 2 次 bid。每周 2 次 biw。隔日 1 次 qod。

6．D。忌碘饮食是用来协助检查甲状腺功能的试验饮食，检测前 2 周应忌用含碘高的食物，如紫菜、海带、海蜇、海米、鱼、虾、淡菜、卷心菜、加碘食盐等。

7．C。一般资料是指患者的姓名、年龄、性别、职业、民族、籍贯、婚姻状况、文化程度、宗教信仰、家庭住址、联系人及联系方式等。与患者家庭成员的婚育史无关。

8．D。医院用品按照危险性分类，高度危险性物品是指进入人体无菌组织、器官、脉管系统，或有无菌体液从中流过的物品或接触破损皮肤、破损黏膜的物品，一旦被微生物污染，具有极高感染风险，如手术器械、穿刺针、注射器、腹腔镜、活检钳、心脏导管、植入物等。

9．A。护理诊断是关于个人、家庭或社区现存的或潜在的健康问题以及生命过程反应的一种临床判断，是护士为达到预期结果选择护理措施的基础，这些预期结果应能通过护理职能达到。

10．C。交叉感染是患者与患者之间、患者与工作人员之间、患者与护理人员之间的直接感染，或者是通过水、空气、医疗设备等引发的间接感染。要保证一份无菌物品只供一位患者使用可有效防止交叉感染。其余措施均符合操作原则，但不属于预防交叉感染的措施。

11．C。佩皮劳将护患关系的发展分为 4 个时期：认识期、确认期、开拓期、解决期。

12．E。根据奥伦的理论，护理患者时采取的护理系统应取决于患者的自理能力。以奥伦理论为框架的护理工作方法分为三步，有评估患者的自理能力和自己需要、设计恰当的护理系统、实施护理措施，其中患者的自理能力是护士可通过收集资料，确定患者存在哪些方面的自理缺陷以及是什么原因引起的自理缺陷，来评估患者的自理能力和自理需要，从而决定患者是否需要护理帮助。

13．D。为糖尿病患者留尿作尿糖定量检查，采集尿标本的方法是留 24 小时尿。

14．D。苯扎溴铵（新洁尔灭）适用于手、黏膜、环境及物品表面的消毒；0.05% 溶液黏膜消毒，0.1% 溶液皮肤消毒。过氧乙酸、甲醛、碘酊、乙醇对人体有刺激性，一般不用于伤口的消毒。

15．E。休克的患者留置导尿主要是为了准确记录尿量、测量尿比重，以观察病情变化。

16．B。用雾化装置将药液变成细微的气雾，经口、鼻吸入，以达到湿化呼吸道、减轻呼吸道炎症和

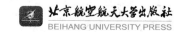

水肿、解除支气管痉挛、镇咳及祛痰、治疗肺癌等作用。没有供氧的作用。

17．D。除水以外，蛋白质是一切生命的物质基础和构成机体组织和器官的重要成分。糖类为主要的供能来源。脂肪是人体除糖类以外的第二供能营养素。维生素是维持人体正常生理功能所必需的一类有机物质。

18．D。挤压球囊每次可压入 500～1000ml 气体，起到辅助呼吸的作用。

19．C。马斯洛的需要层次理论中人的基本需要层次:生理的需要、安全的需要、爱与归属的需要、尊重的需要、自我实现的需要。各需要之间是相互递进的关系，只有在满足最基本的生理关系之后，才可以考虑其他的需要。自我实现的需要是最高级的需要，主要是是指充分发挥个体的能力和潜力，力求实现自身的愿望、理想和抱负，并能从中得到满足。

20．B。给患者鼻饲饮食时，应润滑胃管前段，用一手持纱布托住，用另一手持镊子夹持，轻轻插入一侧鼻孔。插入 10～15cm（咽喉部）时，嘱患者吞咽，顺势将胃管插至预测长度。成人插管长度一般为前额发际至胸骨剑突的距离或从耳垂到鼻尖再到胸骨剑突处的距离，约 45～55cm。每次鼻饲量≤200ml,间隔时间≥2 小时。昏迷患者插管前，应取去枕平卧位。

21．D。护士的姿态应端庄、大方，体现护士良好的专业素质和道德修养。护士服是职业礼服，要与工作环境和谐统一，款式应简洁大方、美观合体、操作灵活。保持面部仪容自然、清新，在保持面部清洁的基础上，可适当化淡妆，使人更显容光焕发、精力充沛。行走时双脚尽量踩在一条线上。步幅适度，步速均匀，步履轻盈，具有节奏，行进无声。病室内不能以跑代走，只宜快步走。

22．E。收集 24 小时尿液测定尿蛋白、尿糖加入甲苯的作用为保持尿液中的化学成分不变，在倒入第 1 次尿后加入，在尿液表面形成薄膜，防止细菌污染。留取 24 小时尿标本时，加入甲醛的作用为固定尿液中有机成分。尿激素检查（17-羟类固醇，17- 酮类固醇）加入浓盐酸的作用为防止激素被氧化。

23．D。患者矽肺，很可能是工作环境引起，与职业有关，因此该患者最好到职业病医院诊治。

24．A。长期卧床对心血管系统的影响主要有体位性低血压及深静脉血栓形成。

25．E。临床死亡期是指中枢神经系统的抑制过程已由大脑皮质扩散到皮质下部位，延髓处于极度抑制状态。表现为心搏、呼吸完全停止，各种反射消失，瞳孔散大。而组织细胞新陈代谢停止属于生物学死亡期的特点。

26．E。st 是即刻医嘱。

27．D。取药时先备固体药，再备水剂或油剂药。油剂或药液不足 1ml 时，用滴管吸取，滴于事先加入少量温开水的药杯中，以免附壁，从而减少药量损失。15 滴约等于 1ml。配好一位患者的药之后再配下一个患者的。药片或胶囊等固体药用药匙取出，同一患者服用的多种固体药可放入同一药杯内。粉剂或含化药用纸包好,放入药杯中。水剂药摇匀，以量杯量取，同时服用多种药液应倒入不同的药杯中。一手持量杯，拇指置于所需药液量的刻度，并与视线平齐;另一手持药瓶，瓶签向上，倒药液至药杯中。倒毕，以湿纱布擦净瓶口。更换药液时，应洗净量杯再用。

28．D。冷疗时间不超过 30 分钟，以防发生继发效应。冰袋冷疗后 30 分钟测量体温并记录。体温降到 39℃ 以下可停用冷疗。注意观察用冷部位的皮肤情况，每 10 分钟查看一次皮肤色泽，注意倾听患者主诉，如有异常应停止用冷。

29．E。侵权行为一般指对他人人身权利、财产权利等不应有的侵犯，护士未经患者同意或与其进行沟通就施行了导尿术，属侵权行为。

30．C。除臀大肌外，躯体可供多次肌内注射的部位还有股外侧肌，因股外侧肌的大血管、神经干很少通过。

31．E。继发性失眠是由心理、生理或环境的因素引起的短暂失眠。

32．C。要素饮食原则上应由低浓度、少剂量、慢速度开始，逐渐增加，待患者可以耐受未出现不良反应后再稳定配餐标准、用量及速度。浓度

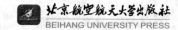

开始以 5% 为宜，逐渐调到 20% ～ 25%，应用于小儿时浓度应低于 12.5%。

33．D。通气量不足患者可出现烦躁不安、多汗、皮肤潮红、血压升高、脉搏加速。过度通气，患者可出现昏迷、抽搐等碱中毒症状。

34．B。普通胃管每周换 1 次，硅胶胃管每月换 1 次，更换胃管时应在晚间末次灌食物后拔管，次日晨从另一侧鼻孔插管。食物温度 38 ～ 40℃，每次鼻饲量≤ 200ml，间隔时间≥ 2 小时。注食前首先检查胃管是否通畅，必须先确认胃管在胃内后方可注食。若通过鼻饲给药，药片应先研碎溶解后再注入，果汁和牛奶分别注入，防止产生凝块。

35．D。尸体护理时将一张尸体识别卡系在尸体右手腕部，尸单包裹尸体后，用绷带在胸部、腰部、踝部固定牢固，将第二张尸体识别卡缚在尸体腰前的尸单上。便于尸体运送及识别。

36．B。1948 年 WHO 将健康定义为"健康不仅是没有疾病和身体缺陷，还要有完整的生理、心理状态和良好的社会适应能力"。

37．D。罗伊认为人是一个适应系统，处于不断与其环境互动的状态，在系统和环境之间存在着信息物质和能量的交换，人是有生物、心理、社会属性的有机整体。

38．A。呼吸声音异常主要有鼾声呼吸、蝉鸣样呼吸。鼾声呼吸表现为呼气时发出粗大的鼾声，由于气管或支气管内有较多分泌物积蓄所致；多见于深昏迷、睡眠呼吸暂停综合征患者。蝉鸣样呼吸表现为吸气时产生一种高音调的音响，似蝉鸣，由于声带周围组织受压迫所致；常见于喉头水肿、气管异物等患者。

39．C。昏迷患者当胃管插入 15cm（会厌部）时，将患者的头部托起，使下颌靠近胸骨柄，以增大咽喉部通道弧度，便于胃管通过会厌后壁进入食管。

40．B。锌的生理功能是构成甲状腺素的主要成分、参与体内热能代谢、促进生长发育。

41．A。洗胃时灌入量过多可导致急性胃扩张，胃内压上升，加快毒物吸收；引起液体反流，导致窒息；急性胃扩张还可兴奋迷走神经，有心脏骤停的危险；其中不包括疼痛。

42．A。青霉素无过敏史者，首次用药、停药 3 天以上再用或在应用中更换批号，均需做过敏试验。

43．A。压疮的分期有淤血红润期、炎性浸润期、浅度溃疡期、坏死溃疡期。其中淤血红润期是指局部受压的皮肤出现暂时性血液循环障碍，表现为红、肿、热、痛或麻木；解除压力 30 分钟后，皮肤颜色仍不能恢复正常；皮肤完整性未破坏，为可逆性改变，及时去除诱因可阻止压疮发展。

44．C。外科换药时伤口感染应选用 3% 过氧化氢消毒，如破伤风、气性坏疽、蛇咬伤、急性蜂窝织炎、化脓性脐炎等感染时使用。3% 过氧化氢消毒还可适用于不耐热的外科植入物、塑料用品、餐具的消毒。

45．E。压疮期分为淤血红润期、炎性浸润期、浅度溃疡期、坏死溃疡期。其中炎性浸润期主要表现为受压部位呈紫红色，皮下产生硬结，表皮常有水疱，易破溃；水疱破坏后表皮脱落显露潮湿、红润的创面，患者有痛感。此期若解除受压，改善局部血液循环，清洁创面，仍可阻止压疮进一步发展。

46．E。昏迷患者当胃管插入 15cm（会厌部）时，将患者的头部托起，使下颌靠近胸骨柄，以增大咽喉部通道弧度，便于胃管通过会厌后壁进入食管。

47．C。医院分为三级。其中一级医院是直接向具有一定人口（半径人口≤ 10 万）的社区提供医疗、康复、预防、保健服务的基层医疗卫生机构，包括农村乡镇卫生院、城市街道医院、地市级的区医院和某些企事业单位的职工医院等，是我国三级医疗网的底部。

48．B。《侵权责任法》第六十二条规定，医疗机构及其医务人员应当对患者的隐私保密。泄露患者隐私或者未经患者同意公开其病历资料，造成患者损害的，应当承担侵权责任。

49．B。资料进行记录时应注意记录准确、全面、简洁。

50．E。护理工作的内容随时间的推移而变化。护理服务的对象是针对每个人，而不是患病的人。护理是科学和艺术的结合。护理实践为护理学的发展提供了科学的理论指导。护理活动是有目的、有组织的能动性活动。

51．C。食管阻塞、消化性溃疡、食管 - 胃底静脉曲张、胃癌等患者禁忌洗胃，防止加重病情。昏迷患者洗胃应谨慎，防止误吸。

52．E。塞利认为机体在压力源刺激下，警告期主要的变化是以交感神经兴奋为主的改变，表现为血糖和血压升高、心跳加快、肌肉紧张度增加等。

53．B。临床上采用格拉斯哥昏迷计分法，对睁眼、言语和运动 3 个方面评分，用于意识障碍程度的评估。最高 15 分表示意识清醒，低于 8 分表示昏迷，分数越低意识障碍越严重。

54．E。冷可减慢神经冲动传导，降低神经末梢敏感性；减轻由于组织充血、水肿压迫神经末梢而导致的疼痛。常用于软组织损伤早期、牙痛和烫伤。

55．C。乙型肝炎属于传染病，入住传染科限制患者活动属于社会因素的需要。社会因素包括人类的一切活动，如人们的卫生习惯、卫生条件、医疗卫生状况、生活条件、居住环境、人口流动、风俗习惯、宗教信仰、社会动荡等。近年来新发、再发传染病的流行，很大程度上受到了社会因素的影响。

56．A。一般室温以 18 ～ 22℃为宜；婴儿室、手术室、产房、老年病房等的室温以 22 ～ 24℃为宜。保持相对湿度为 50% ～ 60%。按时通风换气调节室内的温湿度，保持空气清新，每次以 30 分钟为宜。白天病区较理想的噪声强度为 35 ～ 40dB，护士在护理操作中应做到"四轻"为患者创造良好的休息环境。

57．E。开塞露是通过刺激肠壁引起排便反射来帮助排便，如果经常使用，直肠被刺激次数越多，它的敏感性就越差，患者身体一旦适应了该药将不再有反应，长期使用会造成依赖性。便秘患者的护理措施包括：帮助患者重建正常的排便习惯，每天定时排便 1 次。鼓励患者适当活动，卧床患者可以在床上活动或被动活动。多食蔬菜，水果和粗粮，多饮水。

58．C。患者进食时应分离氧气管道，保留鼻导管。使用氧气时，应先调节流量后应用。停用氧气时，应先拔出导管，再关闭氧气开关。中途改变流量，先将氧气和鼻导管分离，调好流量再接上。以免一旦开关出错，大量氧气进入呼吸道而损伤肺部组织。

59．C。人工取便法易刺激其迷走神经，故心脏病、脊髓损伤者慎用。

60．C。患者呈睡眠状态，可以唤醒，可以回答问题，有时不正确，很快又入睡，考虑该患者的意识状态属于嗜睡。嗜睡是意识障碍的早期表现，患者表现为睡眠时间过度延长，但能被唤醒，醒后可勉强配合检查及回答简单问题，停止刺激后患者又继续入睡。浅昏迷是指意识完全丧失，可有较少的无意识自发动作，对周围事物及声、光刺激全无反应。昏睡患者处于沉睡状态，正常的外界刺激不能唤醒，需大声呼唤或较强烈的刺激才能使其觉醒。意识模糊和谵妄是以意识内容改变为主的意识障碍。

61．C。该患者出现呼吸困难并伴有发绀，心率升高达 181 次 / 分，心音低钝，应采取半卧位。床头抬高 30°～ 50°，减少回心血量，减轻心脏负担。

62．A。患者扭伤致局部肿胀、疼痛，此时应局部用冰块冷敷。冷疗可减轻局部充血和出血，因冷可使血管通透性降低，血液黏稠度增加，减轻充血和水肿，使血液易于凝固。常用于软组织损伤早期（48 小时内）、扁桃体切除术后、鼻出血等。软组织损伤早期 48 小时内禁忌用热疗，热疗可因局部血管扩张而加重出血、肿胀和疼痛。

63．C。世界卫生组织（WHO）4 级疼痛分级法：

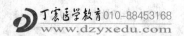
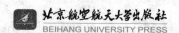

0 级：无痛；1 级（轻度疼痛）：有疼痛但不严重，可忍受、睡眠不受影响；2 级（中度疼痛）：疼痛明显、不能忍受、睡眠受干扰，要求用镇痛药；3 级（重度疼痛）：疼痛剧烈、不能忍受、睡眠严重受干扰，需要用镇痛药。

64．E。花生有益于脑血管疾病患者的健康，花生能够改善微血管循环，避免血栓形成，降低心血管疾病的发生率。

65．B。按输液时间（小时）＝[输液总量（ml）× 滴系数]/[每分钟滴数 60（分钟）] 计算，患者 8 时 30 分开始，[1000（ml）×15 滴 /ml]/[50×60（分）] ＝ 5 小时，故输液完成时间＝ 8 时 30 分＋ 5 小时＝ 13 时 30 分。

66．D。该患者患有慢性十二指肠溃疡，对慢性疼痛患者，应掌握疼痛发作的规律性，尽量在疼痛发作前给药，使疼痛的症状容易被控制，减轻患者不适。

67．D。正常瞳孔呈圆形，位置居中，边缘整齐，两侧等大，在自然光线下直径为 2 ～ 5mm。瞳孔散大是指瞳孔直径＞ 5mm。瞳孔缩小是指直径＜ 2mm；＜ 1mm 称为针尖样瞳孔。

68．D。为气性坏疽患者换药后的剪刀最佳的消毒方法为压力蒸汽灭菌法。压力蒸汽灭菌法是物理灭菌法中应用最广、效果最可靠的首选灭菌方法；利用高压高温饱和蒸汽所释放的潜热杀灭所有微生物及其芽胞；适用于耐高温、耐高压、耐潮湿的物品，如各类器械、敷料、搪瓷、玻璃制品、橡胶及溶液的灭菌，不可用于凡士林等油剂和滑石粉等粉剂。而燃烧法常用于破伤风梭状杆菌、气性坏疽杆菌等特殊感染细菌的敷料处理；也适用于无保留价值的物品，如污染纸张、医用垃圾等的处理。

69．C。慢性细菌性痢疾，病变多在乙状结肠和直肠，采用左侧卧位为宜。阿米巴病病变多在回盲部，采取右侧卧位，以提高治疗效果。

70．E。巴比妥钠属巴比妥类药物。巴比妥类中毒时，选择的洗胃溶液是 1 ：15 000 ～ 1 ：20 000 高锰酸钾；导泻：硫酸钠（高渗透作用）；禁

用碳硫酸镁导泻，因硫酸镁对心血管和神经系统有抑制作用，会加重巴比妥类药物的中毒。

71．B。H 代表皮下注射；皮内（ID）、肌内（IM）、静脉（IV）。

72．B。环形或圈形器械因边缘产生高压区，导致周围组织血液循环障碍而损害组织，已不推荐使用。

73．C。该患者身体状况较虚弱，不宜采用淋浴和盆浴，床上擦浴较适宜。

74．A。该患者服毒后意识清楚，应首选口服催吐法。口服催吐法适用于病情较轻、清醒且能合作的患者。液体温度 25 ～ 38℃，每次饮液量 300 ～ 500ml，用压舌板刺激舌根催吐。

75．B。当毒物性质不明时，应先抽吸胃内容物送检以明确毒物性质，洗胃溶液可选用温开水或生理盐水。待毒物性质明确后，再采用相应对抗剂洗胃。

76．B。青霉素过敏试验时，皮内注入 0.1ml 含青霉素 20 或 50U。

77．B。青霉素过敏性休克时，呼吸道症状和皮肤瘙痒为最早出现的表现。早期呼吸道黏膜有轻度水肿，可引起打喷嚏等鼻炎样反应。

78．B。该患者皮内注射青霉素 1 分钟后，局部皮肤发红，面色苍白，考虑不可能出现的反应是血清病型反应。血清病型反应一般于用药后 7 ～ 12 天发生症状，临床表现和血清病相似，有发热、关节肿痛、皮肤发痒、荨麻疹、全身淋巴结肿大、腹痛等。

79．A。该患者皮内注射青霉素 1 分钟后，局部皮肤发红，面色苍白考虑发生了过敏性休克。发生过敏性休克的首要抢救措施是立即停止用药，就地平卧，给予 0.1% 盐酸肾上腺素皮下注射。

80．C。马斯洛的需要层次理论中人的基本需要层次有，生理的需要、安全的需要、爱与归属的需要、尊重的需要、自我实现的需要。其中爱与归属的需要是指个体对家庭、朋友、伙伴的需要，希望得到他人的爱和给予他人爱的需要，若无法

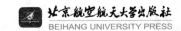

满足，会产生孤独、空虚、被遗忘等痛苦。

81．B。马斯洛的需要层次理论中人的基本需要层次有，生理的需要、安全的需要、爱与归属的需要、尊重的需要、自我实现的需要。其中安全的需要是指安全感、避免危险、生活稳定有保障，护士为患者介绍病区环境满足患者的安全需要，为患者提供良好的治疗性环境。

82．C。保留肛管不超过 20 分钟，长时间留置肛管可降低肛门括约肌的反应，甚至导致永久性松弛，必要时可间隔 2～3 小时重新插管排气。

83．E。多食水果、蔬菜等富含粗纤维素的饮食，有利于肛管排气，减轻腹胀。

84．B。该患者的血压值为 162/92mmHg，已经属于高血压的范围而非临界高血压。正常成人在安静状态下收缩压 90～139mmHg，舒张压 60～89mmHg，脉压 30～40mmHg。该患者的脉压为收缩压 - 舒张压 =70mmHg，脉压＞40mmHg 为脉压增大。心前区疼痛是心肌缺血缺氧引起的，主要见于冠心病，冠心病是在冠状动脉粥样硬化后造成血管腔狭窄、阻塞，导致心肌缺血、缺氧或坏死引起的心脏病。

85．E。患者对自己的血压情况紧张，护士应安慰患者并指导其自己控制情绪，调整生活节奏，生活环境应安静，避免噪声刺激和引起精神过度兴奋的活动，促进身心休息，提高机体活动能力，在饮食上也要注意减少钠盐摄入（＜6g/d）。但不可饮酒，因酒精可加速心率，导致血压升高。

86．C。测血压时患者肱动脉与心脏应位于同一水平，坐位时手臂平第 4 肋软骨；仰卧位平腋中线。护士应驱尽袖带内空气，平整缠绕于上臂中部，下缘距肘窝 2～3cm，松紧以能塞入 1 根手指为宜。

87．B。一般右上肢血压高于左上肢 10～20mmHg，下肢血压高于上肢 20～40mmHg。

88．E。低盐饮食要求：成人盐摄入＜2g/d（含钠 0.8g），但不包括食物内自然存在的氯化钠。禁食一切腌制食品，如咸菜、咸肉、香肠、皮蛋等。

89．B。无盐低钠饮食是除钠盐外，还需要控制摄入食物中自然存在的含钠量，即＜0.5g/d。

90．C。护患关系常用的沟通技巧有倾听、核实、提问、重复、澄清和阐明、沉默、触摸。其中倾听是指全神贯注地接受和感受交谈对象发出的全部信息（包括语言信息和非语言信息），并做出全面的理解。在倾听过程中要与对方保持适当的距离（1m 左右为好），采取稍向对方倾斜的姿势，保持目光的接触。在倾听时，护士不要急于作出判断，应给予患者充分诉说的时间，从而更全面完整地了解情况。非必要时，护士避免随意插话或打断患者的话题，随意插话或制止患者说话均为不礼貌的行为。护士应待患者诉说完后再说明自己的观点。

91．D。护士询问患者"您刚才说您左边手有些麻木，对吗？"是应用沟通技巧的核对。护患关系常用的沟通技巧有倾听、核实、提问、重复、澄清和阐明、沉默、触摸。其中核实是指交谈者在倾听过程中，为了核对自己对内容的理解是否准确所采用的交谈技巧，是一种反馈机制，体现了高度负责的精神，主要包括重述、改述、澄清和归纳总结 4 种方式。

92．A。青霉素过敏试验阳性表现为局部皮丘隆起，出现红晕硬块，直径＞1cm，或周围出现伪足、有痒感，严重时出现过敏性休克。

93．C。破伤风过敏试验阳性，局部反应为皮丘红肿、出现硬结，直径大于 1.5cm，红晕超过 4cm，有时出现伪足、痒感，严重时出现过敏反应。

94．E。强心苷类药的治疗剂量和中毒剂量接近，易发生中毒，使用后应重点观察其中毒反应。用药时严格遵医嘱用药，用药前应先测量心率。静脉给药时务必稀释后缓慢静注，观察患者用药后的反应，同时监测心律、脉率、心电图及血压变化。

95．A。健胃药（如健胃消食片）应在餐前服，以促进消化液分泌，增加食欲。助消化药及对胃黏膜有刺激性的药餐后服，以减少刺激。服磺胺类药物后，应多饮水，避免尿少析出结晶，堵塞肾小管。抗生素类药物应准时给药，以维持药物在血液中的有效浓度。对牙齿有腐蚀性或染色

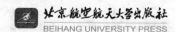

作用的药物如酸剂、铁剂、铋剂，避免与牙齿接触，用吸水管吸入。

96．B。已开启的无菌溶液有效期为 24 小时，余液只可用于清洁操作。

97．D。压力蒸汽灭菌法灭菌的物品是用纺织物包裹的，而使用纺织品材料包装的无菌物品如存放环境符合要求，有效期为 14 天，否则一般为7 天。医用一次性纸袋包装的无菌物品，有效期为 30 天；使用一次性医用皱纹纸、一次性纸塑袋、医用无纺布或硬质密封容器包装的无菌物品，有效期为 180 天；由医疗器械生产厂家提供的一次性使用无菌物品遵循包装上标识的有效期。

98．A。铺好的无菌盘防潮湿、污染，有效时间不超过 4 小时。

99．A。个体通过完好的皮肤来抵抗外界细菌的入侵，其防御机制属于生理应对。人们通常采用以下防卫机制抵抗应激源的损害：第一道防卫是生理防卫和心理防卫，生理防卫包括遗传素质、身体状况、营养状态及免疫功能等；心理防卫是指心理上对应激做出适当反应的过程，如焦虑、否认、忽视、压抑、转移等。第二道防卫是自我帮助，当应激源较强，应激反应严重，而个体第一道防卫相对较弱时，就必须采用自我帮助来对抗和控制应激反应，以减少疾病的产生。第三道防卫是专业帮助，第二道防卫失败，人就可能患上心身疾病，就必须及时寻找医护人员的帮助，以提高患者的应对能力。

100．B。该患者主要通过阅读、听音乐等转移注意力等心理防卫减少压力。人们通常采用以下防卫机制抵抗应激源的损害：第一道防卫是生理防卫和心理防卫，生理防卫包括遗传素质、身体状况、营养状态及免疫功能等；心理防卫是指心理上对应激做出适当反应的过程，如焦虑、否认、忽视、压抑、转移等。第二道防卫是自我帮助，当应激源较强，应激反应严重，而个体第一道防卫相对较弱时，就必须采用自我帮助来对抗和控制应激反应，以减少疾病的产生。第三道防卫是专业帮助，第二道防卫失败，人就可能患上心身疾病，就必须及时寻找医护人员的帮助，以提高患者的应对能力。

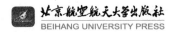

护师专业实践能力单科试卷三答案与解析

1. A。脓血便多见于细菌性痢疾、溃疡性结肠炎等。柏油样便提示上消化道出血，暗红色便提示下消化道出血。鲜血便多见于肛裂、痔疮、直肠息肉、直肠癌等。米泔样便多见于霍乱、副霍乱。果酱样便多见于阿米巴痢疾、小儿肠套叠。

2. C。弗洛伊德的人格结构理论由本我、自我、超我三部分组成。本我是人格最主要的部分，是潜意识欲望的根源，包含遗传的各种内容，与生俱来。本我受快乐原则支配，目的在于争取最大的快乐和最小的痛苦。

3. B。面罩法是将面罩置于患者口鼻部，氧气自下端输入，呼出的气体从面罩两侧孔排出。适用于张口呼吸及病情较重、烦躁不安的患者。成人氧流量 6 ～ 8L/min，小儿 1 ～ 3L/min。

4. A。强酸、强碱等强腐蚀性毒物中毒禁忌洗胃，以免导致胃穿孔。酸性物中毒时，应选择镁乳，牛奶，蛋清水，禁止强酸药物洗胃。

5. A。开颅手术后常采取头高足低位，可以有效预防脑水肿。

6. A。纽曼的健康系统模式分为三级。其中一级预防指个体系统在应激反应产生之前就进行干预，其目的在于控制和减少应激源以及加强弹性防御线的功能，即通过识别环境中的应激源、危险因素，采取干预措施以减少或消除危险因素，保护正常防御线，避免发生应激反应或降低反应强度。

7. B。根据奥伦的观点，一般的自理需求主要包括空气、水分及食物，排泄功能，活动与休息的平衡，满足社会交往的需要，避免有害因素对机体的刺激，促进人的整体功能与发展的需要，是生命的所有阶段都会出现的需求。

8. E。护士协助患者进餐时，饭与菜、固体与液体食物应交替喂食。护士协助需要喂食的患者，应按照其进食习惯、次序与方法等耐心喂食；鼓励卧床患者自行进食，将食物、餐具等放在方便取放的位置；对双目失明或眼睛被遮盖的患者，可按照时钟平面图放置食物，并告知方向、位置、名称，利于患者进食；协助患者采取舒适的进餐姿势。

9. A。常见的中效消毒剂有碘伏、乙醇、低浓度含氯消毒剂，可杀灭细菌繁殖体、真菌、病毒，可杀灭分枝杆菌如结核杆菌，但不可杀灭细菌芽胞。

10. A。汉斯·塞利（Hans Selye），加拿大著名的心理、生理学家，代表作有《压力》又称《应激》，被称为"压力学之父"。

11. D。尿频、尿急、尿痛是膀胱结核的典型症状。尿频出现最早，晚期尿频更加严重，甚至出现尿失禁。

12. D。忌碘饮食是用来协助检查甲状腺功能的试验饮食，检测前 2 周应忌用含碘高的食物，如紫菜、海带、海蜇、海米、鱼、虾、淡菜、卷心菜、加碘食盐等。

13. D。biw 是 bisinweek 的缩写，中为含义是每周 2 次。

14. B。人际距离分为 4 种：亲密距离（< 50cm）适用于彼此关系亲密或亲属之间，当护士在进行查体、治疗、安慰时，与患者之间的距离属于亲密距离。个人距离（50 ～ 100cm）适用于老同学、老同事及关系融洽的师生、邻里之间，护士与患者的交谈。社会距离（110 ～ 400cm）适用于参加正式社交活动或会议，彼此不十分熟悉的人之间，如护士同事一起工作时或护士通知患者做检查、吃饭等。公共距离（> 400cm）适用于教师上课、参加演讲、作报告等。

15. D。不舒适是指个体身心不健全或有缺陷、

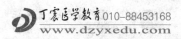
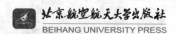

周围环境有不良刺激、对生活不满、身心负荷过重的一种感觉。当患者基本的生理需要得不到全部满足，身体出现不适或感到疼痛，会给患者带来严重的不舒适，为不舒适的最高表现形式。

16．C。乙醇是一种挥发性液体，拭浴时在皮肤上蒸发迅速，带走大量热量。同时乙醇还可刺激皮肤血管扩张，易于机体散热。

17．E。该患者有头虱，应先行灭虱处理，预防患者之间传染和疾病传播。百部酊主要成分是百部草，有杀虫、止痒、灭虱的功能。

18．A。人际沟通的两种形式包括语言沟通和非语言沟通。语言沟通是指以语言文字为媒介的一种准确、有效的沟通形式，根据语言的表达形式，可分为口头语言沟通和书面语言沟通。非语言沟通是指通过非语言媒介，如表情、眼神、动作等实现的沟通。

19．E。患者是生病才入院，而疾病本身会给患者带来不期望的痛苦，医院也是患者不希望再次踏入之地。欢迎再来不适合作为欢送患者出院时的用语。

20．A。尸体护理时将床放平，使尸体仰卧，头下置一枕头，目的是防止面部淤血变色。应用屏风遮挡尸体，撤去一切治疗用物，便于尸体护理，防止尸体受压，引起皮肤损伤；有义齿者代为装上，可避免脸形改变，使脸部稍显丰满。用血管钳将未脱脂棉花垫塞于口、鼻、耳、肛门、阴道等孔道，防止液体外溢，但棉花勿外露；将3张尸体识别卡分别系在尸体右手腕部、尸体腰前的尸单上以及尸屉外面，便于识别尸体。

21．C。枸橼酸钠中毒表现为手足抽搐，出血倾向，血压下降，心率缓慢，甚至心脏骤停。

22．A。低分子右旋糖酐可降低血液黏稠度，减少红细胞聚集，防止血栓形成，改善微循环，增加组织灌注，中分子右旋糖酐提高血浆胶体渗透压，扩充血容量。葡萄糖溶液常用于补充水分和热能，其进入人体后分解迅速，通常作为静脉给药的稀释剂，常用溶液有5%和10%葡萄糖。白蛋白和水解蛋白可补充蛋白质抗体，促进组织修复，提高人体抵抗力。

23．E。隐血试验前3天禁食肉类、动物肝脏、血、含铁丰富的食物或药物、绿色蔬菜，以免造成假阳性；可食豆制品、土豆、冬瓜等非绿色蔬菜，还可食米饭、馒头等。

24．C。1994年WHO西太平洋地区办事处提出了"健康新视野"的战略框架。1995年发表《健康新视野》文献，明确指出：未来的工作方向必须将侧重点从疾病本身转向导致疾病的危险因素和促进健康方面。

25．C。白陶土色便提示胆管梗阻；柏油样便提示上消化道出血；暗红色便提示下消化道出血；粪便表面粘有鲜血见于痔或肛裂；果酱样便常见于肠套叠、阿米巴痢疾；白色"米泔水"样便常见于霍乱、副霍乱。

26．A。收集资料时的交谈是有计划、有目的的交流谈话，注意运用沟通技巧，避免不良沟通行为，如注意倾听、及时反馈、语句表达清晰、语意明确、语速适当等，并控制好谈话的内容，引导交谈，避免跑题，目的是获得患者的健康资料。沟通感情，建立良好的护患关系，及时向患者反馈有关其病情、检查、治疗、康复等方面的信息，为患者提供心理支持。交谈前要做好准备，选择舒适、安静、有利于保护患者隐私的交谈环境，根据患者身体状况选择适当交谈时间。

27．B。知识需要不属于人的基本需要。人的基本需要层次包括：生理的需要、安全的需要、爱与归属的需要、尊重的需要和自我实现的需要5个方面的内容。

28．D。护理工作中违反有关规章制度的包括：执行医嘱不严格，如医嘱执行失误、盲目执行错误医嘱、擅自改变医嘱等。

29．B。马斯洛的需要层次理论中人的基本需要层次：生理的需要、安全的需要、爱与归属的需要、尊重的需要、自我实现的需要。其中安全的需要是指安全感、避免危险、生活稳定有保障。患者希望了解有关用药方面的知识，主要是对用药效果和安全系数的担心，属于安全需要。

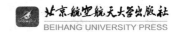

30．A。正常人的体温一般恒定在37℃左右，是通过下丘脑体温调节中枢的作用，使产热和散热处于动态平衡的结果。脑水肿濒死患者的下丘脑受抑制，丧失对体温的调节能力，因此可出现体温过高。

31．C。术中急需一把器械，宜采用压力蒸汽灭菌法，该方法是物理灭菌法中应用最广、效果最可靠的首选灭菌方法。适用于耐高温、耐高压、耐潮湿的物品，如各类器械、敷料、搪瓷、玻璃制品、橡胶及溶液的灭菌。下排气式压力蒸汽灭菌法压力103～137kPa、温度121～126℃，经15～30分钟达灭菌效果。预真空压力蒸汽灭菌法在负压作用下，蒸汽能迅速穿透物品，压力达205kPa，温度达132℃，维持4～5分钟即可达到灭菌的效果。环氧乙烷熏蒸法消毒器械时，达到灭菌时间为150～240分钟。紫外线照射法、乳酸熏蒸法常用于空气消毒；空气消毒有效照射距离不超过2m，照射时间不少于30分钟；物品表面消毒有效照射距离为25～60cm，消毒时间为20～30分钟。戊二醛浸泡法浸泡器械时达到灭菌效果的时间是10小时。

32．B。皮肤护理的目的有去除皮肤污垢，保持皮肤的清洁，促进患者的舒适，促进患者皮肤血液循环，防止压疮的发生，而不是使皮肤的屏障作用降低。

33．E。外文缩写hs，中文译意是临睡前。外文缩写st，中文译意是立即。外文缩写qd，中文译意是每日1次，给药时间是8:00。外文缩写qh，中文译意是每1小时1次。外文缩写qn，中文译意是每晚1次，给药时间是20:00。

34．B。留24小时尿标本用浓盐酸进行防腐其作用是防止尿中激素被氧化。用甲醛防腐剂是固定尿中有机成分；用甲苯可以保持尿液中的化学成分不变，防止细菌污染。

35．B。因面部危险三角区血管丰富又无静脉瓣，且与颅内海绵窦相通，热疗能使该处血管扩张，血流量增多，导致细菌和毒素进入血液循环，使炎症扩散，造成颅内感染和败血症。因此，面部危险三角区感染化脓时禁忌热疗。

36．A。易氧化和遇光变质的药物有氨茶碱、维生素C、盐酸肾上腺素、硝酸甘油、硝普钠、碘酊、碘伏等，应避光、密闭保存，注射用针剂放入用黑纸遮盖的盒内。

37．C。抽取生化检验血标本应在清晨空腹采集，因此时各项生化指标处于相对恒定的状态，所以事先应告知患者勿进食、饮水，以免影响检验结果。

38．D。急性肺水肿的治疗措施不包括地高辛，地高辛为口服制剂，使用维持量给药法，主要适用于中度或慢性心力衰竭的维持治疗。发生急性肺水肿时应取端坐位，两腿下垂，以减少静脉回流，减轻心脏负担。高流量氧气吸入，同时给予20%～30%乙醇溶液湿化吸氧。急性肺水肿可用阿片类药物如吗啡皮下或静脉注射，可减少急性肺水肿患者的焦虑及呼吸困难引起的痛苦。此类药物还具有扩血管的功能，主要降低心脏前负荷，同时降低交感系统兴奋性；毛花苷丙缓慢静脉注射。

39．E。无菌包应定期灭菌，有效期为7天；已开包未被污染的无菌包，包内物品的有效期为24小时。

40．A。易挥发、潮解、风化的药物包括酵母片、乙醇、过氧乙酸、糖衣片等药物，应装在密闭瓶内，拧紧瓶盖。

41．E。护士对患者进行健康教育指导时不应告诉患者定时采用简易通便法，如使用开塞露、甘油栓等。定时用药通便会使患者腹壁肌肉张力下降，胃肠蠕动减慢，肛门括约肌松弛，导致对粪便控制能力下降，出现排便功能异常，应避免对药物产生依赖性。必要时才可给予灌肠或辅助排便。

42．C。每次吹气应持续1秒以上，看见患者胸廓抬起为有效。潮气量500～600ml。

43．B。使用破伤风抗毒素超过7天，需再次使用时应重新做过敏试验。

44．C。血气分析检查是氧疗的客观指标。PaO_2是反映缺氧的敏感指标，是决定是否给氧的重要

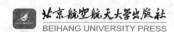

依据，PaO2＜50mmHg（6.6kPa），应给予吸氧。

45．D。稽留热是指体温持续在39.0～40.0℃，达数天或数周，24小时波动范围＜1.0℃，常见于肺炎链球菌肺炎、伤寒等。

46．E。仰头提颏法是在患者无明显头、颈部外伤时采用。施救者一手置于患者前额，另一手的食指与中指置于下颏骨部向上抬起，使下颌尖和耳垂的连线与地面垂直，来打开气道。

47．C。急性细菌性膀胱炎发病突然，主要表现为尿频、尿急、尿痛等膀胱刺激症状，甚至数分钟排尿一次，并有排尿不尽感，全身症状不明显，常有终末血尿。妊娠早期膀胱受增大子宫的压迫，可出现尿频，妊娠12周以后，子宫体高出盆腔，尿频症状消失。膀胱结核表现为无痛性尿频、脓尿、血尿。急性肾盂肾炎最典型的症状为突发高热和膀胱刺激征，合并全身中毒症状，可有单侧或双侧腰痛、肾区叩击痛及脊肋角压痛。

48．A。易氧化和遇光变质的常见药物有氨茶碱、维生素C、盐酸肾上腺素、硝酸甘油、硝普钠、碘酊、碘伏等，应避光、密闭保存，注射用针剂放入用黑纸遮盖的盒内。

49．E。日常护理用语包括招呼用语、介绍用语、电话用语、安慰用语和迎送用语。护士对于要出院的患者交待的话语，属于迎送用语。

50．B。血红蛋白尿呈浓茶色或酱油色，由大量红细胞被破坏所致，主要见于血型不合输血后的溶血、恶性疟疾等。血尿呈红色或棕色，含红细胞量多时呈洗肉水色，主要见于急性肾小球肾炎、泌尿系统结石、肿瘤、结核及感染等。胆红素尿呈深黄色或黄褐色，振荡后泡沫亦成黄色，主要见于阻塞性黄疸及肝细胞性黄疸。乳糜尿呈乳白色，由于尿液中有淋巴液，主要见于丝虫病。

51．B。输血时血液内不得随意加入其他药品，如钙剂、酸性或碱性药物、高渗或低渗溶液，以防血液变质。按静脉输液法建立输血通道，先输入生理盐水少许。输血前以手腕旋转血袋，将血液轻轻摇匀。但应避免剧烈振荡，以免红细胞大量破坏引起溶血。不能将血液加温，防止血浆

蛋白凝固变性而引起反应，应在室温下放置15～20分钟后再输入。输血前首先应采集血标本，填写输血申请单和备血单，做血型鉴定和交叉配血试验。凭取血单与血库人员共同做好"三查八对"。根据配血单采集血标本，每次为一位患者采集，禁止同时采集两位患者的血标本，以避免发生差错。操作后再次核对。

52．E。该患者被铁钉扎伤，近两天出现发热、厌食、张口受限、咀嚼困难，苦笑面容，判断该为破伤风患者。破伤风的典型表现就是，咀嚼困难、张口受限、牙关紧闭、苦笑面容等。破伤风的患者应执行接触隔离。接触隔离还适用于经体表或伤口直接或间接接触而感染的疾病，如丹毒、气性坏疽、狂犬病、铜绿假单胞菌感染等。

53．A。该患者未婚，先兆流产，护士在收集资料是采取合理有效沟通，创造良好的沟通环境，不侵犯患者隐私，学会有效地倾听，重视沟通细节的处理。考虑接收者的观点和立场，避免一味说教。对于该患者的沟通中，要注意为患者保密，因此应该选择一个单独的房间交谈。

54．D。该患者因肝区疼痛、腹水、呼吸困难而感到痛苦，出现了轻生的念头，判断其属于临终患者的心理反应中的忧郁期。忧郁期又称为抑郁期。患者的身体更虚弱，病情恶化，内心被强烈的失落感所占据。"好吧，那就是我！"出现悲伤、情绪低落、抑郁和绝望，希望家人、朋友能够时常陪伴在身旁。逐渐对周围事物失去兴趣，少言寡语，反应迟钝。

55．C。压疮的分期有淤血红润期、炎性浸润期、浅度溃疡期、坏死溃疡期。其中炎性浸润期是指皮肤的表皮层、真皮层之间发生损伤或坏死。主要表现为受压部位呈紫红色，皮下产生硬结，表皮常有水疱，易破溃；水疱破坏后表皮脱落显露潮湿、红润的创面，患者有痛感。该患者骶尾部呈紫红色，皮下有硬结和水疱，可判断该患者的压疮处于炎性浸润期。此期若解除受压，改善局部血液循环，清洁创面，仍可阻止压疮进一步发展。

56．D。止咳糖浆对呼吸道有安抚作用，同时服

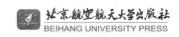

用多种药物时，最后服用止咳糖浆，服后不饮水，以免冲淡药液。

57．E。胃大部切除术后无休克者取半卧位，使腹腔内渗液流入盆腔，有利于炎症局限和引流，缓解中毒症状，减轻腹部切口缝合处的张力，放松腹肌，减轻疼痛。

58．B。该患者脑脊液检查呈化脓性改变、涂片和培养可找到脑膜炎双球菌，考虑可能发生了化脓性脑膜炎。化脓性脑膜炎常见入侵途径有上呼吸道感染、胃肠道感染、皮肤、黏膜及新生儿脐部感染，少数由其邻近组织感染，如中耳炎乳突炎等，直接到脑膜。

59．C。该患者应用青霉素数秒钟后出现呼吸困难、面色苍白、出冷汗、烦躁不安、血压下降，考虑发生了过敏性休克。过敏性休克的首要抢救措施是停止用药，就地平卧，给予0.1%盐酸肾上腺素皮下注射0.5～1ml。

60．C。人的基本需要层次：生理的需要、安全的需要、爱与归属的需要、尊重的需要和自我实现的需要。其中生理的需要是人类生存最基本的需要，也是最低层次的需要，是其他需要的基础，如空气、水、食物、睡眠、排泄、休息、适宜的温度及避免疼痛等。

61．C。该患者大量呕血，致心悸、呼吸急促，血压下降达血压65/40mmHg，说明该患者已出现休克症状，应取中凹卧位。中凹卧位为抬高头胸10°～20°，抬高下肢20°～30°，抬高头胸部有利于保持呼吸道通畅，改善通气功能而缓解缺氧症状；抬高下肢有利于静脉血回流，增加心排血量而使休克症状缓解。

62．A。青霉素发生过敏性休克时，应立即协助患者平卧，头稍低，注意保暖，给予氧气吸入，遵医嘱立即皮下或静脉注射0.1%盐酸肾上腺素0.5～1ml，必要时重复注射。

63．B。当毒物性质不明时，应先抽吸胃内容物送检以明确毒物性质，洗胃溶液可选用温开水或生理盐水。待毒物性质明确后，再采用相应对抗剂洗胃。

64．C。阿米巴痢疾病变多在回盲部，采取右侧卧位，主要是利于药物达到治疗部位，以提高治疗效果。

65．C。该患者的焦虑主要来源于对疾病的恐惧、不了解，对预后没有信心，护士应该从科学的角度帮他介绍疾病的情况并回答患者的问题，接触焦虑，增强治疗信心。

66．D。冷治疗应有适当的时间，以20～30分钟为宜，如需反复使用，中间必须给予1小时的休息时间，让组织有一个复原过程，防止产生继发效应而抵消应有的生理效应。

67．B。佩皮劳将护患关系分为4个连续的阶段为认识期、确认期、开拓期，解决期。其中确认期是通过收集资料之后，根据患者情况确定合理帮助的阶段，此期主要是使患者适当调整自身状态，服从护士的管理，并乐于接受帮助。

68．C。管饲是将导管插入胃肠道，注入营养丰富的流质、营养液、水分和药物的方法。根据导管插入的途径不同可分为口胃管-导管由口插入胃内；鼻胃管-导管由鼻腔插入胃内；胃造瘘管-导管经胃造瘘口插入胃内；空肠造瘘管-导管经空肠造瘘口插至空肠内；鼻肠管-导管由鼻腔插入小肠内。因胃大部切除术后，残胃可与十二指肠或空肠吻合，故术后早期宜采用鼻肠管。

69．B。伤寒患者降温过程中出汗多、身体虚弱，应采用半流质少渣饮食，以补充液体，便于消化。

70．C。乙醇拭浴属全身冷疗，是通过乙醇的蒸发和传导作用来增加散热。禁忌冷疗的部位是足底和腹部，防止反射性末梢血管收缩而阻碍散热，警惕引起一过性冠状动脉收缩和腹泻、腹痛。

71．B。流行性脑脊髓膜炎属于脑膜炎奈瑟菌感染，是以呼吸道飞沫传播。早期发现患者应立即就地隔离，呼吸道隔离至症状消失后3天，但不少于发病后7天。

72．B。呼吸道隔离患者的主要隔离措施有：同一病原体感染者可住同一病室，有条件时尽量使隔离病室远离其他病室。通向过道的门窗须关闭，患者离开病室时需戴口罩。医务人员进入病室时

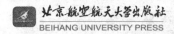

需戴口罩，并保持口罩干燥，必要时穿隔离衣。为患者准备专用的痰杯，口、鼻分泌物须经消毒处理后方可丢弃。从隔离病区出来的物品需消毒，而从清洁区或无菌区进入隔离病区的物品无需消毒处理。

73．D。敌百虫（美曲磷酯）中毒时，选择的洗胃溶液是1%盐水或清水，1∶15 000～1∶20 000高锰酸钾，禁用碳酸氢钠洗胃，因遇碱性药物可分解出毒性更强的敌敌畏。

74．D。在洗胃过程中如灌洗引出液体呈血性或血压下降，应立即停止洗胃，通知医生，协助紧急处理。洗胃时应密切观察患者生命体征、面色、意识变化及抽出液的性质和有无腹痛等。

75．D。世界卫生组织（WHO）4级疼痛分级法：0级：无痛；1级（轻度疼痛）：有疼痛但不严重，可忍受、睡眠不受影响；2级（中度疼痛）：疼痛明显、不能忍受、睡眠受干扰，要求用镇痛药；3级（重度疼痛）：疼痛剧烈、不能忍受、睡眠严重受干扰，需要用镇痛药。

76．C。要素饮食是一种化学精制食物，含有全部人体所需要的易于吸收的营养成分，无需经过消化过程，可直接被肠道吸收，是营养全面的无渣饮食。

77．D。停用要素饮食时，需要逐渐减量，不可突然停用，否则会出现心慌、脉速、出汗、乏力等低血糖等症状。要素饮食一般原则是由低浓度、少剂量、慢速度开始，等待患者可以耐受，未出现不良反应后，逐渐增加浓度、剂量和注入速度。长期使用要素饮食者，需要补充维生素、矿物质及微量元素。管喂要素饮食过程中，应加强对患者的巡视，如出现恶心、呕吐、腹胀、腹泻等症状时应查找原因，轻度反应者可适当调整浓度、剂量、温度和注入速度，重度反应者可暂停管喂。要素饮食口服温度是37℃。

78．D。该患者应用青霉素后出现胸闷、面色苍白、出冷汗、血压下降、脉搏细速等表现，判断其发生了青霉素过敏性休克。青霉素过敏性休克是最严重的一种反应。一般在用药后数秒至数分钟之内闪电般发生，绝大多数发生在用药30分钟内，

30分钟后发生少见，连续用药过程中发生极少见。呼吸道症状和皮肤瘙痒为最早出现的表现。

79．B。青霉素发生过敏性休克时，应立即协助患者平卧，头稍低，注意保暖，给予氧气吸入，遵医嘱立即皮下或静脉注射0.1%盐酸肾上腺素0.5～1ml，必要时重复注射。

80．C。发生心脏骤停时应立即行胸外心脏按压。胸外心脏按压是心脏骤停后的急救处理的第一个步骤。有效的胸外心脏按压可产生60～80mmHg的动脉压，对成功复苏极为关键。

81．E。胸外心脏按压按压频率是100～120次/分，深度是使胸骨下陷5～6cm。

82．B。发生室颤时应立即采取非同步电复律，同步电复律主要适用于心室颤动、心室扑动、无脉性室性心动过速者。直流同步电复律适用于室颤和室扑以外的快速心律失常，如室上速、持续性房颤等。心脏电复律是指用高压强电流使心肌瞬间同时除极，消除异位心律失常，使之转复为窦性心律的方法。

83．B。客观资料是指护士通过观察、体检、仪器检查或实验室检查获得的资料，如体温升高、血压下降、脉搏不规则、心脏杂音、黄疸加重等。主观资料是指患者的主诉或主观感觉，是患者对自己健康状况的认知和体验，如头晕、乏力、瘙痒、恶心、疼痛等。

84．D。收集资料是护士系统运用视、触、叩、听、嗅等体格检查手段和技术对护理对象进行检查和收集资料的方法。结合该患者的症状和体，在评估者时没有用到嗅觉观察方法。

85．D。问诊是护理人员通过与患者及有关人员的交谈、询问，以获取其所患疾病的发生、发展情况、诊治经过、既往身心健康状况等健康史的过程，是了解病情的主要方法，也是获得诊断依据的重要手段。该患者身体不适症状较为明显，现阶段的重点应是了解患者的生活状况和自理程度，以便制订和实施相关的护理措施。

86．C。奥伦根据患者的自理需要和自理能力以及护士提供的帮助将护理系统分为全补偿护理系

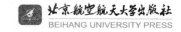

统、部分补偿护理系统和支持 - 教育系统。其中支持 - 教育系统是指患者能够满足自理需要，但需要护士提供支持、教育以及指导等服务才能够完成，如乳腺癌术后恢复期进行患肢的功能锻炼、糖尿病患者的胰岛素注射等。

87．A。奥伦根据患者的自理需要和自理能力以及护士提供的帮助将护理系统分为全补偿护理系统、部分补偿护理系统和支持 - 教育系统。其中全补偿护理系统是指患者完全没有自理能力，需要护士给予全面的照顾。适用于在神志上和体力上均无法满足自理需要的患者，如昏迷患者、全身麻醉患者或植物人；神志虽然清醒，但在体力上无法满足自理需要的患者，如高位截瘫的患者或医嘱限制其活动的患者；体力上虽能满足其自理需求，但存在严重的智力缺陷或精神障碍的患者，如老年痴呆以及精神分裂症患者等。

88．A。沟通双方距离包括：亲密距离（＜50cm）、个人距离（50～100cm）、社会距离（110～400cm）、公众距离（＞400cm）。

89．B。沟通双方距离包括：亲密距离（＜50cm）、个人距离（50～100cm）、社会距离（110～400cm）、公众距离（＞400cm）。

90．E。低盐饮食适用于急慢性肾炎、心脏病伴水肿、肝硬化腹水、重度高血压等患者，但水肿较轻者。

91．A。高热量饮食适用于热能消耗较高的患者，如甲状腺功能亢进症、高热、烧伤、结核病及产妇。

92．B。软质饮食适用范围是消化功能差，低热，咀嚼不便，老人、幼儿及术后恢复期患者。

93．A。膀胱镜检查采取截石位，仰卧于检查台上，两腿分开，放于支腿架上，臀部齐台边，两手放于胸部或身体两侧。截石位适用范围是会阴、肛门部位的检查、治疗、手术。

94．B。乙状结肠镜检查时取屈膝仰卧位，便于充分暴露检查部位。具体方法为：患者仰卧，头下垫枕，两臂置于身体两侧，两脚平踏于床上，两膝屈起并稍向外分开。

95．A。尸僵一般在死后1～3小时开始出现，4～6小时展到全身，12～16小时展至高峰，24小时尸僵开始减弱，肌肉逐渐变软，称尸僵缓解。

96．E。尸体腐败是死后24小时先从右下腹开始，逐渐扩展至全腹，最后波及全身。

97．B。脑外伤患者降温的重点在头部，戴冰帽可降低脑细胞代谢，提高脑组织对缺氧的耐受性，减轻脑细胞的损害。

98．D。热疗使局部血管扩张,血液循环速度加快,促进组织中毒素、废物的排出；血量增多,白细胞数量增多,吞噬能力增强和新陈代谢增加,营养状态改善使机体局部或全身的抵抗力和修复力增强。炎症早期热疗,可促进炎性渗出物吸收与消散；炎症后期热疗,可促进白细胞释放蛋白溶解酶,使炎症局限。

99．A。留取粪培养标本时，若患者无便意，可用长无菌棉签蘸无菌生理盐水，由肛门插入6～7cm，顺一方向轻轻旋转后退出，将棉签置于培养管内。

100．D。用10%水合氯醛灌肠时肛管插入肛门至直肠的长度是15～20cm。

护师专业实践能力单科试卷四答案与解析

1．B。发展的自理需要是指在生命发展过程中各阶段特定的自护需要以及在某种特殊情况下出现的新的需求（如怀孕期、儿童期、青春期、更年期、丧亲者的适应等）。

2．A。尸斑是指血液循环停止，重力作用使血液坠积于尸体的最低部位，皮肤出现暗红色斑块或条纹。一般在死后2～4小时开始出现于尸体的最低部位。

3．C。由于护理人员在工作中不专心细致，一时粗心或遗忘给一位未做青霉素过敏试验的患者注射了青霉素，导致患者死亡，此行为构成了渎职罪。

4．A。社区卫生服务以预防、保护和促进健康三个方面为主要内容。其中促进健康，主要是安排有益健康的活动，让社区成员参与，如健身操、饮食营养指导、良好卫生习惯宣教等。

5．C。2岁以下婴幼儿臀部肌内注射应选用臀中肌、臀小肌，不宜选择臀大肌注射，因婴幼儿肌肉发育不完善，有损伤坐骨神经的危险。股外侧肌可供多次注射，因大血管、神经干很少通过。注射时不可刺入过深，并注意固定针头和小儿肢体，防止针头折断。注射部位交替使用，避免在有硬结的部位注射。

6．E。人的基本需要层次包括：生理的需要、安全的需要、爱与归属的需要、尊重的需要和自我实现的需要5个方面的内容。机体为了维持身心平衡并求得生存、成长与发展，在生理和心理上最低限度的需要；它包括生理的、社会的、情绪的、知识的及精神的需要；这些需要相互影响、相互作用，在健康状态下保持动态平衡；当基本需要得不到满足时，就会出现机体的失衡而导致疾病。

7．E。安置舒适体位是减轻或解除伤口疼痛的重要措施。

8．B。咳痰是借助支气管黏膜上皮的纤毛运动、支气管平滑肌的收缩及咳嗽反射，将呼吸道分泌物经口腔排出体外的动作。深昏迷患者对外界任何刺激均无反应，无任何自主运动，各种反射消失。

9．E。佩皮劳将护患关系的发展分为4个时期：认识期、确认期、开拓期、解决期。

10．C。沟通类型有语言沟通和非语言沟通。语言沟通是指沟通者通过语言或文字的形式与接收者进行信息的传递与交流。健康教育宣传是语言沟通的一种方式，是信息传达的过程。

11．E。血清病型反应一般于用药后7～12天发生，表现为发热、关节肿痛、皮肤发痒、荨麻疹、全身淋巴节肿大、腹痛等。血清病型反应一般经过良好，只要停用药物，多能自行缓解，必要时可用抗组胺类药。

12．D。临床上常用的护理工作方式包括护理工作模式有个案护理、功能制护理、小组护理、责任制护理、综合护理等。责任制护理是由责任护士和相应辅助护士对患者从入院到出院进行有计划、有目的的整体护理。责任制护理与小组护理相结合，明确分工责任，进行整体护理，是目前倡导的护理工作模式。

13．A。人休养的适宜温度是18～22℃，新生儿及老年患者，室温以保持在22～24℃为宜。按时通风换气调节室内的温湿度，保持空气清新，每次以30分钟为宜。室内的相对湿度应保持在50%～60%，湿度过低易加重呼吸道感染。破伤风患者应处于较为阴暗的病室，避免光源刺激。一般病房内病床之间的间距至少为1米。

14．C。罗伊认为刺激可分为三类：主要刺激、相关刺激和固有刺激；主要刺激是指当时面对的、需要立即适应的刺激。相关刺激是指所有内在的

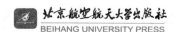

或外部的对当时情景有影响的刺激。固有刺激是指那些可能引起机体反应但未得到证实的刺激。

15．B。该患者左肺有 1.5cm×2.0cm 的病灶，虽未明确诊断，但病情较重。患者入院后入睡困难，易觉醒，可能是担心疾病导致焦虑情绪，引起睡眠不佳。

16．B。角色分类有角色行为缺如、角色行为冲突、角色行为强化、角色行为消退。其中角色行为冲突指患者在适应患者角色过程中，与其患病前的各种角色发生心理冲突而引起行为的矛盾，患者不能很好接受患者角色，出现烦躁不安、焦虑紧张等情绪改变。

17．A。冷疗可减轻疼痛，减慢神经冲动传导，降低神经末梢敏感性；减轻由于组织充血、水肿压迫神经末梢而导致的疼痛。常用于软组织损伤早期、牙痛和烫伤。

18．A。塞利认为机体在压力源刺激下，警告期主要的变化是以交感神经兴奋为主的改变，表现为血糖和血压升高、心跳加快、肌肉紧张度增加等。

19．B。麻醉术后引起尿潴留的原因包括支配膀胱的副交感神经恢复较晚、下腹部、肛门或会阴部手术后切口疼痛、手术刺激膀胱或患者不习惯床上排尿所致。

20．A。震惊与不相信在急性死亡事件中最明显。这是一种防卫机制，将死亡事件暂时拒之门外，让自己有充分的时间加以调整。

21．D。社区卫生服务以健康为中心，以人群为主体，多部门合作提供服务，且有较高的自主权和独立性，是广泛性、综合性、实用性及连续性的一系列整体护理，主要是为促进和满足社区居民的基本健康需求。

22．C。医院分为三级。其中一级医院是直接向具有一定人口（半径人口≤10万）的社区提供医疗、康复、预防、保健服务的基层医疗卫生机构，包括农村乡镇卫生院、城市街道医院、地市级的区医院和某些企事业单位的职工医院等，是我国三级医疗网的底部。

23．E。用雾化装置将药液变成细微的气雾，经口、鼻吸入，以达到湿化呼吸道、减轻呼吸道炎症和水肿、解除支气管痉挛、镇咳及祛痰、治疗肺癌等作用。没有供氧的作用。

24．E。罗伊认为人具有生物、心理和社会属性的有机整体，是一个适应系统，人的适应性反应体现在环境与系统间的信息、物质和能量的变化，是一个开放的系统。健康是个体"成为一个完整和全面的人的状态和过程"。人作为护理的接受者，可以是个体，家庭、团体、社会或者社会人群。人是个适应系统的控制过程，人的内在机体包括生理调节及认知调节。

25．A。试验饮食是在特定的时间内，通过对饮食内容的调整来协助诊断疾病和确保实验室检查结果正确的一种饮食。忌碘饮食在行甲状腺摄 ^{131}I 功能测定前两周进行。

26．D。为肝功能不全的患者做特殊口腔护理时发现肝臭味，提示为肝性脑病的前兆。

27．B。常见输液反应为：发热反应、循环负荷过重（急性肺水肿）、静脉炎、空气栓塞、输液微粒污染。答案选项中，最不可能出现的就是细菌污染，因为在行静脉输液时，护理人员严格执行无菌操作原则。

28．B。维生素D是一组具有生物活性的脂溶性类固醇衍生物，主要包括维生素 D_2 和维生素 D_3 两者。前者存在于植物中，后者系由人体或动物皮肤中的 7-脱氢胆固醇经日光中紫外线的光化学作用转变而成，是体内维生素的主要来源。

29．B。一般机体的活动能力可分5度：0度完全独立，可自由活动。1度需要使用设备或器械（如拐杖、轮椅）。2度需要他人的帮助、监护和教育。3度既需要他人的帮助，也需要设备或器械。4度完全不能独立，不能参加活动。

30．D。手持衣领取下隔离衣，使清洁面朝向自己，分别将两衣袖穿好；两手由前向后顺衣领在后扣好领口，注意隔离衣袖口勿触及面部、衣领及工作帽；系好袖口，此时手已有污染，不可再触及衣领以上及隔离衣内面；双手在背后将边缘对齐，

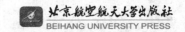

系好腰带。

环境四方面。

31．E。护理评估是有目的、有计划、系统地收集健康资料并加以分析和整理的过程，目的是明确患者需要解决的健康问题。护理评估是护理程序的第一步，却贯穿于护理程序的全过程。

32．E。尸体进行护理评估时应评估患者诊断、治疗、抢救过程、死亡原因及时间；尸体清洁程度、有无伤口、引流管等；死者家属对死亡者的态度，而不包括评估家属的准备情况。

33．C。青霉素注射液要求现用现配，试验液放置过久使药物效价降低，还可以分解产生各种致敏物质（青霉噻唑酸和青霉烯酸），导致过敏反应发生；配制的试验液浓度与注射剂量要准确，保证结果判断正确。

34．A。奥伦根据患者的自理需要和自理能力以及护士提供的帮助将护理系统分为：全补偿护理系统、部分补偿护理系统和支持 - 教育系统。其中部分补偿系统指患者有部分自理能力，尚不能完全满足其自理需要，需要护士提供部分护理照顾以弥补其不足。

35．A。DDT、666 中毒时，选择的洗胃溶液是温开水或生理盐水；导泻选用硫酸镁；禁用油性泻药。

36．A。社区卫生服务原则有：因地制宜的原则、为人民服务的原则、经济效益首位的原则、人群需求为导向的原则。

37．B。维生素 K 主要是由肝脏利用、合成凝血酶原，故胆汁酸能促进其吸收。

38．C。急救物品管理做到"五定"（定数量品种、定点安置、定人保管、定期消毒灭菌和定期检查维修）、"三无"（无责任性损坏、无药品变质、无过期失效）和"二及时"（及时检查维修、及时领取补充）。急救药品、器材准备完好率要求达到100%。

39．B。一级医院是提供社区初级卫生保健的主要机构。其主要承担者是社区卫生工作者。

40．C。影响舒适的因素有身体、心理、社会、

41．A。护患关系的模式有主动 - 被动型模式、指导 - 合作型模式、共同参与型模式。其中主动 - 被动型是以疾病为中心的护患关系模式，原型为母亲与婴儿的关系，其特点是"护士为患者做什么"。护士处于主动的、主导的地位，患者处于被动地接受护理的从属地位，是不平等的相互关系，适用于不能表达主观愿望的患者，如休克、昏迷等意识严重障碍患者，婴幼儿、智力严重低下及精神病患者。

42．C。吸氧可以使氧饱和度≥95%，高流量氧气吸入，氧流量为6～8L/min，使肺泡内压力增高，减少肺泡内毛细血管渗出液产生。

43．B。日常护理用语包括招呼用语、介绍用语、电话用语、安慰用语和迎送用语。护士对患者介绍自己，此种语言属于介绍用语。

44．D。"Y"形管的主管连接冲洗导管、夹闭引流导管，开放冲洗导管，使冲洗液滴入膀胱，滴数为60～80滴/分，冲洗量每次500～1000ml，每天3～4次，冲洗过程中要经常询问患者感受，观察引流液性状，若患者出现不适或流出液有鲜血，要停止冲洗，报告医生及时处理。

45．D。外文缩写prn中文译意代表需时（长期）。外文缩写biw中文译意代表每周2次。外文缩写qd中文译意代表每日1次。外文缩写pc中文译意代表餐后。外文缩写sos中文译意代表需要时（限用1次，12小时内有效）。

46．C。自我护理缺陷理论结构是奥伦理论的核心部分，主要阐述了个体什么时候需要护理。

47．E。保持尿液中的化学成分不变，在倒入第1次尿后加入，在尿液表面形成薄膜，防止细菌污染，延缓尿液中化学成分分解的防腐剂是甲苯。

48．E。保留灌肠后，应保留的时间为60分钟以上。

49．D。压力蒸汽灭菌法灭菌的物品是用纺织物包裹的，而使用纺织品材料包装的无菌物品如存放环境符合要求，有效期为14天，否则一般为7天。医用一次性纸袋包装的无菌物品，有效期

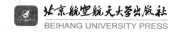

为 30 天;使用一次性医用皱纹纸、一次性纸塑袋、医用无纺布或硬质密封容器包装的无菌物品,有效期为 180 天;由医疗器械生产厂家提供的一次性使用无菌物品遵循包装上标识的有效期。

50. D。与患者发生冲突时的忍耐力和自我控制力不属于专业素质,其属于心理素质的内容。专业素质内容主要包括:具备合理的知识结构和比较系统完整的专业理论知识及临床实践技能;有敏锐的判断力、分析力和洞察力,树立整体观念,解决护理问题;具有对患者及家属进行健康教育的能力,不断创新,促进护理教育的进步与发展。

51. D。在有创面的部位做热湿敷应特别注意严格执行无菌操作,以免感染。

52. C。倾听是非语言交流技巧之一,在倾听过程中要与对方保持适当的距离(1m 左右为好),采取稍向对方倾斜的姿势,保持目光的接触。

53. A。该患者患有慢性十二指肠溃疡,对慢性疼痛患者,应掌握疼痛发作的规律性,尽量在疼痛发作前给药,使疼痛的症状容易被控制,减轻患者不适。

54. B。活动受限的原因有疼痛、神经损伤、肌肉、关节和骨骼的器质性损伤、治疗与护理需要。该患者因丈夫突然去世出现活动受限,是因为一时没有接受事实而出现生活不能自理,主要原因为心理因素。

55. E。给患者静脉注射时,抽之有回血,无肿胀,但有痛感,可能是针头斜面部分穿透下面血管壁。针头(尖)斜面未完全进入血管内,即针头斜面部分在血管内,部分尚在皮下,表现为可抽吸到回血,但推注药液可有局部隆起、疼痛。针头阻塞,即药液不滴,抽吸无回血,轻轻挤压输液管有阻力,松手又无回血;应更换针头重新穿刺,禁忌强行冲注针头,防止血栓进入血管内。针头滑出血管外,即液体进入皮下组织,局部有肿胀、疼痛,抽吸无回血。应另选血管重新穿刺。针头斜面紧贴血管壁,即液体滴入不畅或不滴,抽吸有回血。可调整针头位置或适当变换肢体位置,直到滴注通畅为止。静脉痉挛,即滴液不畅,抽吸有回血。可局部热敷,以缓解静脉痉挛。

56. D。ac 是 antecibum 的缩写,中文含义是饭前。

57. B。该患者情绪低落、沉默寡言,经常哭泣,其心理反应处于忧郁期。忧郁期患者的身体更虚弱,病情恶化,内心被强烈的失落感所占据。出现悲伤、情绪低落、抑郁和绝望。逐渐对周围事物失去兴趣,少言寡语,反应迟钝。

58. C。患者出现焦虑症时,医务人员应加强对该患者的心理护理,同情、理解、尊重和关心患者,对患者当前的应对机制予以认同和支持,避免与患者辩论其采取的防卫行为,与患者建立信任的护患关系,帮助患者正确认识焦虑时出现的行为模式,了解疾病,消除焦虑情绪。

59. B。术中急需一根 T 管,宜采用压力蒸汽灭菌法,该方法是物理灭菌法中应用最广、效果最可靠的首选灭菌方法。适用于耐高温、耐高压、耐潮湿的物品,如各类器械、敷料、搪瓷、玻璃制品、橡胶及溶液的灭菌。下排气式压力蒸汽灭菌法压力 103 ～ 137kPa、温度 121 ～ 126℃,经 15 ～ 30 分钟达灭菌效果。预真空压力蒸汽灭菌法在负压作用下,蒸汽能迅速穿透物品,压力达 205kPa,温度达 132℃,维持 4 ～ 5 分钟即可达到灭菌的效果。

60. A。甲型肝炎属传染性疾病,医护人员接触患者时穿隔离衣,换鞋,戴手套。甲型肝炎患者应采取肠道隔离,患者的餐具、便器应严格消毒处理,排泄物、呕吐物及吃剩下的食物经消毒处理后方可倒掉,使用过的被服也应先消毒后再送洗。室内空气可用紫外线照射;病床、桌椅可用一定浓度的含氯消毒剂或过氧乙酸喷洒或擦拭,还可用紫外线灯照射消毒;体温计用消毒液浸泡,血压计、听诊器进行熏蒸消毒;个人用物经消毒后带出病区。

61. A。充血性心力衰竭和水、钠潴留患者禁用生理盐水灌肠,以免加重心脏负担。因充血性心力衰竭患者,是在静脉回流正常的情况下,由于心脏排血量绝对或相对不足,不能满足机体代谢需要而产生的病理综合征,是各种心脏疾病的最终结局,常见的表现有呼吸困难、咳嗽、乏力、腹胀、水肿等,用生理盐水灌肠后,部分钠会被

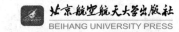

肠吸收入血，从而加重心脏负担。

62．E。空气栓塞与大量空气经静脉输液管进入血循环有关。该患者在输液过程中突然呼吸困难、严重发绀，听诊心前区有水泡声，判断其发生了空气栓塞。空气栓塞主要表现为胸闷异常不适或胸骨后疼痛，随之出现呼吸困难和严重发绀，有濒死感觉，听诊心前区可闻及一个响亮的、持续的"水泡声"。

63．B。肌力程度一般分为6级。0级：完全瘫痪、肌力完全丧失。1级：可见肌肉轻微收缩但无肢体运动。2级：肢体可移动位置但不能抬起。3级：肢体能抬离床面但不能对抗阻力。4级：能做对抗阻力的运动，但肌力减弱。5级：肌力正常。

64．C。肥皂水为碱性溶液，在肠道内易产生氨。氨可干扰大脑的代谢能量，使脑细胞肿胀，还可直接干扰神经的电活动，因此灌肠时应选用25%的硫酸镁导泻，也可用生理盐水或弱酸溶液灌肠，禁用肥皂水等碱性溶液灌肠，以免增加氨的吸收而加重病情。

65．D。引流通畅但尿液色黄、浑浊，有较多絮状物沉淀时，应指导患者多饮水，以促进尿液的生成，达到冲洗尿道的目的。

66．B。缺铁性贫血患儿宜进食含铁丰富的食物，主要有动物肝、黑木耳、紫菜、动物血、蛋黄、肉鱼禽类、绿叶蔬菜、豆类等，其中动物食物的铁更易吸收。谷类、蔬菜、水果含铁较低，乳类含铁最低。

67．D。该患者发生了静脉炎。静脉炎的表现是沿静脉走行出现条索状红线，局部组织表现为红、肿、热、痛，有时伴畏寒、发热等；此时应停止发生静脉炎部位的输液；患肢抬高制动，局部使用50%硫酸镁或95%乙醇湿热敷；超短波理疗，15～20分钟／次；合并感染时遵医嘱给予抗生素治疗。

68．E。患者有多个健康问题，护士按先后顺序排列时，先处理首优问题，然后是中优问题，其次是次优问题。其中首优解决的问题是指威胁患者生命，需要立即行动去解决的问题。该患者呼

吸困难，呼吸28次／分，则该患者主要的护理问题是不能维持有效的自主呼吸。

69．B。该患者输液30分钟后出现体温升高，寒战、恶心、呕吐等反应，考虑出现了发热反应。发热反应多发生于输液后数分钟到1小时，主要表现为发冷、寒战和发热。轻者体温在38℃，停止输液后数小时可自行恢复正常；重者体温可达41℃，伴恶心、呕吐、头痛、脉速等症状。发热反应是最常见的输液反应。是由输入致热物质引起。常见于输入的溶液或药物不纯、输液器灭菌不严或被污染、输液过程中未能严格执行无菌操作等导致。

70．C。世界卫生组织（WHO）4级疼痛分级法：0级：无痛；1级（轻度疼痛）：有疼痛但不严重，可忍受、睡眠不受影响；2级（中度疼痛）：疼痛明显、不能忍受、睡眠受干扰，要求用镇痛药；3级（重度疼痛）：疼痛剧烈、不能忍受、睡眠严重受干扰，需要用镇痛药。

71．E。根据WHO建议的三阶梯止痛疗法：第一阶段适用于轻度疼痛患者，可选用非阿片类、解热镇痛类、抗炎类药物，如布洛芬、阿司匹林、对乙酰氨基酚等。第二阶段适用于中度疼痛患者，使用非阿片类药物止痛无效时，可选用弱阿片类药物，如可待因、氨酚待因、曲马多等。第三阶段适用于重度疼痛和剧烈性癌痛患者，可选用强阿片类药物，如吗啡、哌替啶、美沙酮等。根据该患者表现，可判断为中度疼痛，应选用曲马多等。

72．D。物理止痛是应用自然界中及人工的各种物理因子作用于人体，治疗和预防疼痛的一类方法。人工物理方法有冷、热、水、声、光、电、磁疗法，推拿、按摩等；自然物理因子有日光、海水、空气、矿泉等。而针灸属于中医止痛，使人体经脉疏通气血调和，来达到止痛的目的。

73．C。马斯洛将人的基本需要有：生理需要、安全需要、爱与归属的需要、自尊的需要、自我实现的需要。该患儿收入传染科治疗，治疗期间没有小朋友与其玩耍，而产生失落感和孤独感，说明该患儿没有满足爱与归属的需要。

74．D。该患儿5岁,此期为学龄前期(3～5岁),主要的危机和转机是主动 - 内疚。艾瑞克森的心理社会发展全过程分8个阶段:相信 - 不相信发展的危机和转机出现在婴儿期(出生～18个月)。自主 - 羞愧发展的危机和转机出现在幼儿期（18个月～3岁）。主动 - 内疚发展的危机和转机出现在学龄前期（3～5岁）。勤奋 - 自卑发展的危机和转机出现在学龄期（6～12岁）。自我认同 - 角色紊乱发展的危机和转机出现在青春期（12～18岁）。亲密 - 孤独发展的危机和转机出现在青年期（18～45岁）。繁殖 - 停滞发展的危机和转机出现在成年期（45～65岁）。完善 - 失望发展的危机和转机出现在老年期（65岁以上）。

75．B。该患儿的危机和转机是主动 - 内疚,若不及时进行干预,可能会使患儿缺乏自信、消极、过于限制自己的活动,不利于该患儿的成长。应主动引导患儿探索性活动,增强患儿的主动感,满足患儿的合理要求,倾听感受、及时回答患儿的提问。

76．E。急性细菌性痢疾患者腹泻2天未进食,医嘱给予静脉输液的目的是治疗与补充水分、电解质。0.9%氯化钠溶液、5%葡萄糖溶液属晶体溶液,主要用于补充水分、热能及电解质,维持体液容量和渗透压平衡。

77．D。茂菲滴管内液面过高时取下输液瓶,倾斜瓶身,使插入瓶内的针头露于液面上,待溶液下降至滴管露出液面,再将输液瓶挂回输液架,继续滴注。如滴管侧壁有调节孔,可夹闭滴管以上输液管,打开调节孔来,使液面下降至滴管露出液面（茂菲管达1/2～2/3满时为宜）而不是拔出液体瓶内的针头暴露在空气中。在静脉输液过程中应严格执行无菌操作,按照先盐后糖、先快后慢、先浓后稀的原则补液,注意在输注氯化钾过程中出现疼痛时减慢输液速度。

78．A。对牙齿有腐蚀性或染色作用的药物如酸剂、铁剂、铋剂,服药时避免与牙齿接触,用吸水管吸入。服药后漱口;服用铁剂禁忌饮茶,因茶叶中的鞣酸与铁形成铁盐妨碍吸收。

79．C。发药时注意倾听患者意见,如患者提出疑问,应重新核对,给予解释,确认无误后再给患者服下。更换药物或停药应告知患者。

80．C。尸体护理的目的包括使尸体整洁,维护良好的外观,易于辨认,安慰家属,减轻哀痛,保持尸体良好的姿势,其中,不包括利于尸体的保存。

81．E。尸体护理时将床放平,使尸体仰卧,头下置一枕头,防止面部淤血变色。

82．C。该患者胃癌术后尚未清醒,应取去枕仰卧位,头偏向一侧,两臂放于身体两侧,两腿伸直,自然放平,枕头横立于床头。防止呕吐物误吸入气管,引起窒息或肺部并发症。

83．A。一般人使用热血袋时应调节水温为60～70℃。而婴幼儿、老年人、昏迷、麻醉未清醒、感觉障碍等患者,水温应调节在50℃以内,并用大毛巾包裹,以免烫伤。

84．D。留置导尿术的目的包括抢救危重、休克患者时,准确记录尿量及尿比重情况,以观察病情变化;盆腔器官手术前留置导尿管引流尿液,保持膀胱空虚,避免手术中误伤;某些泌尿系统疾病手术后留置导尿管,便于持续引流和冲洗,减轻手术切口张力,以利愈合;为尿失禁、昏迷、会阴部有伤口等患者引流尿液,保持会阴部清洁干燥。该患者行子宫次全切除术,术前留置导尿的主要目的是排空膀胱,避免术中误伤。

85．E。该患者怕羞、怕痛苦、怕感染而拒绝插导尿管时,护士不应报告医生改用其他方法,应该耐心解释插管的目的,消除患者的焦虑心理。插管时可用屏风遮挡患者,保护患者的隐私。插管时动作宜轻柔,以减少患者痛苦。插管后,告知患者的注意事项。

86．B。40%甲醛不耐高温、对湿敏感且易腐蚀物品的表面,如书籍文件等。对人体有毒性和刺激性,可致癌,不可用于室内空气消毒,但可用于传染病室的终末消毒,使用时应注意防护。

87．D。含氯消毒剂用于餐具、环境、水、疫源地消毒;被乙肝病毒、结核杆菌、细菌芽胞污染的物品消毒;分泌物、排泄物5份加含氯消毒剂

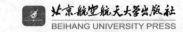

1 份搅拌；消毒后物品用清水冲洗干净。

88．C。prn 中文译意是需要时（长期），属长期备用医嘱。

89．E。st 是即刻医嘱。

90．C。面罩法适用于张口呼吸及病情较重、烦躁不安的患者。成人氧流量 6～8L/min，小儿 1～3L/min。是将面罩置于患者口鼻部，氧气自下端输入，呼出的气体从面罩两侧孔排出。

91．D。氧气头罩适用于新生儿、婴幼儿供氧，长期给氧不易发生氧中毒。患儿头部罩氧气头罩，罩面有多个开孔，头罩内可保持一定的氧浓度、温度和湿度。患儿颈部与头罩之间应留有适当空隙，防止呼出的二氧化碳再吸入。

92．E。搽剂是由药物溶解于乙醇制成，具有消炎、止痒、杀菌等作用。主要用于瘙痒性急、慢性皮炎。每日涂药数次，因乙醇对皮肤黏膜有一定刺激性，故不宜用于口腔及黏膜部位，也不用于已破损创面。

93．B。软膏由药物加凡士林或羊毛脂配制而成，具有润肤、软化痂皮、保护作用。主要用于慢性皮炎、过度角化及溃疡等。一般每日涂患处 2～3 次，不可过厚。此法不宜用于急性或亚急性伴急性渗出、糜烂时。

94．A。外用溶液是一种可溶性药物的澄清溶液，多以水为溶剂，具有清洁、消炎等作用。主要用于急性皮炎伴大量渗液或继发感染时。一般用温敷法。

95．B。人际距离可分为亲密距离、个人距离、社交距离和公共距离 4 类。个人距离适用于护患沟通。

96．A。人际距离可分为亲密距离、个人距离、社交距离和公共距离 4 类。亲密距离适用于护士给予患者查体、治疗、安慰时。护士为患者进行静脉穿刺时应使用的距离是亲密距离。

97．D。人际距离可分为亲密距离、个人距离、社交距离和公共距离 4 类。公众距离适用于公共场所。护士通知患者做好进餐准备时应采用公众距离。

98．A。人际距离可分为亲密距离、个人距离、社交距离和公共距离 4 类。亲密距离适用于护士给予患者查体、治疗、安慰时。护士为患者查体时应使用的距离是亲密距离。

99．B。人际距离可分为亲密距离、个人距离、社交距离和公共距离 4 类。个人距离适用于护患沟通。护士为患者做健康宣教时应采用个人距离。

100．E。人际距离可分为亲密距离、个人距离、社交距离和公共距离 4 类。社交距离适用于正式社交活动、外交会议。在护士办公室，护士和同事工作时应采用社会距离。